ATUAÇÃO DO PSICÓLOGO JUNTO A PESSOAS COM DEFICIÊNCIAS EM PROGRAMAS DE REABILITAÇÃO

ORGANIZADORAS
VERA LÚCIA RODRIGUES ALVES
HARUMI NEMOTO KAIHAMI

CONSULTORA EM REABILITAÇÃO
LINAMARA RIZZO BATTISTELLA

ATUAÇÃO DO PSICÓLOGO JUNTO A PESSOAS COM DEFICIÊNCIAS EM PROGRAMAS DE REABILITAÇÃO

Atuação do psicólogo junto a pessoas com deficiências em programas de reabilitação

Editores: Vera Lúcia Rodrigues Alves e Harumi Nemoto Kaihami

Capa, projeto gráfico, diagramação e produção editorial:
Futura *(rogerio@futuraeditoracao.com)*

Revisão: Rosário Marinho.

© 2025 Editora dos Editores

Todos os direitos reservados. Nenhuma parte deste livro poderá ser reproduzida, sejam quais forem os meios empregados, sem a permissão, por escrito, das editoras. Aos infratores aplicam-se sanções previstas nos artigos 102, 104, 106 e 107 da Lei nº 9.610, de 19 de fevereiro de 1998.

ISBN: 978-65-6103-062-5

Editora dos Editores
São Paulo: Rua Marquês de Itu, 408 – sala 104 – Centro.
               (11) 2538-3117
Rio de Janeiro: Rua Visconde de Pirajá, 547 – sala 1.121 – Ipanema
               www.editoradoseditores.com.br

Impresso no Brasil
Printed in Brazil
1ª impressão – 2025

Este livro foi criteriosamente selecionado e aprovado por um Editor científico da área em que se inclui. A Editora dos Editores assume o compromisso de delegar a decisão da publicação de seus livros a professores e formadores de opinião com notório saber em suas respectivas áreas de atuação profissional e acadêmica, sem a interferência de seus controladores e gestores, cujo objetivo é lhe entregar o melhor contúdo para sua formação e atualização profissional. Desejamos-lhe uma boa leitura!

Dados Internacionais de Catalogação na Publicação (CIP)
(Câmara Brasileira do Livro, SP, Brasil)

Atuação do psicólogo junto a pessoas com deficiências em programas de reabilitação/organizadoras Vera Lúcia Rodrigues Alves, Harumi Nemoto Kaihami ; consultora em reabilitação Linarama Rizzo Battistella. -- São Paulo: Editora dos Editores, 2025.

Vários autores.
Bibliografia.
ISBN 978-65-6103-062-5

1. Pessoas com deficiência - Aspectos psicológicos 2. Psicologia 3. Reabilitação (Psicologia) 4. Saúde mental I. Alves, Vera Lúcia Rodrigues. II. Kaihami, Harumi Nemoto. III. Battistella, Linamara Rizzo.

24-239917   CDD-150

Índices para catálogo sistemático:

1. Pessoas com deficiência: Psicologia 150
Aline Graziele Benitez - Bibliotecária - CRB-1/3129

Agradecimentos

Aos pacientes e seus familiares pela oportunidade que tivemos de atendê-los, o que nos possibilitou compreender as diferentes formas de lidar com a dor e com o tempo, e nunca esquecer que o tempo e o imprevisto sobrevêm para todos e que há um tempo para chorar e tempo para rir. (Eclesiástes, 9:11 e 3:4).

Aos profissionais da área de Saúde e Reabilitação que encontramos ao longo dos anos e nos enriqueceram com seus conhecimentos e aguçaram a nossa motivação para continuar aprendendo e aperfeiçoando nossos saberes. Isto possibilitou o nosso fazer, sentir e pensar de forma diferenciada visando à qualidade de vida dos pacientes.

Aos nossos colegas psicólogos que acompanharam nossa trajetória profissional, aprimorando no dia a dia o nosso trabalho em equipe, a nossa experiência pessoal e profissional, estabelecendo vínculos profícuos, que culminaram neste livro.

À Profa. Dra. Linamara Rizzo Battistella agradecimento especial pelo apoio e oportunidade oferecidos ao Serviço de Psicologia ao longo dos anos, pelos ensinamentos e consultoria em reabilitação integral que possibilitaram este livro.

Introdução

O intuito deste livro é apresentar uma coletânea de textos referentes as modalidades de trabalho desenvolvidas pelos profissionais de Psicologia, ao longo do tempo, mais especificamente nos últimos 35 anos, na área de Assistência hospitalar em Reabilitação Física. Em que as experiências, vivências e pesquisas realizadas por vários profissionais trabalhando em consonância com uma equipe multiprofissional, em um Hospital Escola, possibilitaram o desenvolvimento e/ou validação de técnicas, ferramentas, metodologias e protocolos para um atendimento efetivo e consolidado, junto ao seguimento de pessoas com deficiência e seus familiares.

A relevância de alguns trabalhos e temas, e a persistência de variáveis e contextos presentes até o momento mostraram a importância de ratificarmos essas informações e de registramos esse conhecimento, para possibilitar o aperfeiçoamento e os estudos futuros.

O livro perpassa pela necessidade básica de repensarmos a comunicação diagnóstica, enquanto fator desencadeante de mudanças pessoais, familiares, profissionais e sociais, em que o manejo situacional deste contexto possibilita uma melhora de qualidade de vida aos envolvidos e/ou uma desestabilização biopsicossocial, e num âmbito maior podem levar a mudanças de paradigmas científicos e sociais.

Enfoca as diversas modalidades de tratamento e serviços oferecidos a pessoas com deficiência, demonstrando as especificidades de abordagens e cuidados que se deve ter diante dos diagnósticos etiológicos e de incapacidades relacionadas a necessidades e individualidade de cada paciente e família, bem como na forma de contemplar esses aspectos, se pautando nos critérios de elegibilidade, missão e visão do Equipamento/ Serviço público onde trabalhamos e no cuidado quando da realização de triagem, avaliação e indicação de tratamento, considerando sempre o trabalho em equipe, os objetivos estabelecidos para o programa de reabilitação acordado com o paciente e/ou seu responsável, e a hierarquização dos procedimentos e tratamentos estabelecidos.

Os temas buscaram apresentar programas e protocolos oferecidos aos pacientes em diferentes faixas etárias, com comprometimentos diversos, como: lesão medular, lesão encefálica, amputação, atraso no desenvolvimento neuropsicomotor, que requerem atendimento integral, podendo ser na modalidade ambulatorial ou internação, entre outras demandas de menor complexidade, porém não menos importante.

Os textos trazem uma perspectiva do profissional, mas acima de tudo, buscam expor técnicas metodológicas, estratégias e ferramentas utilizadas no atendimento desse segmento, que foram consolidadas ao longo dos anos, evidenciando aspectos que são imprescindíveis ao êxito de um processo reabilitacional.

A forma de apresentação do livro, não requer uma leitura sequencial, procuramos deixá-la de modo que cada capítulo conclua sua mensagem; portanto, o leitor pode escolher por onde quer começar, o que lhe interessa inicialmente; e, embora tenha uma linguagem técnica, é de fácil compreensão podendo ser útil a estudantes, profissionais da área de saúde em geral e também a pessoas interessadas em compreender a função do psicólogo nos programas de reabilitação, e ter uma visão geral de como ocorrem esses processos.

Boa leitura...

Vera Lúcia Rodrigues Alves

Colaboradores

Organizadoras

Vera Lúcia Rodrigues Alves – Doutora e Mestre em Psicologia Social pela Pontifícia Universidade Católica de São Paulo (2003 e l997), Especialista em Psicologia Hospitalar pelo CRP – SP (2001); Supervisora em Psicologia Reabilitacional – MEC (l994). Foi Diretora Técnica de Serviço de Saúde – Serviços: Psicologia e Inclusão e Apoio Social no Instituo de Medicina Física e Reabilitação HC – FMUSP(1992-2018); Responsável pelo programa de seleção e capacitação da Rede de Reabilitação Lucy Montoro, atuando nas áreas de assistência, reabilitação profissional, inclusão social, ensino, pesquisa e gestão de pessoal (1982-2022); Coordenadora técnica, docente e tutora nos cursos de Aprimoramento em Psicologia Clínica Hospitalar em Reabilitação (1995-2022) e no Programa de Residência Multidisciplinar em Reabilitação de Pessoas com deficiência Física Incapacitante (2014-2022).

Harumi Nemoto Kaihami – Mestre em Ciências pela Faculdade de Medicina da Universidade de São Paulo (2001), Especialista em Psicologia Hospitalar pelo CRP -SP (2001), Especialista em Terapia Familiar pela Pontifícia Universidade Católica – SP (1997). Foi psicóloga no Instituto da Criança do HCFMUSP (1978-1995) e do Instituto de Medicina Física e Reabilitação do HCFMUSP a partir de 1995. Foi Chefe do Serviço de Psicologia do Instituto de Medicina Física e Reabilitação – HCFMUSP (2000 – 2022). Foi professora em cursos de aprimoramento, residência, especialização em reabilitação, neuropsicologia e em educação inclusiva.

Consultora

Linamara Rizzo Battistella – Professora Titular de Fisiatria – Medicina Física e Reabilitação – Faculdade de Medicina da Universidade de São Paulo. Participa ativamente na formulação de normas e políticas para a área da assistência às pessoas com deficiência, como a criação da Rede de Reabilitação Lucy Montoro em 2008. Atua na área de ensino e pesquisa de forma a promover o progresso nas intervenções terapêuticas. No Instituto de Medicina Física e Reabilitação – HCFMUSP é Presidente do Conselho Diretor.

Autores

Ana Clara Portela Hara – Doutora em Ciências Médicas com ênfase em Educação em Saúde pela Faculdade de Medicina da Universidade de São Paulo (2021). Mestre em Distúrbios do Desenvolvimento pela Universidade Presbiteriana Mackenzie (2013). Especialista em Psicologia Hospitalar pelo Hospital das Clínicas da Faculdade de Medicina da Universidade de São Paulo (2001). Especialista em Neuropsicologia pela Universidade Federal de São Paulo – UNIFESP (2003). Atualmente é Coordenadora do Serviço de Psicologia do Instituto de Reabilitação Lucy Montoro; Tutora do Serviço de Psicologia do Programa de Residência Multiprofissional em Reabilitação da Pessoa com Deficiência Física e Incapacitante IMREA HC FMUSP.

Camila Morassi – Especialista em Neuropsicologia (2005), Psicologia Hospitalar (2004) e Terapia Cognitivo-Comportamental (2023). Foi coordenadora do Serviço de Psicologia na Unidade Umarizal do Instituto de Medicina Física e Reabilitação do HCFMUSP (2011 a 2021). Professora e supervisora de Pós-Graduação no curso de Avaliação Neuropsicológica e Reabilitação Neuropsicológica pelo Albert Einstein – Instituto Israelita de Ensino e Pesquisa atualmente. Sócia fundadora da empresa Health Ability – Cuidados, Educação e Promoção em Saúde e atua como psicóloga responsável da empresa.

Daniela Aguilera Moura Antonio Rossi – Mestre em Distúrbios do Desenvolvimento pela Universidade Presbiteriana Mackenzie (2013), Especialista em Neuropsicologia pelo Instituto de Psiquiatria do Hospital das Clínicas da Faculdade de Medicina da Universidade de São Paulo (2015); Especialista em Terapia Cognitivo Comportamental focada na Infância e Adolescência pelo Centro de Estudos em Terapia Cognitivo Comportamental (2020). Foi psicóloga no Instituto de Medicina Física e Reabilitação do HCFMUSP (2019-2024). Foi professora em curso de aprimoramento e de residência em Psicologia em Reabilitação no IMREA. Atualmente é psicóloga e neuropsicóloga em clínica.

Eliodora Taisis Fugikaha – Especialista em Psicopatologia e Saúde Pública pela Faculdade de Saúde Pública da Universidade de São Paulo (2011). Atua como psicóloga no Instituto de Medicina Física e Reabilitação do HCFMUSP desde 2008, sendo atualmente chefe do Serviço de Psicologia da Unidade Clínicas.

Kátia Monteiro de Benedetto Pacheco – Especialista em Psicologia clínica e hospitalar em reabilitação, Mestre em Psicologia do desenvolvimento pela Faculdade de Psicologia da Universidade São Marcos (2005), doutora em Ciências Médicas com ênfase em Educação em Saúde pela FMUSP (2020). Foi docente e supervisora no aprimoramento e residência em Psicologia Hospitalar em Reabilitação e professora em curso de especialização em neuropsicologia. Foi psicóloga no Instituto de Medicina Física e Reabilitação do HCFMUSP (2002-2024). Atualmente é psicóloga clínica e neuropsicóloga.

Luísa Moraes Nunes Ferreira – Especialista em Psicologia Hospitalar (HCFMUSP), Especialista em Neuropsicologia no Contexto Hospitalar em Reabilitação (IMREA – HC-FMUSP), Pós-Graduanda em Terapia Cognitivo-Comportamental (CTCVeda/SP). Foi psicóloga no Instituto de Reabilitação Lucy Montoro (2009-2021). Atualmente atua em Psicologia Clínica.

Maíra Baldan Fechio R. Pereira – Especialista em Psicologia Clínica Hospitalar pelo HC FMUSP (2005); Mestre em Psicologia Clínica pela Pontifícia Universidade Católica de São Paulo (2015). Foi psicóloga no Instituto de Medicina Física e Reabilitação do HCFMUSP de 2006 a 2019, quando passou à função de coordenadora do Serviço de Psicologia da Unidade Lapa até 2023. Atualmente é psicóloga clínica.

Maria Helena Delanesi Guedes – Especialista em Psicologia Hospitalar pelo Conselho Regional de Psicologia – SP. Mestrado em Psicologia Social pela Pontifícia Universidade Católica de São Paulo. Especialização em Psicopatologia pela Casa do Psicólogo. Especialização em Orientação Vocacional pelo Instituto Pieron. Formação em Orientação de Carreira pelo Instituto Maurício Sampaio – IMS. Psicóloga Chefe do Setor de Psicologia, Coordenadora do Setor de Cursos Profissionalizantes Adaptados do Instituto de Medicina Física e Reabilitação do HCFMUSP (1992 a 2022). Professora em cursos de aprimoramento e residência em Psicologia de Reabilitação. Atualmente atua em Psicologia Clínica.

Ronaldo José Moreira Custódio – Especialista em Psicologia Hospitalar pela Santa Casa de Misericórdia (2007), Especialista em Psicopatologia e Saúde Pública pela Universidade de Saúde Pública da Universidade de São Paulo (2009). Psicólogo no Instituto de Reabilitação Lucy Montoro desde 2008.

Sandra Regina Schewisky – Mestre em Psicologia pela Universidade São Marcos (2001) e Doutora em Psicologia Social pela Pontifícia Universidade Católica de São Paulo (2008). Psicóloga do Instituto de Medicina Física de Reabilitação do Hospital das Clínicas da Faculdade de Medicina da Universidade de São Paulo (1988 a 2022). Foi professora em curso de aprimoramento e residência em Psicologia na área de Reabilitação. É docente em cursos do Instituto Sírio-Libanês de Ensino e Pesquisa (2019-2023), e no presente, do Núcleo de Estudos e Pesquisas em Psicologia Hospitalar (NEPPHO), de cursos on-line e treinamentos presenciais em técnicas de estimulação cerebral não-invasivas do Instituto Transdisciplinar de Ensino e Pesquisa sobre o Cérebro (NEURONUS). Atua como psicóloga e neuropsicóloga no Hospital Sírio-Libanês e em clínica particular.

Sheila Cruz – Especialista em Reabilitação de Pessoas com Deficiência Física, especialista em Neuropsicologia. Professora convidada dos programas de Especialização em Psicologia Clínica Hospitalar em Reabilitação e da Residência Multiprofissional: Reabilitação de Pessoas com Deficiência Física Incapacitante. Psicóloga no Instituto de Medicina Física e Reabilitação do HCFMUSP desde 2013.

Valéria Dini Leite – Especialista em Psicologia Clínica e Hospitalar, conferido pelo Conselho Regional de Psicologia (2001), Mestra em Psicologia Clínica pela Pontifícia Universidade Católica de São Paulo (2016). Atuou como psicóloga no Hospital das Clínicas de 1988 a 2022, instituição onde trabalhou por 9 anos no Instituto de Psiquiatria e por 24 anos no campo da Reabilitação Integral, no Instituto de Medicina Física e Reabilitação do HCFMUSP. De 2008 a 2011, exerceu suas funções como psicóloga coordenadora no Instituto do Câncer do Estado de São Paulo (ICESP), na área de reabilitação. Atuou como coordenadora e, posteriormente, como diretora do Serviço de Psicologia no Instituto de Medicina Física e Reabilitação do HCFMUSP de 2011 a 2022. Foi professora nos cursos de aprimoramento, residência em Psicologia da Reabilitação e no curso de especialização em neuropsicologia. Atualmente é psicóloga clínica.

Vanessa do Nascimento Kolenyak – Especialista em Psicologia Clínica Hospitalar em Reabilitação pela HCFMUSP (2012), especialista em Saúde Mental: Psicopatologia na infância e adolescência pela Universidade do Planalto Catarinense (2019). Profissional de Parentalidade pela Faculdade Brasília (2023). Foi psicóloga no Instituto de Medicina Física e Reabilitação do HCFMUSP de 2012 a 2019. Atua como psicóloga clínica.

Sumário

I
COMUNICAÇÃO DIAGNÓSTICA E EMOÇÕES

1 A importância do conhecimento do diagnóstico de deficiência na adesão ao programa de reabilitação **19**
Vera Lúcia Rodrigues Alves

2 Representação social e sentimentos relatados por mães de crianças com deficiência física ante o desconhecimento do diagnóstico **25**
Vera Lúcia Rodrigues Alves

3 Importância do afeto no desenvolvimento cognitivo e comportamental da criança com deficiência **31**
Kátia Monteiro De Benedetto Pacheco

4 Deficiência física, luto e processo de enfrentamento **43**
Valéria Dini Leite

5 O enfoque neuropsicológico da emoção **51**
Sandra Regina Schewinsky

6 Fatores afetivo-emocionais da pessoa com deficiência visual: repercussões na comunicação e na qualidade de vida **65**
Vera Lúcia Rodrigues Alves
Harumi Nemoto Kaihami

II
ASSISTÊNCIA INTEGRAL E AVALIAÇÃO

7 Atuação do profissional de psicologia em programas de assistência, ensino e pesquisa de pessoas com deficiência física **81**
Vera Lúcia Rodrigues Alves

8 Programa de reabilitação intensivo na internação **89**
Ana Clara Portela Hara
Ronaldo José Moreira Custódio

9 O processo de triagem em programas de reabilitação – Enfoque psicológico **95**
Vera Lúcia Rodrigues Alves

10 O serviço de psicologia na triagem de pacientes com acidente vascular cerebral **99**
Vera Lúcia Rodrigues Alves

11 O serviço de psicologia na triagem de pacientes com lesão medular **105**
Valéria Dini Leite

12 Indicação de avaliação e reabilitação neuropsicológica **109**
Sandra Regina Schewinsky

13 Avaliação neuropsicológica à distância: Desafios e possibilidades de um novo campo de ação na área de reabilitação **121**
Daniela Aguilera Moura Antonio Rossi
Valéria Dini Leite

14 Novas técnicas e tecnologias no atendimento de pacientes com deficiências **135**
Ana Clara Portela Hara
Luísa Moraes Nunes Ferreira
Valéria Dini Leite

III
O ATENDIMENTO DE PACIENTES COM LIMITAÇÕES E DEFICIÊNCIAS TRANSITÓRIAS

15 O atendimento ao paciente com limitações e deficiências transitórias **149**
Eliodora Tasis Fugikaha
Camila Morassi

16 O atendimento ambulatorial de pacientes com amputação **161**
Katia Monteiro De Benedetto Pacheco

17 O atendimento ambulatorial de pacientes com lesão medular **167**
Valéria Dini Leite

18 O atendimento psicológico em ambulatório de reabilitação infantil **181**
Harumi Nemoto Kaihami

19 Atuação do serviço de psicologia na equipe multiprofissional do ambulatório de síndrome de Down **187**
Harumi Nemoto Kaihami
Vanessa do Nascimento Gardenal
Vera Lúcia Rodrigues Alves
Maria Helena Delanesi Guedes

20 Como orientar e dar suporte para os cuidadores e familiares **231**
Harumi Nemoto Kaihami

IV
ATIVIDADES INCLUSIVAS

21 Aspectos profissionalizantes na reabilitação de pessoas com deficiência **239**
Maria Helena Delanesi Guedes

22 Psicologia no esporte adaptado: uma vivência no Basquete em Cadeira de Rodas e a importância do vínculo terapêutico **259**
Sheila Cruz

23 A psicologia e o trabalho de desenvolvimento da autonomia, protagonismo e inclusão social da pessoa com deficiência **271**
Maira Baldan Fechio

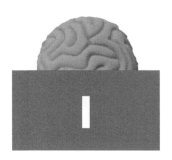

COMUNICAÇÃO DIAGNÓSTICA
E EMOÇÕES

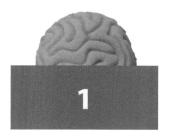

A importância do conhecimento do diagnóstico de deficiência na adesão ao programa de reabilitação

Vera Lúcia Rodrigues Alves

Ao longo dos anos, trabalhando na área de reabilitação e realizando estudos e pesquisas para aprimorar nossa oferta de Serviços, vivenciei na prática direta na assistência aos pacientes e seus familiares com deficiência física incapacitante e, indiretamente, em supervisões e capacitações de profissionais que trabalham nessa área como é recorrente os pacientes chegarem sem ter conhecimento e/ou clareza do seu diagnóstico de incapacidade (deficiência).

Em geral, os pacientes e/ou seus familiares sabem informar o que aconteceu com eles (um acidente, traumatismo, AVC etc.) – o diagnóstico – mas não as consequências, as sequelas permanentes e/ou transitórias que ficaram, mesmo sendo uma realidade vivenciada; frequentemente porque não conseguem compreender a diferença entre a doença e a deficiência, ou seja, a situação clínica/orgânica vivenciada e as consequências, sequelas desencadeadas. Esse desconhecimento pode ocorrer por vários motivos: por não terem recebido as informações necessárias, por não compreenderem as informações recebidas (linguagem utilizada, termos técnicos etc.) ou ainda porque não assimilaram o choque vivenciado, e estarem no processo inicial de elaboração de ter sobrevivido, e não terem disponibilidade interna para entrar em contato com essa nova realidade.

E, normalmente, por não terem consciência e/ou recursos para lidar, elaborar a dimensão das mudanças e perdas sofridas de forma tão abrupta, chegam para o programa de reabilitação com a expectativa muitas vezes de alcançar a "cura" ou voltar a funcionar e viver como antes, o que na maioria das vezes não é possível. Entretanto, mesmo não sendo expresso claramente em palavras, ou de forma totalmente consciente é um conhecimento que em algum grau implicitamente está presente no paciente, mas que ele não pode entrar em contato nesse momento; portanto, devemos respeitar o tempo interno dele, dar acolhimento, e focar nos aspectos positivos que o programa/tratamento pode oferecer quanto às possibilidades de melhora, auxiliando-os a ver e desenvolver novas formas de adaptação física, psíquica e funcional, dando subsídios para que ele possa criar expectativas realísticas que possibilitem lidar com o processo reabilitacional e com suas perspectivas futuras.

Até porque, mesmo enfocando as possibilidades de ganhos funcionais, a melhora na qualidade de vida que pode ser alcançada em um programa de reabilitação ainda é uma incógnita assustadora para o paciente, podendo contrariar todo o seu projeto de vida anterior.

Portanto, esse futuro sombrio projetado sobre o paciente interfere no seu desenvolvimento e projeto de vida em todas as instâncias, quer seja física, psíquica, funcional, familiar ou social.

Nesse aspecto, "o sentimento de medo como uma experiência social adquirida, mediante a comunicação torna-se um inibidor e paralisador da consciência" (HELLEN, 1985), visto que, em um primeiro momento, o medo aparece como uma forte emoção, mesmo que não esteja vinculada a uma ação imediata, e posteriormente, canaliza-se em um afeto que passa a nortear as representações (psíquicas) desses pacientes. E, consequentemente, seus comportamentos e expectativas.

O medo enquanto conhecimento prévio adquirido pela comunicação de uma experiência social transmitida por alguém que detém "poder", no caso, quando da consulta médica para estabelecimento de um programa de reabilitação, tem uma força muito grande, porque esse medo não é gerado por uma circunstância de risco iminente, em que a pessoa pode agir prontamente, mas ele é projetado no futuro, ou seja, na premissa de ficar deficiente permanentemente e com projeções para o futuro pautadas na sua experiência de vida e nos conceitos e preconceitos que construiu ao logo do tempo quanto a essa condição, e que são impossíveis de identificá-las *a priori*. Portanto, desconhecidas enquanto experiências vivenciadas, porém com significados pessoais e universais, culturalmente conhecidos.

Segundo DEJOURS (1995), "O medo relativo ao risco pode ficar sensivelmente ampliado pelo desconhecimento dos limites de risco ou pela ignorância dos métodos de prevenção eficazes"; por exemplo, na instalação de uma deficiência, o desconhecimento da possibilidade de agravamento do quadro, por falta de movimentação, posicionamento inadequado, entre outras causas, gerar deformidades em um membro paralisado é recorrente, mesmo em pacientes que receberam atendimento médico/hospitalar e foram de alguma forma orientados, visto que a disponibilidade interna, como citado anteriormente, para a escuta e absorção dessa informação muitas vezes não está presente, e/ou a forma de apresentação da informação não faz parte do rol de compreensão de conceitos conhecidos e significativos para o paciente e seus familiares.

Também o desconhecimento do paciente quanto a abrangência de um programa de reabilitação integral, realizado por uma equipe multiprofissional, voltado ao desenvolvimento do maior grau possível de independência física, funcional, psíquica e social de cada indivíduo dentro do seu potencial remanescente e prognóstico, pode muitas vezes impedir a adesão necessária ao programa de reabilitação para se conseguir resultados satisfatórios.

Portanto, embora o paciente, ainda não tenha vivido *a priori* a experiência sombria de uma resposta negativa ao tratamento, ele pode introjetar na sua consciência, a experiência social comunicada e/ou aprendida, que infelizmente ainda é senso comum, da impossibilidade de uma pessoa com deficiência vir a ter uma vida satisfatória, com qualidade de vida mesmo com incapacidades, limitações como estar em uma cadeira de rodas e/ou utilizar recursos de tecnologia assistiva (como órteses, próteses, adaptadores etc.)

Daí a importância de, desde o primeiro momento com esses pacientes, na triagem, procedimento de entrevista e impressão diagnóstica para elegibilidade aos programas de reabilitação oferecidos pela instituição, os profissionais procurarem entender o que o paciente conhece de seu quadro clínico atual, quais são suas expectativas, o que ele acredita que a instituição pode oferecer, e começarem a conscientizá-lo sobre as suas reais possibilidades de tratamento na reabilitação e sobre o que nós profissionais podemos oferecer.

Segundo VIGOTSKI (1998), o pensamento realístico poder ser comunicado com palavras, é social, é verbal.

> As palavras, a linguagem libera para os indivíduos impressões imediatas sobre o objeto, oferece-lhe a possibilidade de representar para si mesmo, algum objeto que não tenha visto e pensar nele, ou seja, há a possibilidade de se entregar mais ou menos conscientemente a determinadas elucubrações mentais independentemente da função relacionada com o pensamento realista. VIGOTSKI (1998 - p. 122).

Por outro lado, a linguagem também pode propiciar distorções, confusões, mudanças e interferências na determinação social e na representação social que o paciente e profissional têm de si mesmo e do meio ao seu redor; pode também alterar a consciência do outro por interferir diretamente nela e nas emoções, determinando suas motivações e consequentes ações, porque as coisas só passam a existir quando elas fazem sentido para o indivíduo, adquirindo um significado pessoal. Isto se dá através das palavras. Antes, as coisas só existem enquanto possibilidade, potencial.

Portanto, não se trata de tirar as esperanças ou querer que o paciente assimile tudo em um momento, mas de dar subsídios/informações para que ele possa entrar em contato gradualmente com sua real situação e mais do que isso entender o que nós podemos oferecer enquanto assistência reabilitacional, e estabelecer em conjunto um plano terapêutico, com objetivos claros, pautados em um prognóstico realístico.

Essa é uma premissa extremamente relevante, porque precisamos que o paciente tenha condições psíquicas, emocionais; seja proativo, compreenda o objetivo do trabalho que estamos propondo e concorde com o tratamento proposto, visto que o objetivo do tratamento deve atender, dentro do possível, suas necessidades.

Lembrando que isso se aplica aos pacientes com condições psíquicas de compreender o que está se passando, e quando não for possível que o seu responsável (família, cuidador) o faça, ratificando a importância da atenção e inclusão dos familiares/responsáveis nos programas e processos de reabilitação oferecidos pelos Serviços/Equipamentos de Saúde.

Observamos, ao longo dos anos no trabalho assistencial junto a pacientes com deficiências, o quanto a comunicação diagnóstica e prognóstica interfere na dinâmica emocional dos pacientes de maneira geral. E como, quando não é dado o devido cuidado a essa comunicação, pode gerar distorções, mudanças e interferências na determinação social do próprio paciente e muitas vezes na compreensão do diagnóstico, a saber, o estigma social ou valorização negativa existente quanto a ser uma pessoa com deficiência e consequentemente na representação social que, o paciente tem de si mesmo, e do meio ao seu redor.

Lembrando que a linguagem é constituinte e determinante da consciência, e a comunicação do outro pode vir alterá-la, interferindo diretamente na compreensão do indivíduo e nas suas emoções, determinando suas motivações e consequentes ações.

De acordo com LURIA (1987), "o homem pode não apenas perceber as coisas, pode também refletir, fazer deduções de suas impressões imediatas. Às vezes é capaz de tirar conclusões mesmo quando não dispõe da correspondente experiência pessoal imediata"; portanto, no homem existem formas complexas de recepção e elaboração da informação (p.12)

Observamos que o afeto gerado por determinado conhecimento/informação dentro de um contexto médico/hospitalar pode levar a experiências determinantes e/ou traumáticas para o indivíduo, apontando para a relevância da discussão e análise do paradigma médico no que se refere a postura, saber e racionalidade médica. A possibilidade de abstração, de generalização, a partir da linguagem, da comunicação, ocorre na relação interpsíquica e intrapsíquica entre médico e paciente e entre profissionais da saúde e paciente, em que a consciência é vista na relação do homem com a realidade e história social vinculada ao trabalho, a linguagem e ao outro. Portanto é importante ponderar no desenvolvimento da capacidade simbólica e unicidade de cada indivíduo, ao receber um diagnóstico e prognóstico.

O profissional de saúde, precisa estar apto a fazer essas comunicações e deve "achar" o momento e quantidade adequada de informações que o paciente pode assimilar, na exposição do diagnóstico. Havendo necessidade de adequar, na maioria das vezes a linguagem no que se refere aos termos utilizados para esclarecer e orientar os pacientes, visando propiciar uma busca e/ou adesão ao tratamento/terapêutica indicados e/ou impedir "efeitos indesejados", negativos, como: distúrbios físicos, comportamentais, emocionais, e impedir ou amenizar o desencadeamento de preconceitos sociais, em função dos estigmas relativos a determinadas doenças e deficiências.

Nesse contexto, os profissionais precisam atuar de forma mais humanizada, lembrando que a relevância desse enfoque no relacionamento, se deve, hoje, às exigências e direitos do doente e da pessoa com deficiência quanto a sua autonomia, mudando o conceito tradicional da medicina que se baseava no princípio deontológico de beneficência, "... em que do médico se exige competência e do paciente apenas uma colaboração complacente e passiva" (DRUMOND, 1988, p.16). Hoje o que se espera do paciente em contrapartida, é envolvimento, participação ativa em seu tratamento e nas decisões que envolvem sua vida como um todo.

Lembrando que a palavra autonomia vem do grego: *autos* = próprio e *nomos* = lei, portanto, refere-se ao poder que tem a própria pessoa, ou seja, "autonomia privada, assim é o poder de a pessoa regular seus próprios interesses" (OLIVEIRA, 1997, p.155), e que vai diferir de pessoa para pessoa e depender dos recursos e histórico social de cada um.

É necessário repensar o diálogo dentro de contextos diferenciados, em que estão envolvidas pessoas que embora tenham uma cultura, idioma, uma língua em comum, são totalmente diferentes e decodificam e assimilam as informações dentro do seu próprio repertório de significações.

Portanto, "para compreendermos realmente a fala de outrem, não basta entender as suas palavras, temos que entender o seu pensamento e conhecer suas motivações"(VIGOTSKI,1998, p.129), ou seja, atrás de cada pensamento há uma tendência afetivo-volitiva (desejos, necessidades, interesses) pessoais, únicos, e na relação profissional de saúde e paciente, vamos ter posições claramente demarcadas neste aspecto, pois nos discursos/diálogos, as palavras mesmo tendo significados iguais generalizados, são percebidas decodificadas e sentidas de forma totalmente diferentes, enquanto vivências individualizadas.

Segundo VIGOTSKI,1998), a palavra é um processo de vai e vem do pensamento e passa por transformações que podem ser consideradas um desenvolvimento no sentido funcional; cada pensamento tende a relacionar alguma coisa com outra, e estabelecer uma relação entre elas.

No estabelecimento da relação entre as palavras e seus significados, na relação com as intervenções propostas, associadas às possibilidades de atividades e aos ganhos funcionais, estas serão compreendidas gradativamente dentro do contexto reabilitacional, possibilitando envolvimento e adesão ao programa e consequentemente melhora na qualidade de vida, desde o início.

Cada pensamento se move, amadurece, desenvolve, desempenha uma função e soluciona um problema. Nesta relação profissional e paciente, se houver uma escuta real, empática e uma fala em comum de todos os profissionais da equipe de reabilitação, nos diferentes momentos irá possibilitar o entendimento por parte do paciente, de suas reais condições, a elaboração do luto pelas perdas vividas e o desenvolvimento de recursos necessários para passar pelo processo de reabilitação, que requer disponibilidade interna para novos aprendizados, adaptações e resiliência para lidar com o tempo necessário para vivenciar e consolidar as mudanças impostas pelas limitações e ganhos adquiridos.

Assim como para as instituições e seus profissionais, uma comunicação mais satisfatória, propicia um ambiente mais receptivo, funcional, com sintonia e objetivos mais explícitos e funcionais, evitando conflitos, gastos materiais e pessoais desnecessários e com resultados técnicos, administrativos e sociais mais efetivos.

Portanto, a comunicação de maneira geral e neste contexto em especial realmente pode ser considerada como uma via de mão dupla em que as partes envolvidas precisam estar disponíveis a uma expressão e escuta significativa, criativa, empática, cônscias da relevância de seus papéis enquanto possibilidade de troca de saberes, aprendizado e, principalmente, nas repercussões que podem gerar quanto a segurança e qualidade de vida do sujeito que recebe um diagnóstico/prognóstico que muda totalmente sua vida.

BIBLIOGRAFIA

ALVES, V.L.R. **A Comunicação diagnóstica de Ceratocone e a sua influência na representação social que o paciente constrói da sua doença**. 2003. Tese (doutorado) – Faculdade de Psicologia. Pontifícia Universidade Católica de São Paulo, 2003.

ALVES, V.L.R. **O desconhecimento pelos pais do diagnóstico de deficiência física em crianças portadoras de retardo no desenvolvimento neuropsicomotor**: sua influência no programa de reabilitação. 1997. Dissertação (Mestrado) – Faculdade de Psicologia. Pontifícia Universidade Católica de São Paulo, 1997.

DEJOURS, C. **A loucura do trabalho:** estudo de psicopatologia do trabalho. São Paulo: Cortez, 1995.

HELLER, A. **Teoria de los sentimentos**, Barcelona: Fontamara, 1985.

LURIA, A.R. **Pensamento e Linguagem**. As últimas conferências de Luria. Porto Alegre: Artes médicas, 1987.

OLIVEIRA, U.M. Princípios informadores do sistema de direito privado, autonomia de vontade e a boa fé objetiva. **Revista Ajuris**, São Paulo, 1997.

VIGOTSKY, L.S. **O desenvolvimento psicológico na infância**. São Paulo: Martins Fontes, 1998.

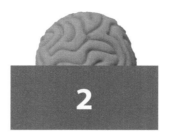

Representação social e sentimentos relatados por mães de crianças com deficiência física ante o desconhecimento do diagnóstico

Vera Lúcia Rodrigues Alves

No transcorrer dos atendimentos com mães de crianças com deficiência, em grupos psicoterapêuticos focados na orientação e conscientização do diagnóstico de deficiência e nas possibilidades de reabilitação, fica visível nos discursos que elas detêm algum conhecimento do quadro clínico e das incapacidades de seus filhos, embora refiram desconhecer o diagnóstico/prognóstico e não mencionarem a deficiência física diretamente. Elas falam da "revolta" que sentiram contra quem trouxe a notícia ruim, normalmente o médico. Revolta que muitas vezes as impedem de ouvir e entender o diagnóstico, mesmo quando possuem condições cognitivas e recursos para isso, e a informação é passada de maneira objetiva, face não ser possível estabelecer uma relação de credibilidade e confiança com o profissional nessas circunstâncias, pois conforme HELLER (1992, p.34), "a confiança é um afeto do indivíduo inteiro", e como o indivíduo pode estabelecer uma relação por inteiro, positiva, afetiva, inclusive com alguém que "destrói" todo um desejo?

Assim como a busca de outros diagnósticos e tratamentos têm, segundo JERUSA-LINSKY (1988,p.59), o objetivo de reparação, "os pais pedem diagnósticos, avaliações, indicações educativas, remédios etc., demanda que se orienta, aparentemente, no sentido que lhes seja arrumado o "boneco estragado" do seu narcisismo". Há, portanto, ambivalência no discurso, ora enfatizando a expectativa de cura, ora minimizando as sequelas existentes, e principalmente valorizando os aspectos positivos da recuperação de seus filhos, o que denota temor de passar uma imagem ruim – um problema grave com seus filhos – para os demais membros do grupo. Portanto, existe "consciência" do fato e segundo HELLER (1985, p. 36) "a consciência é sempre consciência social geral. Sabemos que não existe linguagem privada, nem conceitos privados, nem objetivações privadas, mas o que é expresso é o que me inibe de expressar-me, é o objeto de minhas reflexões"; pois então essa preocupação reflete o quanto essas mães estão envolvidas nessa problemática.

Visto que a consciência se torna manifesta pelas ações, palavras e, segundo WALLON (1981, p. 71), "as emoções proveriam da irrupção no campo da consciência das representações de uma situação nova e da interferência destas representações com o curso anterior dos pensamentos, aos quais elas a poriam no campo do medo, tristeza, cólera", e isso ocorre antes que a pessoa tenha consciência da situação, então no caso das mães quando começam a falar de seus filhos, de seus problemas, de sua doença, acabam mostrando o medo, HELLER (1985,pp., 105 e 128) coloca "o medo como uma experiência social adquirida, mediante a comunicação; é um conhecimento prévio (de uma experiência social) ". Portanto, esse conhecimento social pode levá-las a percepção de ameaças/perigos no futuro. E este tipo de emoção pode transformar-se em afeto, e as impedirem de conhecer o real significado do diagnóstico de seus filhos, pelas implicações e sentimentos que dele resultam.

E a tristeza diante da percepção da perda já sofrida, leva a uma tentativa de não mexer, não pensar na representação que já possuem da deficiência física de negá-la, como se isso evitasse o fato em si, e passam a falar dos ganhos obtidos, da possibilidade de cura, da esperança. A esse sentimento, aparece também o desejo de ter outros filhos sadios, assim como o medo do problema se repetir, aqui revelando não só o desejo de se perceber como podendo gerar uma criança sadia "normal", mas também de ter uma prole que as gratifique socialmente, digo isso, porque imediatamente é feita uma ligação no discurso verbal, do quanto é difícil ficar exposto à curiosidade social, seja através de olhares, perguntas, comentários, reações. E como sentem medo, vergonha, raiva, e como ficam fragilizadas ante o olhar do outro. WALLON IN MARTINEZ (1981, p. 85) "propõe chamar de sensibilidade o que corresponde a atitudes manifestadas em relação a aproximação ou a presença de outros", ou seja, "sob a insistência de um olhar, sob a impressão de ser para outro um objeto de atenção, pode se levar a pessoa a perda de compostura".

Pode acontecer também que "o mal-estar" sentido em presença de outro, se transforme em desespero e termine numa explosão de cólera". O relato das mães nos mostra claramente esta sequência de fatos, que em geral pode ocorrer a qualquer pessoa, porém no caso delas, é na maioria das vezes percebido com sofrimento e raiva, porque está associada a um sentimento, desconforto já internalizado da "deficiência física", o que na percepção delas as põe em evidência e aos seus filhos, com uma frequência, que não podem evitar, fugir, mesmo quando racionalizam e apontam que a curiosidade pode em alguns casos ser até benéfica, no caso auxiliando a ter e trocar informações corretas e pertinentes sobre a deficiência.

Entretanto, a curiosidade é sempre vivida como invasora, pois a angústia sentida inicialmente nas primeiras situações, quando exposto ao olhar do outro, tende a se tornar condicionada a esse estímulo, e se repetir em situações de exposições similares.

Um sentimento muito forte, nessas situações é o de "vergonha" que é relatado de várias maneiras, e segundo HELLER (1985, p. 107) a "vergonha é um afeto/sentimento social por excelência, ele deriva de nossa relação com as prescrições sociais", sentimento que aparece quando estamos separados ou contrários a essas prescrições/regras. No caso da vergonha, o estímulo está presente, como nos demais afetos, mas esse estímulo não é o quanto temos cometido, mas sim (que estão nos vendo) o olhar da comunidade, a presença imediata do público", visto que a emoção pode desencadear um sentimento, ou constituir-se em sentimento.

Os parâmetros sociais do que é considerado "normal", acabam sendo muito rígidos, pois tudo aquilo que é diferente e perceptível dentro de um grupo comunitário, chama a atenção, e se o que é "diferente" é considerado conceitualmente como negativo, ele tende a ser "marginalizado", no contexto social, gerando os conflitos descritos. Este é um dos fatores que pode levar as mães de crianças deficientes a ficarem mais restritas ao ambiente familiar, consequentemente com mais dificuldades de contato e adaptação social, onde as crianças se tornam mais dependentes da figura materna. Com dificuldades de separação, como observado em alguns casos e, consequentemente, deixando-as sobrecarregadas e inseguras quanto ao tratamento e futuro de seus filhos. HELLER (1992, pp. 17 e 18) coloca que

> [...] a vida cotidiana é a vida do homem inteiro, ou seja, o homem participa na vida cotidiana com todos os aspectos de sua individualidade, de sua personalidade. As partes orgânicas da vida cotidiana, a organização no trabalho, da vida privada, os lazeres, o descanso, a atividade social sistematizada, o intercâmbio [...]"

Esses aspectos são heterogêneos e hierarquizados de acordo com a vida privada do indivíduo e das diferentes estruturas socioeconômicas em que ele está inserido. Assim, o que se percebe é que as mães se sentem prejudicadas e desprovidas de muitos aspectos que fazem parte de uma vida cotidiana normal e relatam ficarem sobrecarregadas pelo cuidado intensivo que seus filhos requerem.

E junto à sobrecarga dos cuidados intensivos e constantes, existe a preocupação exacerbada com o futuro de seus filhos, se eles vão poder viver o seu cotidiano de forma independente. Pois, como refere HELLER,1992, pp. 18/19, "o amadurecimento do homem significa em qualquer sociedade, que o indivíduo adquira todas as habilidades imprescindíveis para a vida cotidiana da sociedade em questão. É na fase adulta que se torna capaz de viver por si mesmo a sua cotidianidade", ou seja, ele deve aprender a manipular as coisas físicas da vida diária como: alimentar-se, vestir-se etc., assim como internalizar e manipular as relações sociais.

E esse medo das mães, de que seus filhos não alcancem esse estágio, praticamente as paralisam quanto ao contato com a realidade da deficiência, o que vai ao encontro da representação social, ainda existente quanto ao conceito popular, preconceituoso e generalizado de que a pessoa com deficiência física não teria condições de ser independente, produtiva, o que acaba por gerar uma reação circular, na qual o medo de eles não conseguirem, muitas vezes as impedem de prepará-los para essa condição, que só poderá ser interrompida mediante as crises e conflitos das pessoas envolvidas, partindo da confrontação desses valores no âmbito particular e em grupo. Esta confrontação, conscientização dos fatos, acreditamos que possa ocorrer com maior facilidade em grupos educativos de conscientização, à medida que as mães possam exteriorizar verbalmente suas dificuldades, preocupações, sentimentos e percebam que o mesmo ocorre com outras mães em situações semelhantes.

Porque se não o fazem, ou seja, se nem ao menos podem verbalizar a palavra deficiente, e para VIGOSKY (1993) "uma vez que tenham usado a palavra, o conceito lhe pertence", então nesse caso se elas não podem verbalizar, não podem compreender o real conceito, fica realmente muito complicado assumir todas as etapas do tratamento, como por exemplo quando elas referiram nas sessões o quanto foi difícil ir a uma instituição que tem o estigma da criança defeituosa, mas segundo elas, foi também quando entraram em contato realmente com essa realidade e perceberam o que é uma deficiência física, e o quanto é ruim falar em deficiência física, e como o uso dos "aparelhos" (órteses, por exemplo) deixa a deficiência visível para as outras pessoas. Ratificando o quanto "o olhar do outro", a opinião do grupo social, pode ser um fator paralisante para o ser humano em geral, e especialmente para elas.

Entretanto, à medida que as mães do grupo podem externar esses sentimentos de medo, vergonha, raiva etc., e se compreende que é uma emoção comum a todas elas, dentro da singularidade de cada uma, fica possível raciocinar em termos dos ganhos, que enfrentar esse problema pode gerar muitos para elas e para seus filhos.

Porque a práxis, a ação consciente, ou seja, o que eu penso sobre usar uma órtese, prótese ou adaptação, o porquê eu uso, ou o que vai acontecer se eu não usar vai influir na minha representação dessa situação e pode alterar minha ideologia a respeito, visto que, segundo HELLER (1992, p. 4),

> "... o indivíduo começa a refletir acerca de uma superstição que compartilhava, ou de uma tese que assimilou da integração de que faz parte, passando a supor que nem uma nem outra são aceitáveis, porque contradizem a experiência, e logo após, começa a examinar o objeto posto em questão, comparando-o com a realidade, para terminar recusando-o, em tal momento o referido indivíduo elevou-se acima do discurso habitual do pensamento cotidiano, ainda que apenas naquele momento".

Então questionar, ponderar sobre a importância das prescrições ortopédicas e sobre os sentimentos a respeito, pode ajudar no uso adequado desses aparelhos e principalmente a reestruturar suas representações a respeito.

É importante destacar no discurso das mães que, nessa fase do grupo, elas já conseguem perceber a importância de usar as órteses em detrimento da sua condição estética, vivenciando novas experiências, bem como o fato de poder ter mais informações e esclarecimentos sobre o tratamento/programa de reabilitação, ajudar a conviver melhor com o tempo, com o fato de o tratamento não ser rápido, de ter que aguardar o desenvolvimento dos filhos, de resolverem as dificuldades gradativamente e principalmente de reverem suas expectativas de cura. Então falar sobre essas ansiedades, entender o processo pode ajudar a ter um novo conceito de juízo sobre essa condição vivida.

Durante todo o processo de conscientização fica nítida uma preocupação muito grande das mães quanto aos filhos "sofrerem" no processo de adaptação ao tratamento e no decorrer de suas vidas; uma ambivalência quanto ao desejo que eles se adaptem logo ao tratamento e a dificuldade de pensar que eles terão de entrar em contato com sua condição física real, seus impedimentos e limitações, e quanto isso pode doer fisicamente e mentalmente é doloroso para elas; como gostariam de poder evitar essa situação! Outrossim, elas próprias observam que na medida em que vão conversando, conhecendo o processo reabilitacional e adquirindo confiança nos profissionais, fica mais fácil. HELLER (1992, p.45) coloca que "a unidade imediata do pensamento e ação expressa-se também no fato de que, na vida cotidiana, identificam-se o verdadeiro e o correto. O que revela ser útil, o que oferece ao homem, uma base de orientação e de ação no mundo, o que conduz ao êxito é também verdadeiro", ou seja, se através das ações reabilitacionais eu percebo as mudanças que ocorrem no comportamento do indivíduo, e comprovo que as coisas podem ser diferentes do que eu penso, então eu acabo mudando meu conceito a respeito desses fatos.

Portanto, se as mães dessas crianças conseguem mudar seus conceitos e preconceitos a respeito da deficiência física, os seus filhos terão um novo paradigma para se desenvolverem mais livremente, pois segundo HELLER (1992, p. 50) "a primeira coisa observada pela criança são os modos de comportamentos preconceituosos, estereotipados e as racionalizações ou justificativas dos mesmos feitas pelos adultos, só depois é que se começa a sentir o ressentimento correspondente", daí a importância de rever esses preconceitos, para poder mudar os comportamentos correspondentes e transmitir uma nova representação a essas crianças, seus familiares e a sociedade em geral.

Ratifica-se a importância de sempre que possível trabalhar com grupos de conscientização de pais/mães com o objetivo de possibilitar esclarecimentos e vivências das emoções ligadas ao diagnóstico de deficiência física, no início dos programas de reabilitação.

Portanto, os profissionais de saúde envolvidos no programa devem procurar usar os termos corretos quando se referem a diagnósticos e deficiências e concomitantemente explicarem, usando uma linguagem clara e adequada a cada paciente e/ou familiar, não só durante a avaliação e início do programa, mas durante todo o tratamento, e ratificarem as informações quantas vezes forem necessárias.

Também manterem-se atentos durante todo o processo, procurando entender o tipo de sentimento que nossas informações, orientações e prescrições geram nos pacientes e seus familiares, pois o sentimento suscitado pode vir a ser um fator impeditivo à aderência ao programa/tratamento, e muitas vezes impeditivo a uma melhora de qualidade de vida e inclusão social.

BIBLIOGRAFIA

ALVES, V.L.R. **O desconhecimento pelos pais do diagnóstico de deficiência física em crianças portadoras de retardo no desenvolvimento neuropsicomotor, sua influência no programa de reabilitação**. Dissertação (Mestrado) – Faculdade de Psicologia, Pontifícia Universidade Católica de São Paulo. São Paulo, pp. 92- 1997.

HELLER, A. **O cotidiano e a história**, Rio de Janeiro, Ed. Paz e Terra, 4ª edição, 1992.

JERUSALINSKY, A. e cols. **Psicanálise e desenvolvimento Infantil – Um enfoque transdisciplinar**, Porto Alegre, Ed. Artes Médicas, 1988.

MARTINEZ, M. **Teoria das emoções "Introdução a obra de Henri Wallon"**, Portugal, Ed. Moraes, 1991.

VYGOSTKY, L. S. **Pensamento e Linguagem**, São Paulo, Ed. Martines Fontes, 1993.

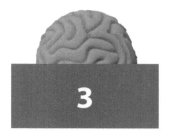

Importância do afeto no desenvolvimento cognitivo e comportamental da criança com deficiência

Kátia Monteiro De Benedetto Pacheco

IMPORTÂNCIA DO AFETO

O afeto é fundamental para todo o desenvolvimento psíquico do ser humano. Nas crianças, tem um papel ainda maior, pois elas estão construindo um mundo interno por meio das relações que estabelecem desde seu nascimento.

Quando uma mulher engravida, gera dentro de si um filho que já foi gerado em sua imaginação e na imaginação de toda a família que o espera. Antes mesmo do nascimento, os pais nutrem expectativas de quem será o filho: vai gostar de jogar futebol, praticar balé, será estudioso ou engraçado. Quando nasce o filho, pai e mãe travam uma dura batalha cotidiana, porque é preciso renunciar ao filho ideal para que possam exercer o papel de mãe e de pai do filho que nasceu – reconhecer as suas características e personalidade, seus limites e potencialidades, suas demandas e necessidades.

Aos poucos a criança vai mostrando essas características pessoais, por meio de expressões, comportamentos e necessidades. Entretanto, para que possa se desenvolver de forma sadia, é fundamental que a criança sinta que é importante e que é aceita por sua família.

Os pais devem fornecer uma base segura a partir da qual a criança possa explorar o mundo exterior e, depois, retornar a eles com a segurança de que será bem-vinda, nutrida fisicamente e emocionalmente, acolhida se houver um sofrimento, e encorajada se estiver ameaçada. A consequência dessa relação de apego é a construção de um sentimento de confiança e segurança da criança em relação a si mesma e, principalmente, em relação àqueles que a rodeiam, sejam eles suas figuras parentais ou outros integrantes de seu círculo de relações sociais mais próximo.

Dessa forma, o afeto é considerado o primeiro e o último elo de todo o desenvolvimento psíquico. Por meio dele há a criação do vínculo entre a criança e a figura parental. O apego com os primeiros cuidadores é necessário para que conexões cerebrais relacionadas às emoções e à cognição sejam ativadas, de modo que o bebê e, posteriormente, a criança percebam, aos poucos, que o mundo é um lugar seguro.

A criança que percebe que tem um cuidado atento e responsivo de seus pais, poderá se desenvolver melhor e tornar-se mais segura, afinal, com pais mais empáticos, terão mais tempo para explorar o ambiente e se desenvolver. Ao contrário, crianças que precisam priorizar seu conforto e segurança, ou seja, sentem que os pais não estão tão atentos ou responsivos as suas necessidades, terão menos espaço para a exploração do ambiente e, consequentemente, poderão sofrer um impacto no seu desenvolvimento.

A ciência comprova que o convívio dos pais com os seus filhos estimula o desenvolvimento cerebral, o crescimento emocional e a aprendizagem. Observo tal dinâmica também no desenvolvimento acelerado observado em períodos de férias ou em que os pais podem estar mais atentos e presentes para seus filhos.

CRIANÇA COM DEFICIÊNCIA FÍSICA

Como descrito anteriormente, toda criança precisa sentir-se aceita e importante. As primeiras relações da criança ocorrem na família, com as figuras parentais, assim, é fato que esta relação terá um papel de muita relevância no senso de importância e aceitação. Entretanto, quando nasce uma criança com deficiência, os pais precisam renunciar duplamente ao filho idealizado e abrir espaço para o filho real, com as características e possíveis limitações, das quais muitas vezes não esperavam, advindas não só das características próprias da criança, mas também das especificidades da deficiência. Este processo exige uma elaboração do luto pelo filho idealizado. A deficiência pode trazer ao corpo uma marca da diferença, enfatizando a diferença entre a imagem que os pais esboçaram durante a gestação do filho e aquela que corresponde à realidade.

A criança por sua vez, terá sua identidade corporal desenvolvida com base nas sensações que o seu corpo real irá absorver do corpo imaginado por seus pais, ou seja, das expectativas que seus pais nutrem pelo corpo dela. A possibilidade do sujeito ser reconhecido e valorizado pela sua singularidade é o ponto-chave para o desenvolvimento de uma **imagem corporal** integrada e positiva.

A empatia corporal refere-se à capacidade da figura parental reconhecer e se envolver com as necessidades do bebê, buscando satisfazer suas necessidades. Assim, a empatia corporal do primeiro objeto de amor, é fundamental para o desenvolvimento da identidade corporal sadia do bebê.

Quando os pais passam pelo processo de elaboração do luto e permitem-se desejar e acolher seu filho com suas características próprias, este desejo dos pais abre o espaço necessário para o bebê "existir no mundo". Mas para tanto, é importante que os pais sejam flexíveis, pois o bebê real possivelmente não corresponderá ao ideal preestabelecido. A possibilidade do sujeito em se reconhecer e ser reconhecido, bem como valorizado pela sua singularidade é primordial para seu desenvolvimento saudável.

Todo esse processo de elaboração do luto pelo filho idealizado, maior aceitação pela deficiência da criança, só é possível pela existência do afeto na relação.

É muito comum pais de crianças com deficiência confundirem o afeto com permissividade. Quando isso ocorre, o que observamos são crianças com comportamentos inadequados, tais como birra e dificuldades importantes na autorregulação desses comportamentos.

IMPORTÂNCIA DO AFETO NA AUTORREGULAÇÃO DA CRIANÇA

É preciso que os pais entendam que eles têm função importante na construção da autorregulação da criança. A autorregulação depende de um conjunto de habilidades que permite a criança se acalmar quando necessário e ajustar suas reações e expectativas, sem ter explosões emocionais toda vez que é frustrada, por exemplo.

A forma como os pais reagem ao comportamento inadequado do filho, também será um modelo para a criança. Pais que reagem de forma muito explosiva estão servindo de modelo para a criança de como é que devemos nos comportar quando frustrados, por exemplo. Entretanto, se os pais desejam que seus filhos cresçam com capacidade de se autorregular, examinando as várias possibilidades de uma situação, com capacidade para escolher a melhor resposta para si, é imprescindível que possam servir como um bom modelo para essas crianças.

A importância do modelo de comportamento pode ser explicada por exemplo, pela neurociência por meio do conceito de neurônios espelhos.

De acordo com o que conhecemos sobre os neurônios espelhos, sempre estamos querendo nos conectar com outros seres humanos. O neurônio espelho é explicado pelo fenômeno de que quando vemos alguém fazendo algo, automaticamente simulamos a ação no cérebro; é como se nós mesmos estivéssemos realizando aquele gesto. Podemos exemplificar com a mãe que ao dar comida para a criança, tende a abrir a boca, ou até salivar, mesmo que não esteja comendo naquele momento. Isso quer dizer que o cérebro funciona como um "simulador de ação": ensaiamos ou imitamos mentalmente toda ação que observamos.

Os neurônios espelhos também avaliam os estados mentais e emocionais do outro, ele é a base para a empatia e possibilita nos colocarmos no lugar do outro. Isso influencia muito na forma como reagimos a diversas situações. Quando uma criança está sem controle, podemos frear as emoções descontroladas dela com um modelo de maior controle. Para tanto, é importante entender que não faz sentido querermos ajudar uma criança a agir melhor, fazendo elas se sentirem pior. As crianças agem melhor quando se sentem melhor.

Assim, quando a criança está com um mau comportamento, o ideal é conversar com ela sobre os sentimentos que causaram esse comportamento/birra, e não sobre a birra em si. Quando o foco da conversa é a birra (o gritar, o se jogar no chão etc.) eu não mostro que estou aberta ao entendimento, a empatia. Por outro lado, quando foco no sentimento que gerou a birra ("você me parece cansado", "vejo que você gostaria de poder continuar sua brincadeira agora"), eu mostro para a criança que quero entender o que ela está sentido, mostro que reconheço suas emoções e atribuo o senso de importância e aceitação de que ela tanto precisa.

Toda criança precisa se sentir aceita e importante, por este motivo, falar sobre o que ela está sentindo, parar com as críticas do mau comportamento (em vez disso, fazê-la entender o que a levou a agir dessa forma), é muito importante para que o adulto possa ensinar habilidades para lidar com aquela frustração. O agir com empatia dos pais é fundamental para que estes possam entrar no mundo da criança e compreendê-la melhor.

Dar vazão ao sentimento da criança é ensiná-la a se autorregular. Para crianças com dificuldade de compreensão, pode-se utilizar figuras, fotografias, pranchas de comunicação alternativa para atingir este objetivo. Há imagens de diferentes expressões faciais que também podem auxiliar nesse processo. Com isso a criança com deficiência começa a aprender que a sensação que sente em seu corpo tem um nome.

As crianças que conseguem nomear o que sentem, ou que mostram o que sentem por meio de figuras ou cartões com imagens, podem comunicar seus sentimentos de forma mais efetiva e terão menos necessidade de colocar esses sentimentos para fora em ações.

DIFERENCIAR O MAU COMPORTAMENTO DO COMPORTAMENTO TÍPICO DA DEFICIÊNCIA

Muitos pais se questionam se o comportamento observado está acontecendo porque a criança tem algo a nos comunicar, porém não sabe fazê-lo de forma mais adequada e age com birras, ou se o comportamento observado é um sintoma ou uma característica própria e específica do seu quadro diagnóstico. Afinal, um comportamento de choro excessivo ao entrar em um evento no qual o ambiente é desconhecido e com muitos estímulos sensoriais pode ser uma reação da criança com Transtorno do Espectro Autista em integrar tantos estímulos ao mesmo tempo ou, por outro lado, pode ser apenas a forma de uma criança sem este transtorno comunicar aos pais que gostaria de comer a pipoca na porta do local antes de entrar no evento, por exemplo.

Primeiramente é bom salientar que os pais devem ter informação sobre o diagnóstico do filho para compreender os sintomas e reconhecer o que é próprio da deficiência e o que não é. Entretanto, é importante ter clareza que comportamentos disfuncionais, que interferem na qualidade de vida da criança e na inserção dela na sociedade, também podem sofrer intervenção com o objetivo de melhorar a qualidade de vida e segurança da criança.

Salientamos que mesmo quando determinado comportamento é característico de um diagnóstico, ele pode ser modificado, principalmente se esta modificação trará mais qualidade e segurança à vida da criança. Hoje em dia, há ciências complexas (como a terapia comportamental cognitiva, por exemplo) que evidenciam que modificando o ambiente, podemos trazer mudança nas respostas das crianças também, promovendo maior qualidade de vida e inclusão social para as crianças com deficiência.

Entretanto, a distinção entre birra e um comportamento típico do diagnóstico da criança é muito importante. Os pais precisam saber distinguir quando um comportamento é impulsionado pela deficiência e não necessariamente dirigido a alguém.

De forma geral, quando o conjunto de comportamentos que a criança exibe é mais direcionado aos outros, especialmente voltado às pessoas que ela mais ama e confia, provavelmente, é uma manifestação da criança que está querendo comunicar algo que não está bom para ela, algo que a deixa fragilizada e que pode parecer como birra, mas na verdade é uma tentativa (muitas vezes frustrada) da criança dizer que algo não está bom naquele momento.

Por outro lado, quando é um comportamento inocente em função do diagnóstico, esse comportamento aparece no contexto das respectivas condições, ou seja, será uma reação à mudança de rotina, ou ao barulho alto, e estará voltado ao contexto e não às figuras parentais necessariamente.

Para a distinção e compreensão do que a criança está expressando, é fundamental que os pais possam escutar seus filhos. As crianças com maior dificuldade de comunicação também podem ser ouvidas se usarmos mais do que os ouvidos para esta escuta. É necessário que os adultos que estão com as crianças entrem no mundo da criança e compreendam a situação que a criança está inserida, o mais próximo possível do ponto de vista dela.

Independentemente de ser um comportamento inocente e próprio do diagnóstico, os pais podem auxiliar a estimular o potencial da criança visando ao ensino da autorregulação e a melhor adaptação ao meio da criança.

COMO ESTIMULAR O POTENCIAL DA CRIANÇA

Para estimular o potencial da criança, primeiramente é importante que os pais não deixem que a sua percepção sobre a deficiência do filho os influencie totalmente, pois é muito valioso que os pais tenham a percepção real do potencial da criança também.

Outro fator relevante, é **reconhecer e validar os sentimentos da criança**, criando conexão com ela, pois será muito difícil estimular a criança em seu potencial, se ela não se sentir valorizada. A criança deve perceber que seus sentimentos são reconhecidos e validados pelas figuras de apego e vínculo. Quando nomeamos para a criança seus sentimentos, elas aprendem mais sobre o que estão sentindo e começam a ter mais facilidade em lidar com essas emoções quando estas aparecem.

Para que a criança tenha suas potencialidades estimuladas, é preciso também que os **pais dediquem um tempo para ensin**á-las. A repetição, intensidade e frequência são fundamentais para o processo de ensino e aprendizagem, sobretudo para crianças que possam ter um ritmo próprio e diferenciado por ter uma limitação decorrente da deficiência.

Dessa forma, é fundamental que os pais possam **focar na melhoria e não na perfeição das habilidades da criança**. O valor do desenvolvimento do potencial da criança está no processo e não necessariamente no seu resultado final. Por exemplo, o significativo esforço de uma criança nas terapias para conseguir andar com auxílio de um andador pode ter muito mais valor do que se ela tivesse conseguido andar sem esforço ou meio auxiliar algum. Quando os pais aplaudem apenas o resultado das habilidades da criança, acabam por criar, sem perceber, crianças dependentes de aplausos. Estas crianças poderão desenvolver no futuro o medo de desafios, pois podem temer não conseguir manter seu desempenho e, assim, acabam por desistir de seus progressos antes mesmo de tentá-los.

Nessa mesma linha de pensamento, considera-se importante **ver os erros como oportunidades de aprendizado.** A criança que não pode errar também terá receio de treinar e, assim, terá pouco progresso em suas conquistas. Os pais podem novamente servir como modelo e, ao errarem, devem reconhecer seus erros para as crianças também. Assim, mostra-se à criança que os erros são aceitáveis e podem ser reparados; que o fato de errar não impedirá que as pessoas continuem amá-las. Isso é muito estimulante, pois permite que a criança lide com seus fracassos e limitações de forma encorajadora, rumo ao máximo de seu potencial remanescente.

Enfim, as crianças não são reféns nem da sua biologia, nem de suas primeiras experiências. Mesmo sabendo que estes dois fatores (biológico e primeiras experiências de vida) influenciam muito na formação do ser humano, o que pensamos sobre nossa experiência é que será determinante na nossa formação psíquica. As crianças com deficiência poderão ter tanto o componente biológico a partir das condições congênitas, como também podem ter passado por experiências traumáticas como internações e cirurgias nos primeiros anos de vida. Entretanto, a forma como os pais manejam a condição da criança poderá ser fundamental para que essa criança tenha um agir empoderado e libertador, ou ao contrário, um agir limitado e desencorajado.

Assim, é necessário que os pais se atentem para dois aspectos:

1. Evitar culpar as crianças pelos comportamentos associados à sua condição.
2. Dedicar tempo para ensinar as crianças, de forma encorajadora, alternativas para esses comportamentos.

ENTENDENDO O CÉREBRO INFANTIL PARA PROMOVER O ENCORAJAMENTO

A primeira coisa a se fazer é cultivar a capacidade de refletir sobre nós mesmos e conhecer nosso funcionamento cerebral. Quando conhecemos como nosso cérebro funciona e como podemos agir com maior empatia, usando o processamento superior do cérebro, tendemos a funcionar de forma mais consciente e empática.

No livro O *Cérebro da criança*, os autores, o neuropsiquiatra Daniel J. Siegel e a psicoterapeuta Tina Payne Bryson, explicam o cérebro como a palma da mão:

O pulso é a coluna.
O centro da palma é o tronco cerebral (ponto que conecta o cérebro com a coluna).
O polegar é o sistema límbico (que é responsável pelo colorido das nossas emoções).
A parte de trás da mão é o córtex.
E os dedos dobrados são o córtex pré-frontal.

Quando uma experiência não cria um estresse incontrolável, o córtex pré-frontal exerce o processo de função executiva (que é a nossa capacidade de pensar nas experiências que estamos vivendo, de ponderar diversas respostas e escolher a resposta que faz mais sentido naquele momento). Na representação da palma da mão, é como se esta estivesse com o punho fechado.

Agora, quando o sistema límbico fica sobrecarregado, a representação é diferente, pois o polegar está dobrado e os quatro dedos para cima mostram quando perdemos o controle. Na representação da palma da mão, é como se a mão estivesse com os dedos para cima, e a tampa do cérebro aberta. Se o adulto também responde com raiva e sem controle, não haverá entendimento com a criança.

Por isso, a estratégia nesses momentos é fazer uma pausa para quem está descontrolado (pais e/ou crianças). Não a pausa punitiva de "vá pensar no que você fez", " vá para o cantinho do pensamento", porque a criança não vai pensar no que fez, ela vai pensar na raiva que está sentindo por ter sido obrigada a ir para um outro lugar, ou até em como poderá vencer nessa batalha da próxima vez. A pausa punitiva não possibilita que a criança recupere a sua capacidade de usar a parte mais racional do cérebro.

A pausa sugerida é a pausa positiva, que se baseia no fato de que as crianças e os adultos se saem melhor, quando se sentem melhor. A pausa positiva nada mais é do que uma estratégia de autorregulação. Para a criança com deficiência pode-se propor a pausa com auxílio de representações visuais, você pode mostrar empatia mostrando fotos de expressões de sentimentos, de momentos agradáveis que ela já vivenciou, lugares dos quais gosta de ir, por exemplo. O importante é que a mensagem de empatia e amor sejam passadas.

Depois da pausa, é importante reconhecer e validar os sentimentos das crianças "vejo que você ficou muito bravo por não comer a bolacha agora, ou por ter que parar a brincadeira para entrar no banho".

Os adultos também podem fazer essa pausa positiva e sair do ambiente quando estão mais estressados. Não adianta tentar resolver assuntos delicados quando estamos descontrolados.

Em seguida pode-se utilizar as estratégias de respostas proativas e encorajadoras: "Você pode brincar mais quando sair do banho", ou "Você gostaria de levar esse brinquedo para a banheira hoje?". Convidar a criança a pensar em uma solução, fazendo com que ela ajude na resolução do conflito, é muito importante para criar oportunidades para o sucesso e ensinar habilidades a ela.

Resumindo, é muito importante que os pais possam em primeiro lugar se conectar com a criança para depois redirecionar o comportamento dela. Para a criança é muito importante sentir o poder pessoal que tem no ambiente. Nas crianças com deficiência isso pode estar prejudicado pela própria limitação; pedir ajuda da criança na resolução dos problemas, dentro das possibilidades dela, pode ser extremamente encorajador e valioso.

PASSOS IMPORTANTES PARA ENSINAR A AUTORREGULAÇÃO

Vimos como é importante estarmos atentos e conectados com a criança para podermos entender melhor o que estão tentando expressar quando não agem de maneira apropriada diante de situações cotidianas. A conexão será potencializada se pudermos ter uma escuta da criança que não seja apenas a escuta pelos ouvidos. Para escutar verdadeiramente a criança, e poder entrar no seu mundo para entender a situação sob o ponto de vista da criança, é fundamental que o adulto observe as expressões faciais da criança, qual sua postura corporal, velocidade de seus gestos, direção e foco do olhar, além da linguagem corporal como um todo.

Quando conseguimos ter essa escuta qualificada da criança, teremos mais facilidade para validar seus sentimentos de forma autêntica.

Proporcionar escolhas também é um passo importante pois leva a criança a ter um aumento no senso de controle. Isso quer dizer que a criança experimentará o poder de resolver uma situação conflituosa, mas não de uma maneira equivocada, e sim de uma forma adequada e socialmente útil ao seu desenvolvimento, pautada nas diretrizes que seus pais lhe passaram ao combinar as rotinas e regras preestabelecidas com ela. Para que a criança se sinta importante e aceita, é fundamental que ela tenha a chance de fazer contribuições significativas na resolução de problemas familiares, de acordo com suas condições. Assim a criança percebe que pode contribuir em seus relacionamentos, o que é bastante positivo e encorajador!

Fazer perguntas que convidem a criança a pensar em soluções para um desafio que ela enfrenta, também é uma forma de encorajá-la a pensar nas suas ações de forma menos impulsiva. Para as crianças com maior dificuldade de comunicação, essas perguntas podem ser feitas por meio de gestos ou cartões explicativos, para facilitar a compreensão.

Dedicar um tempo especial e de qualidade para os pais estarem com a criança, favorece que o relacionamento seja nutrido de apoio e respeito mútuo, o que por si só já fortalece o entendimento, aumenta a proximidade e empatia de ambos os lados.

Outra dica importante é o estabelecimento de rotinas. Rotinas devem ser planejadas de forma conjunta com a criança.

A criança com menor capacidade de compreensão por causa de sua condição, poderá sentir-se muito insegura diante de sensações como fome, sono etc. Nestes momentos ela pode ter comportamentos extremos, muitas vezes estressantes para todos ao seu redor. Por outro lado, quando existe uma rotina familiar, a criança aprende que depois do banho ela geralmente vai ser posta na cama/berço para dormir. Isso faz com que ela tenha a capacidade de autorregulação aumentada quando estiver sentindo sono, por exemplo.

Quando os pais deixam a rotina liderar, retira-se aquele caráter autoritário dos pais. E para melhor compreensão, a rotina para as crianças com deficiência pode estar exposta em imagens/ figuras/fotos.

Para as crianças muito pequenas ou com deficiência visual, podem ser utilizados objetos significativos para elas. Estes objetos podem estar sequenciados em uma placa para representar a rotina em uma ordem temporal, por exemplo.

As crianças fazem transições de uma atividade para outra com maior facilidade, quando conseguem antecipar o que vem em seguida. E isso é facilitado por meio do estabelecimento da rotina.

Por fim, é muito importante colocar limites para a criança. Estes limites não precisam ser impostos de forma unilateral e autoritária, é importante que os pais ajam com firmeza e gentileza na hora de colocar os limites, ou seja sem permissividade ou autoritarismo, mas com empatia e consistência, envolvendo a criança ao estabelecer e aplicar limites. Dessa forma, será possível gerar soluções em conjunto com a criança. Entretanto, essa tarefa pode ser difícil com crianças com desenvolvimento abaixo dos 4 anos (mesmo que sua idade cronológica seja maior), assim nestes casos, o adulto estabelecerá os limites para elas.

CONCLUSÃO

É natural que após tantas orientações, passe pela sua cabeça que é muito difícil seguir todas essas estratégias, que é necessária muita paciência e que há grande possibilidade de erro no caminho. E tudo isso é verdade mesmo!!! Mas lembre-se: ao seguir essas dicas e constatar a importância que o afeto tem no desenvolvimento e comportamento das crianças, você provavelmente vai perceber que você também é imperfeito. Essa autorreflexão e autoconhecimento nos possibilita rever os próprios atos pois, afinal, você já sabe o quanto o cérebro funciona através dos modelos que oferecemos para nossas crianças.

Então pode se acalmar, pois não é preciso nutrir a expectativa de perfeição, o importante é ter consciência das próprias limitações e tentar fazer o nosso melhor. Reconhecer os próprios erros como oportunidades de melhoria, fará com que sigamos essa trajetória de forma mais tranquila, autêntica e responsável.

E não se esqueça de organizar o espaço para essa jornada: crie um espaço acolhedor para que a criança possa se acalmar quando está contrariada ou irritada, deixe nesse espaço objetos que lhe auxiliem nessa tarefa (brinquedo favorito, garrafa da calma, bola de apertar).

Disponibilize para a criança adaptações para que a comunicação seja mais efetiva. Com isso ela terá melhores condições para aumentar sua independência, receber informações, organizar pensamentos e tomar decisões (cartões de expressões faciais, quadro de rotina, placas de escolhas de atividades/tarefas).

O importante, acima de tudo, é comunicar à criança o amor que você sente por ela!

Assim como não ouvimos a criança apenas com os ouvidos, mas também com toda a linguagem e expressão corporal dela, podemos também comunicar nosso amor não apenas através do verbal. Sobretudo às crianças com dificuldades de compreensão, comunique seu amor por meio do contato visual, demostre interesse por meio das suas expressões faciais, tom de voz, adote uma postura corporal aberta ao contato (evite braços cruzados na frente, por exemplo) e demonstre a criança o quanto você se diverte com ela.

O afeto será seu guia!

BIBLIOGRAFIA

ALVES, VLR; KAIHAMI, HN. Reabilitação psicossocial da criança com traumatismo cranioencefálico: conseqüências na afetividade e no emocional. **Acta Fisiátr**. 2000;7(3):99-102.

BOWLBY, J. (1969/1990) **Apego e perda: Apego - A natureza do vínculo**. São Paulo: Martins Fontes, vol. 1.

DOLTO, F. **A imagem inconsciente do corpo**. 3ª ed. São Paulo: Perspectiva; 2015.

NELSEN, J; FOSTER, S.; RAPHAEL, A. **Disciplina positiva para crianças com deficiência: como criar e ensinar todas as crianças a se tornarem resilientes, responsáveis e respeitosas**. Trad. Fernanda Lee, Adriana Silva Fernandes. 1 ed.- Barueri (SP): Manole, 2019. 240p

PACHECO, K.M.B. A organização psíquica da criança com má-formação congênita x imagem corporal. Tese (Doutorado). São Paulo: Faculdade de Medicina da Universidade de São Paulo. 2019. 124 p.

SIEGEL, D. J.; BRYSON, T.P. **O cérebro da criança: 12 estratégias revolucionárias para nutrir a mente em desenvolvimento do seu filho e ajudar sua família a prosperar**. Trad. Cássia Zanon, São Paulo, Ed. nVersos, 2015.

TAVARES, MCGCF. **Imagem Corporal: conceito e desenvolvimento**. Barueri, SP: Manole; 2003.

VIGOTSKI, L. **O desenvolvimento psicológico na infância**. São Paulo: Martins Fontes, 1998.

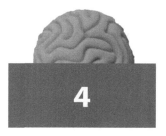

Deficiência física, luto e processo de enfrentamento*

Valéria Dini Leite

INTRODUÇÃO

Neste capítulo discorreremos sobre o dinâmico processo que envolve a instalação de uma deficiência física, o luto decorrente das perdas e mudanças sofridas pela pessoa e as possibilidades de enfrentamento de seu novo contexto de vida.

Para melhor compreensão desse processo serão abordados os conceitos de enfrentamento, seus mecanismos e a adaptação do indivíduo à sua nova realidade. Também serão desenvolvidos os conceitos de luto, mundo presumido, modelo de processo dual e construção de um novo significado de vida.

PROCESSO DE ENFRENTAMENTO

Em seu livro, PECCI (1980) discorre sobre suas vivências e percepções a respeito de suas limitações físicas e mudanças significativas em sua vida após ter ficado tetraplégico em um acidente de carro. Abaixo encontra-se um trecho de sua obra.

---

* Capítulo atualizado a partir de minha dissertação de mestrado intitulada: Da experiência traumática a uma nova concepção de vida: um estudo sobre o processo de enfrentamento em indivíduos com lesão medular (LEITE, 2016).

Eu enriquecia meu avesso tão importante. A cadeira de rodas me possibilitava incursões surpreendentes. Mesmo sentado, eu recompunha meus pedaços ativos, e o ajuntamento deles me andava sem pernas. Eu começava a aprender a andar sem elas. (Pecci, 1980, p. 138)

Suas palavras vão ao encontro ao conceito de enfrentamento, dentro da proposta clássica de LAZARUS E FOLKMAN (1984) e FOLKMAN E MOSKOWITZ (2004), autores expoentes nessa área e que sedimentaram e contribuíram fundamentalmente com a teoria de *coping*, sobre a qual outros teóricos se apoiaram, expandindo esse campo da Psicologia.

Segundos os teóricos mencionados acima, *coping* significa a reunião de esforços cognitivos e comportamentais com a finalidade de lidar com demandas específicas, internas ou externas, provenientes de situações de estresse e que são avaliadas como excedentes aos recursos pessoais.

Antes de prosseguirmos, é importante salientar que o termo *coping* não possui tradução literal para o português. O verbo *to cope*, na língua inglesa, significa "lutar", "enfrentar", "lidar", "sobreviver a algo" e "superar dificuldades" (HORNBY, 2010). No Brasil, utiliza-se a palavra "enfrentamento" para expressar a maneira como as pessoas lidam com as múltiplas exigências da vida, com a finalidade de resolvê-las. Neste capítulo, será utilizado o termo "enfrentamento" ao referirmos ao processo de *coping*.

FOLKMAN E MOSKOWITZ (2004) referem que, antes dos trabalhos de LAZARUS, as pesquisas sobre enfrentamento eram relacionadas à psicologia do ego e ao conceito de defesa, com ênfase na patologia e nos processos inconscientes.

O processo de enfrentamento não é um fenômeno isolado. Ele está envolvido em um complexo e dinâmico processo de estresse, que envolve a pessoa, o ambiente e a relação entre ambos. Além disso, é sensível às disposições de personalidade, pois estas influenciam o tipo de percepção do estresse e os recursos para o enfrentamento (FOLKMAN; MOSKOWITZ, 2004).

FOLKMAN E LAZARUS (1985) preferem falar de estratégias ou processos de enfrentamento, no lugar de traços e respostas de enfrentamento, devido à complexidade que seu significado abrange. Os esforços de enfrentamento se diferenciam de comportamentos adaptativos automatizados, uma vez que implicam ações conscientes que podem ser aprendidas e adquiridas ao longo da vida do indivíduo. Trata-se de uma resposta ao estresse (comportamental ou cognitiva) com a finalidade de reduzir as suas qualidades aversivas. A sua intenção é aumentar, criar ou manter a percepção de controle pessoal.

Os autores ressaltam ainda que o enfrentamento não é inerentemente bom ou mau. As qualidades adaptativas desse processo precisam ser avaliadas no contexto específico de estresse em que elas ocorrem. Esse processo pode ser realizado de duas maneiras: enfrentamento centrado no problema (que ocorre por meio do controle ou alteração do problema que causou o evento estressor); e enfrentamento centrado na emoção (que ocorre por meio da adequação da resposta emocional ao problema). As formas de enfrentamento centradas na emoção são mais passíveis de ocorrer quando já houve uma avaliação de que nada pode ser feito para modificar as condições ambientais de dano, ameaça ou desafio. Por outro lado, há maior probabilidade de os tipos de enfrentamento centrados no problema serem estabelecidos, quando condições causadoras de estresse são avaliadas como facilmente modificáveis. Esses dois tipos de enfrentamento influenciam-se mutuamente na presença de situações estressantes. Deve-se destacar que esse processo também é determinado por variáveis, que podem diminuir o uso dos recursos pessoais, e demandas que competem com os recursos pessoais e impedem os esforços de enfrentamento. Essas variáveis podem ser de natureza pessoal, incluindo valores e crenças culturais, ou ambientais.

A habilidade para modificar o tipo de enfrentamento, de acordo com a demanda situacional, é referida como flexibilidade de enfrentamento e envolve o uso sistemático de uma variedade de estratégias. Assim, esse processo é visto como dinâmico, situacional e modificável ao longo do tempo.

BIAZZI (2013) chama a atenção para uma importante questão referente às estratégias de enfrentamento. Ela evidencia uma tendência a se considerar como bem-sucedidas aquelas focadas na solução do problema, e como malsucedidas aquelas voltadas para a regulação da emoção. A autora coloca que a adaptação ante uma situação estressante irá depender do que é funcional para a pessoa. Em suas palavras:

> Assim, diante de eventos incontroláveis como a morte de um filho e a perda de todos os bens materiais em um acidente ecológico, a resignação pode ser a única maneira encontrada por um indivíduo para se manter bem emocionalmente. (p. 55)

NOVOS DESENVOLVIMENTOS TEÓRICOS

De acordo com FOLKMAN E MOSKOWITZ (2004), novas direções surgiram no campo do enfrentamento. Entre elas estão o enfrentamento proativo orientado para o futuro; os aspectos sociais do enfrentamento; o enfrentamento religioso; emoção positiva e enfrentamento; e o Modelo de Processo Dual. As discussões sobre os aspectos sociais do enfrentamento incluem o impacto da ação individual nas relações sociais e vice-versa.

No processo de enfrentamento proativo orientado para o futuro, a pessoa maneja a redução da adversidade de um evento em potencial e maximiza oportunidades que lhe beneficiam. O enfrentamento religioso tornou-se uma das áreas mais férteis entre as considerações teóricas e de pesquisas. A religião desempenha um papel importante no processo do estresse, influenciando desde a maneira como as pessoas percebem os eventos até como respondem a eles psicologicamente e fisicamente. FOLKMAN E MOSKOWITZ (2004) deixam claro que o envolvimento religioso não é sinônimo de enfrentamento religioso, podendo fazer parte da vida da pessoa independentemente do estresse em sua vida. Afirmam que ao enfrentamento religioso acrescenta-se o enfrentamento espiritual, como um esforço de se encontrar significado e propósito de vida.

O enfrentamento de abordagem emocional pode se tornar ruminação e assim contribuir com o aumento de sintomas depressivos e de ansiedade. Dessa forma, FOLKMAN E MOSKOWITZ (2004) evidenciam a importância da presença de emoções positivas no enfrentamento ao estresse.

Uma das tarefas centrais do enfrentamento de estresse, segundo FOLKMAN E MOSKOWITZ (2004), é integrar o evento estressor com as crenças sobre o mundo e sobre o eu. As autoras destacam que perceber os benefícios da situação estressante também é uma estratégia de enfrentamento. E prosseguem referindo que, frequentemente, indivíduos que passaram por um evento estressor severo relatam algum fator positivo advindo com a situação, como relacionamento mais próximo com a família e amigos, redimensionamento de objetivos e melhor apreciação da vida. A percepção de crescimento após uma experiência estressante grave é geralmente avaliada como um resultado do processo de enfrentamento.

É fundamental, ao se discutir o enfrentamento de perdas e mudanças sofridas por indivíduos com deficiência física, abordar conceitos como mundo presumido e Modelo de Processo Dual. Estes conceitos, descritos a seguir, estão intrinsicamente vinculados ao processo de luto e auxiliam o entendimento da experiência traumática vivenciada.

LUTO, MUNDO PRESUMIDO E MODELO DE PROCESSO DUAL

> Sobre minha cabeça, um teto branco. Deitado, tentei virar o corpo. Somente os olhos viraram. Era um hospital, e eu estava paralisado. Uma calma estranha se apossava de mim. Como se tudo que tivesse de ser, teria apenas de ser. Teria apenas de ser enfrentado.
>
> A partir desse dia, eu continuaria a ser um homem. Mas teria de construir uma natureza nova. Aquela que eu possuíra há vinte e seis anos, atirou-se fora. Assim, como se joga no chão um papel de bala. (PECCI, 1980, p. 7 e 8)

A passagem acima ilustra bem os conceitos de luto, mundo presumido, sua ruptura e possibilidade de construção de um novo mundo, conforme descrito a seguir.

> O luto está entre as emoções mais poderosas que o ser humano pode viver. Ninguém permanece o mesmo após viver um luto, e essa transformação é ampla e profunda, muito mais do que uma experiência dolorosa em uma dada medida normal e suportável. (FRANCO, 2012, p. 56)

As perdas, concretas e simbólicas, sofridas pelo indivíduo que tem sua vida transformada pela instalação de uma deficiência física são inúmeras. O corpo paralisado, que já não responde mais aos comandos voluntários e que deixa de ser instrumento de contato com o mundo, impedindo a privacidade, autonomia e independência da pessoa; o comprometimento da identidade, funções, papéis e relacionamentos; a mudança na maneira de ver e ser visto pelo outro; e a interrupção de sonhos, desejos e planos futuros implicam o processo sofrido de luto.

As mudanças impostas pela deficiência física instauram, na maioria das vezes, uma crise na vida da pessoa. ROBERTS apud FRANCO (2012) define crise como um período de desequilíbrio psicológico resultante de um evento ou situação que constitui um problema de tal ordem que não pode ser solucionado com as estratégias de enfrentamento conhecidas. O desenvolvimento de novas estratégias passa a ser necessário. A intervenção psicológica pode auxiliar o indivíduo nesse sentido, mas é preciso que ele próprio reconheça que o tipo de enfrentamento adotado até então tornou-se ineficaz (FRANCO, 2012).

Entorpecimento e descrença são defesas contra os avassaladores sentimentos de desamparo e insegurança que ameaçam irromper ante situações nas quais, em curto espaço de tempo, o indivíduo é confrontado com intenso medo, desamparo ou horror. Embora haja a tentativa de evitação de tais sentimentos, indivíduos traumatizados comumente experimentam intensa ansiedade, hipervigilância e reações de espanto, que podem ser desencadeadas por qualquer lembrança da perda (PARKES, 2009).

PARKES (2009) refere que o foco em "medo, desamparo e horror" levou muitos pesquisadores a supor que a causa do problema fosse a magnitude do perigo. "No entanto, o ser humano, assim como outros animais, é bem adaptado ao perigo [...] alguma coisa a mais é necessária" (PARKES, 2009, p. 46). E para subsidiar seu argumento, cita JANOFF-BULMAN, que afirmou que, para uma situação traumática causar problemas duradouros, ela precisa, em um curto espaço de tempo, destruir certas concepções básicas sobre o mundo. A essas situações, JANOFF-BULMAN deu o nome de "concepções destruídas" (PARKES, 2009, p. 46). Essas concepções referem-se ao que PARKES, em 1971, chamou de "mundo presumido", como descrito a seguir:

> O mundo presumido diz respeito às nossas concepções sobre nossos pais e nós mesmos, nossa habilidade para lidar com o perigo, a proteção que podemos esperar dos outros [...] e as incontáveis cognições que compõem a estrutura complexa de que depende nosso senso de significado e propósito de vida. (PARKES, 2009, p. 43)

Ao falar sobre a formação de nossas concepções, o autor descreve que estas são edificadas umas sobre as outras, sendo que as básicas, relativas à primeira infância, funcionam como um sistema operacional que é executado e dá significado aos outros programas. Em geral, a maioria das alterações ocorre mais na superfície, e as básicas permanecem as mesmas. A respeito da construção do mundo presumido, o autor faz a seguinte observação:

> O apego que as crianças estabelecem com os pais permite a elas, gradualmente, construir concepções sobre eles, elas mesmas e o mundo em geral. Tais concepções constituem o gabarito em relação ao qual os eventos posteriores serão comparados e por meio do qual eles serão entendidos. Nosso mundo presumido é a parte mais valiosa do nosso equipamento mental. Sem ele ficamos literalmente perdidos. No entanto, ele não é fixo, mas constantemente modificado pelas novas informações que são acrescentadas ou negam determinadas concepções. (PARKES, 2009, p. 44)

Uma significativa e inevitável mudança na vida, principalmente se inesperada, como a ocorrência de uma lesão medular traumática, um acidente vascular encefálico, uma doença neurodegenerativa ou uma amputação pode instalar uma crise até que novas mudanças possam ser realizadas, o que mostra a importância do mundo presumido. Crenças básicas, que transmitem segurança e sensação de estabilidade do mundo, são confrontadas, compelindo o indivíduo a reaprender o mundo.

Essa nova aprendizagem acontece a partir da experiência de haver se vinculado. Segundo ATTIG apud FRANCO (2012, p. 56), "[...] este vínculo pode ser a uma pessoa, a um lugar, a uma família, a uma abstração que construa nossa identidade."

Conforme exposto por FRANCO (2012), o profissional que trabalha com pessoas enlutadas precisa identificar, com clareza, em que aspectos o mundo presumido da pessoa mudou e com o que ela pode contar para concretizar essa mudança, construindo para si um novo significado.

Percebe-se assim que, após uma perda importante, torna-se necessário um trabalho de transição. A teoria da transição psicossocial, elaborada por PARKES (2009), explica a necessidade de se rever e replanejar a vida ante uma mudança significativa. Refere ainda que, de modo simultâneo, a teoria do apego demonstra a necessidade de se chorar e procurar por alguém que foi perdido. A partir dessas constatações, questiona como essas duas teorias funcionam no dia a dia da pessoa enlutada e chega à conclusão de que o Modelo de Processo Dual de luto, postulado por STROEBE E SCHUT (2001), consegue integrar as duas.

Ao proporem uma revisão dos conceitos teóricos sobre o processo do luto, os pesquisadores identificaram dois tipos de fator estressor. Descreveram que, no processo de luto normal, as pessoas enlutadas tendem a oscilar entre aquilo que os autores denominaram "orientação para a perda" e "orientação para a restauração". A primeira diz respeito à busca sofrida pela pessoa perdida, condição essencial do luto. Já a segunda refere-se à luta para se reorientar em um mundo que parece ter perdido seu significado.

A dinâmica descrita acima é vista como resultante de um processo de luto natural e saudável. Na população geral, há uma dominância do enfrentamento focado na perda no início do processo de luto, que cede lugar, com o passar do tempo, para uma frequência maior do enfrentamento voltado para a restauração.

GREGIO et al. (2015) afirmam que os achados acima só podem ser compreendidos à luz de uma visão sistêmica que considere a interação do funcionamento psíquico com o ambiente, seu contexto histórico e outros fatores, como a circunstância que envolve a morte, a dinâmica familiar, a relação com a pessoa perdida e os recursos prévios do enlutado. Pode-se transpor a importância desses fatores para a análise da vivência de uma deficiência física, que pode limitar a vida da pessoa em várias instâncias.

O adoecimento psíquico surgirá se, de modo rígido, um dos focos se tornar exclusivo. Assim, pessoas que se envolvem apenas com a busca daquilo que foi perdido e não conseguem ou não desejam olhar para frente tornam-se enlutados crônicos, enquanto os que evitam o pesar e voltam-se apenas para o futuro tendem a sofrer os efeitos de um luto adiado ou inibido (PARKES, 2009).

O Modelo de Processo Dual, portanto, caracteriza-se por ser dinâmico e modificável ao longo do tempo. A oscilação é um complexo processo regulador do enfrentamento por meio da qual o enlutado pode, às vezes, confrontar e, às vezes, evitar a dor da perda e as consequências da ruptura traumática de seu mundo presumido. A oscilação entre a perda e a restauração é necessária para se alcançar um enfrentamento adaptativo. Esse processo depende também de aspectos individuais e culturais. Ainda é importante destacar que o princípio de oscilação requer flexibilidade para ocorrer (STROEBE; SCHUT, 2010).

As estratégias de enfrentamento focadas na emoção e nos problemas podem ser empregadas no Modelo de Processo Dual, porém, não de modo fixo. Estressores relacionados à perda e à restauração podem ser abordados tanto com estratégias de ordem cognitiva quanto de ordem emocional. Idealmente, o tipo de enfrentamento mais apropriado a ser adotado depende das características do problema que se apresenta ao indivíduo.

> O processo de oscilação envolve tanto as tentativas cognitivas para recuperar e desenvolver as memórias e crenças a respeito da pessoa morta, para abrandar a perda, como o reconhecimento de que é necessário abandonar muitas das antigas concepções sobre o mundo que se apoiavam na existência daquela pessoa para sua veracidade. Uma vez que isso é inevitavelmente doloroso, o processo de reaprendizagem não pode acontecer rapidamente ou sem que sejam vividas as emoções que o acompanham. (PARKES, 2009, p. 49)

Ainda segundo o autor, "[...] é a combinação de uma situação em particular com uma visão de mundo em particular que determina quem enfrenta bem e quem enfrenta mal" (PARKES, 2009, p. 50).

A ruptura brusca do modelo de mundo presumido cria o sentimento de profundo vazio e abala a sensação de segurança interna, crenças e a fé de que a vida tem consistência e significado.

> O futuro se encolhe, quebra-se o mito de previsibilidade da vida. Adquire-se a consciência de sua fragilidade. Desmonta-se a ilusão de ter controle sobre os acontecimentos e ser invulnerável. Somam-se a todos os demais lutos aquele por um mundo que era mais

"feliz" e por um antigo eu. Perde-se o antigo conceito de mundo; perde-se a antiga autoimagem; perde-se a maneira de enxergar o outro. Nunca mais o mundo e o indivíduo serão os mesmos. (GREGIO et al., 2015, p. 200)

Os aspectos citados pela autora incentivam a reflexão a respeito do caráter difícil, sofrido e desafiador que a pessoa com deficiência física terá de enfrentar a fim de atribuir um significado à sua experiência traumática e construir uma nova concepção de vida, sem permanecer, de modo rígido, em uma postura defensiva ante o sofrimento.

É importante ressaltar que a assistência psicológica ao indivíduo com deficiência física é essencial para um desfecho positivo do trabalho de luto. Entretanto, não se pode deixar de considerar a importância de uma rede social que promova apoio e suporte emocional, favorecendo, assim, o ganho de autoestima, segurança e resiliência para que o indivíduo consiga realizar um melhor enfrentamento do evento traumático. Esse enfrentamento, se bem-sucedido, representa a possibilidade de construção e adaptação a uma nova vida.

BIBLIOGRAFIA

BIAZZI, S. **Estresse, burnout e estratégias de enfrentamento**: um estudo com professores de uma instituição educacional privada de São Paulo. 2013. 139 p. Dissertação (Mestrado em Psicologia Clínica) – Pontifícia Universidade Católica de São Paulo, São Paulo, 2013. Disponível em: <http://www.sapientia.pucsp.br/tde_arquivos/22/TDE-2013-04-22T09:43:13Z 13558/Publico/Sideli%20Biazzi.pdf>. Acesso em: 4 jul. 2016.

FOLKMAN, S.; LAZARUS, R. S. If it changes it must be a Process: A Study of Emotion and Coping during three Stages of a College Examination. **Journal of Personality and Social Psychology**, n. 48, pp. 150-170, 1985.

FOLKMAN, S; MOSKOWITZ, J. T. Coping: Pitfalls and Promise. **Annual Review Psychology**, Palo Alto, v. 55, pp. 745-74, 2004.

FRANCO, M. H. P. Crises e desastres: a resposta psicológica diante do luto. **O Mundo da Saúde**, São Paulo, v. 36, n. 1, pp. 54-59, 2012.

GREGIO, C. et al. O luto desencadeado por desastres. In: Franco, M. H. P. (Org.). **A intervenção psicológica em emergências**: fundamentos para a prática. São Paulo: Summus, 2015. pp.189-228. Os outros autores dessa obra são: Gabriela Casellato, Isabela Hispagnol, Luciana Mazorra, Luiz Antonio Manzochi, Maria Helena P. Franco, Sandra Oliveira. Viviane Torlai.

LAZARUS, R; FOLKMAN, S. **Stress, Appraisal and Coping**. New York: Springer, 1984.

PARKES, D. M. **Amor e perda**: as raízes do luto e suas complicações. Tradução de Maria Helena Pereira Franco. São Paulo: Summus, 2009.

PECCI, J. C. **Minha profissão é andar**. 28. ed. São Paulo: Summus, 1980.

STROEBE, M.; SCHUT, H. Meaning making in the Dual Process Model of Coping with Bereavement. In: NEIMEYER, R. A. (Ed.). **Meaning reconstruction & the experience of loss**. Washington: American Psychological Association, 2001. pp. 55-73.

STROEBE, M.; SCHUT, H. The Dual Process Model of Coping with Bereavement: a Decade on. **Omega (Westport)**, Westport, v. 61, n. 4, pp. 273-289, 2010.

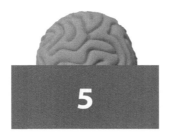

O enfoque neuropsicológico da emoção

Sandra Regina Schewinsky

Na maioria das vezes, temos a impressão de que a vida caminha tranquilamente e, em segundos, tudo muda. O mote do presente capítulo é discorrer sobre o impacto emocional e suas correlações neuropsicológicas na vigência da instalação de uma deficiência física.

O acometimento físico pode desencadear um sofrimento psíquico que, tende a se agravar no caso de deficiências permanentes, e pode conduzir a uma desestabilização da dinâmica afetivo-emocional (SIQUEIRA; SCHEWINSKY; LEITE, 2022)

Nosso corpo é o sustentáculo de todo o nosso ser, pois ele armazena nossa subjetividade, nossa capacidade de ir e vir, fazer e conhecer. Na ocorrência de um evento que acarreta uma limitação física, toda a vida mental da pessoa pode ficar comprometida.

A instalação da deficiência, na maioria das vezes, causa dor que pode ser física, emocional, até mesmo espiritual, originando reações distintas, o colapso mental, ou respostas advindas das perdas. A vivência do luto pode passar por cinco estágios emocionais (SILVA; ZEMUNER; RODRIGUES; ANDRADE; MARTINIANA; FALCÃO, 2012). No primeiro, de negação e isolamento, que geralmente vem com a deficiência, o paciente procura provar de todas as formas que houve um engano, que logo estará bem de novo, necessitando de tempo para absorção da ideia. No segundo estágio, a raiva por interromper seus planos e a própria vida se mescla ao ressentimento e à inveja daqueles que estão saudáveis.

No terceiro estágio, o da barganha, há uma tentativa de extirpar a deficiência como um prêmio por bom comportamento. Há promessas de novas atitudes e de mudanças de estilo de vida, na esperança de recuperação total. Arrependimentos por situações concretas ou fantasiosas vividas como pecados fazem que a limitação seja sentida como castigo pelo paciente.

A depressão, no quarto estágio, decorre não somente do impacto da deficiência sobre o indivíduo, mas sobre a família e as alterações sofridas por ela; há dois tipos de depressão: a reativa e a secundária.

O último estágio, de aceitação, é um período em que o paciente pode querer falar sobre seus sentimentos, mas precisa que haja pessoas disponíveis e preparadas internamente para esse contato (SILVA; ZEMUNER; RODRIGUES; ANDRADE; MARTINIANA; FALCÃO, 2012; Kubler-Ross; 1985).

O impacto emocional acontece em toda a dimensão da vida da pessoa e tem repercussões neuronais, mesmo para quem não sofreu uma injúria encefálica.

Ao lançarmos o olhar para a pessoa que sofreu algum infortúnio gerador de deficiência física, que alterou sua forma de viver e relacionar-se, podemos imaginar que toda essa gama de sofrimento terá correspondência em seu funcionamento físico, partindo-se do raciocínio de que o ser humano é indivisível e a psique não se relaciona com o corpo, pois é o próprio corpo. Ou seja, nosso corpo é psíquico, tanto quanto nossa psique é corpórea.

Assim, a pessoa ao chegar para o tratamento traz consigo uma gama de sofrimento anterior, muitas vezes traumatizadas pela violência de um acidente ou hospitalizações recorrentes com vários procedimentos dolorosos. Seja qual for o caso, impõe-se uma brutalidade do trauma, em que ocorreram concretamente situações agressivas para o organismo, episódios de dor, desespero e medo (SIQUEIRA; SCHEWINSKY; LEITE, 2022).

O trauma psicológico é uma resposta emocional a um acontecimento que excede a capacidade de adaptação da pessoa (MASO; GLAZER; SCHEWINSKY; ACHETTE, 2020) e pode gerar reações emocionais intensas como irritabilidade, negação, ansiedade, isolamento, pensamentos intrusivos e estado de alerta constante.

Já, em 1936, HANS SELYE afirmava que "Estresse é a resposta do organismo às demandas a ele impostas", sendo necessário observar a possibilidade da presença de Transtorno de Estresse Pós-Traumático (TEPT).

Tal estresse traz consequências como dificuldade para dormir, ataques de raiva, falta de concentração e esperança, memórias persistentes do momento do trauma, estado de alerta e alterações das atividades rotineiras. Os distúrbios emocionais podem ser depressão, agressividade, pensamentos suicidas, sentimento de culpa e autoacusação e gerar abuso de álcool e outras substâncias (MASO; GLAZER; SCHEWINSKY; ACHETTE, 2020).

O estresse pode ser tóxico para o organismo, no qual *há elevação de cortisol e* nore-pinefrina interferindo na arquitetura cerebral, principalmente hipotálamo, e liberação de neurotoxinas com consequências negativas na neuroplasticidade. O que explica o fato de a pessoa com estresse tóxico apresentar dificuldades cognitivas, principalmente memória e capacidade de aprendizado funcional (FERRARI; TOYODA; CERUTTI, 2001; BORTOLETTI; VASCONCELOS; SEBASTIANI, 2017).

A ansiedade também é muito presente; a pessoa apresenta tendência aumentada a cometer distorções ao processar o real interno e externo, além de rigidez, resistência à consideração de interpretações alternativas (SIMONETTI, 2011). Seu desempenho mnemônico, atencional e as funções executivas ficam prejudicadas, pois, a amígda-la lança sinais de perigo e alerta constantes com liberação de cortisol, adrenalina e noradrenalina. O hipocampo também pode sofrer redução volumétrica (Yudofsky; Stuart; Hales; Robert, 2006).

Não incomum são os casos depressivos após a instalação da deficiência, pois a mag-nitude do evento pode desencadear um desequilíbrio nos neurotransmissores. A pessoa não consegue mudar seus pensamentos pessimistas, geradores de anedonia, que é uma dificuldade de experimentar prazer nas coisas (Gorwood, 2008); novamente a amígdala localizada nos lobos temporais do cérebro é afetada, ela é responsável por consolidar as informações trazendo, assim, dificuldades de memória, como ainda dificuldade para prestar atenção, pela fadiga, desilusão, e a perda de interesse pelo que acontece no entorno, muito em função do baixo tônus cerebral. A pessoa com depressão pode criar uma percepção distorcida dela mesma e de seu entorno. A distorção é causada pelo estado emocional, que faz a percepção ser inclinada de acordo com o estado atual da pessoa. Os movimentos são mais lentos e a coordenação é mais difícil. Isso causa um atraso psicomotor, fazendo que a coordenação seja mais vulnerável. Pode ainda sofrer de distorções cognitivas. Em outras palavras, não processam corretamente as informações, o raciocínio gira em torno do pensamento negativo (VILELA, 2014).

Tais alterações ocorrem por causa do funcionamento encefálico que reage às situa-ções, sendo que, em 1937, o neuroanatomista James Papez (Papez, 1937) demonstrou que a emoção não é função de centros cerebrais específicos e sim de um circuito, envolvendo quatro estruturas básicas, interconectadas por feixes nervosos: o hipo-tálamo com seus corpos mamilares, o núcleo anterior do tálamo, o giro cingulado e o hipocampo. Este circuito, o circuito de Papez, atuando harmonicamente, é respon-sável pelo mecanismo de elaboração das funções centrais das emoções (afetos), bem como de suas expressões periféricas, sintomas (Papez, 1937; Papez, 1994; RAMOS, 2015). Mais recentemente, PAUL MACLEAN, aceitando, em sua essência, a proposta de PAPEZ, criou a denominação sistema límbico e acrescentou novas estruturas ao sistema: córtices orbitofrontal e mediofrontal (área pré-frontal), o giro parahipocampal, e importantes grupamentos subcorticais: amígdala, núcleo mediano do tálamo, área septal, núcleos basais do prosencéfalo (região mais anterior do cérebro), e formações do tronco cerebral (MacLean, 1994; MacLean, 1997; RAMOS, 2015).

Todas as alterações citadas são comuns no centro de reabilitação, mas importante atentar para quem sofreu uma injúria neurológica e como as lesões em determinadas regiões encefálicas interferem no quadro emocional da pessoa, em que cada área concorre com a sua própria contribuição particular para a organização do sistema funcional. Importante compreender a contribuição delas no tocante ao mundo emocional.

Para que a pessoa possa interagir com o mundo é preciso que ela tenha tônus cerebral e esteja em vigília, processo facultado pelo sistema reticular da unidade primária, que deixa o "cérebro acordado", além de exercer um efeito modulador da ativação geral do córtex (DaveY; Sterling; Field; Sterling; Albery, 2014). As fibras da formação reticular originam dois sistemas: o sistema reticular ascendente e o sistema reticular descendente. O primeiro (sistema reticular ascendente) faz conexões com o tálamo, o núcleo caudado, o arquicórtex e com o córtex e tem como função a ativação do córtex e a regulação do estado de sua atividade. Já o segundo (sistema reticular descendente) tem fibras que correm no sentido oposto, ou seja, partem do neocórtex e seguem para o arquicórtex, o núcleo caudado, os núcleos talâmicos, as estruturas mais baixas no mesencéfalo, no hipotálamo e no tronco cerebral. Assim, ao mesmo tempo que os sistemas da primeira unidade mantêm o tônus cortical, eles próprios são influenciados pelo córtex. O mau funcionamento desta unidade pode gerar diversos problemas: diminuição pronunciada do tônus cortical, estado de sono pronunciado, estado de coma, mudanças sucessivas no estado de humor (depressão, indiferença, euforia), distúrbios de consciência, distúrbios de memória ou até mesmo à morte (RODRIGUES; CIASCA, 2010).

A unidade funcional secundária tem suas partes componentes adaptadas para a recepção de informações visuais, auditivas e vestibulares (ou sensoriais gerais). Atua como um grande sistema de recepção, de análise, de armazenamento da informação vinda do mundo exterior e do mundo interior, reunindo um mecanismo sensorial específico dos processos gnósticos (RODRIGUES; CIASCA, 2010). Quanto à sua localização, situa-se nas regiões laterais do neocórtex, sobre a superfície convexa dos hemisférios, ocupando as regiões occipital (visual), temporal (auditiva) e parietal (sensorial geral).

A terceira unidade funcional, responsável pela programação, regulação e verificação da atividade consciente do homem, está localizada nas regiões anteriores dos hemisférios, anterior ao giro pré-central. Tem a tarefa de organizar a atividade consciente, visto que o homem não somente reage passivamente às informações que chegam a ele, como também cria intenções; forma planos e programas para suas ações; inspeciona a sua realização e regula seu comportamento, de modo que se conforme a esses planos e programas e, finalmente, verifica a sua atividade consciente, comparando os efeitos de suas ações com as intenções originais e corrigindo quaisquer erros que ele tenha cometido (LURIA, 1978).

Essas três unidades atuam em conjunto e possibilitam a realização de funções corticais complexas. A organização encefálica é proposta de acordo com a atividade integrada de ambos hemisférios que governam a atividade psicológica, contudo a específica contribuição de cada um pode ser diferente no nível da função psicológica volitiva ou automática, em que as funções do Hemisfério Esquerdo (HE) e Hemisfério Direito (HD) são delimitadas por diferenças qualitativas nos neurotransmissores, receptores e nos seus metabolismos, e cada um é capaz isoladamente de perceber, pensar e governar o comportamento especializado em suas respectivas instâncias (GAZZANIGA; HEATHERTON, 2005).

Lesões no hemisfério esquerdo podem acarretar colapso da consciência mais elaborada, na organização da escrita, agrafia afásica e alexia, acalculia primária, desorganização lógica para pensamento ou percepção, afasia semântica, apraxia ideatória, labilidade emocional, depressão, amnésia para conteúdos verbais e perda da memória autobiográfica entre outras; tendência maior para labilidade emocional para o choro e, preponderantemente, a depressão (Voos; Ribeiro do Valle, 2008).

No hemisfério direito também acontecem os distúrbios da emoção e do afeto, dentre os quais incluem os déficits de percepção e expressão das emoções transmitidas pela mímica facial, prejuízo na compreensão e na expressão de estímulos prosódicos com entonação emocional. Pode-se observar, assim, que o processamento prosódico emocional ineficaz pode ser considerado tanto como uma alteração comunicativa como uma alteração afetiva. Ocorrem também mudanças comportamentais, que podem ser consideradas distúrbios neuropsiquiátricos com sintomas como confusão, agitação, delírio, estados de paranoia, alucinações visuais, mania secundária, síndromes de identificação inadequada, entre outros (Allegri; Elli; Valicenti; Mangone; Taragano; Ranalli, 1996; Burns; Halper; Mogil, 1985; Myers, 1999). Quanto aos comportamentos sociais, a pessoa pode apresentar desempenho prejudicado na produção de respostas de empatia. O correlato neural desse déficit afetivo é o córtex ventromedial direito (Shamay-Tsoory; Tomer; Berger; Aharon-Peretz, 2003; FONSECA; FERREIRA; LIEDTKE; MÜLLER, 2006).

Os dois hemisférios trabalham em parceria; toda monitorização é baseada no HE, chamado de o interpretador, que considera todos os estímulos dos módulos funcionais tanto quantos são feitos e imediatamente constrói uma hipótese, como e por quê particular ação ocorre; portanto, capacidade de interpretar e fazer inferências é função do HE, com infinito cabedal de armazenamento; entretanto o HD pode localizar no HE uma resposta específica sem que o hemisfério dominante seja capaz de ter consciente acesso à informação inserida pelo hemisfério não dominante. Resumindo, o HE controla a resposta e o HD inspeciona e vê como a tarefa foi feita (GAZZANIGA; HEATHERTON, 2005).

O encéfalo funciona de forma integrada e a organização apresentada demonstra suas atividades em grandes blocos, mas se considera importante conhecer brevemente as suas especialidades no tocante as emoções.

O hipotálamo tem muitas funções importantes. Tem o papel de regular o sistema neurológico autônomo (que se subdivide em simpático e parassimpático) e o sistema endócrino; atua na regulação da temperatura corporal, funcionando como um "termômetro", detectando as variações de temperatura do sangue; é de significância junto ao sistema límbico, ajudando nos processos emocionais como raiva, medo e prazer, além de participar da regulação do sono e vigília, da ingestão de alimentos e de ingestão e liberação de água do organismo, além das suas conexões com a neuro-adeno-hipófise (BEAR; CONNORS; PARADISO, 2017).

Devido às suas conexões, inclusive com o sistema límbico, o tálamo tem diversas funções; a principal delas está relacionada à sensibilidade. Todos os impulsos sensitivos, antes de chegar ao córtex, param em um núcleo talâmico, fazendo exceção apenas os impulsos olfatórios. Mas o tálamo não apenas retransmite esses impulsos, como integra-os e modifica-os, a ponto de o *córtex não reconhecer estímulos que não passam por ele* (Machado; Haertel, 2014).

O sistema límbico assume um importante papel na regulação de quatro tipos de comportamento: memória e aprendizagem; modulação do impulso; colorido afetivo da experiência e alto controle do balanço hormonal e tônus autônomo (Machado; Haertel, 2014). Lesões em áreas do sistema límbico podem provocar alterações no comportamento alimentar e sexual, aumento ou diminuição da agressividade ou raiva, diminuição do medo, hiperatividade emocional, quadros de depressão ou ansiedade ou sua melhora (DANGELO; FATTINI, 2007).

O tronco encefálico fica localizado entre a medula e o diencéfalo, próximo ao cerebelo; divide-se em bulbo, ponte e mesencéfalo. É aqui que se faz grande parte do controle da respiração, do sistema cardiovascular, da função gastrintestinal, movimentos estereotipados, equilíbrio e movimentos oculares (em grande parte, pois o controle total é exercido pela formação reticular da primeira unidade funcional) (Machado; Haertel, 2014).

Lesões no bulbo podem causar desde hemiparesia até hemiplegia, ou a paralisia dos músculos de metade da língua, situados no lado lesado. Quando o paciente faz a protrusão da língua, a musculatura do lado normal desvia a língua para o lado lesado. Também pode ocorrer perda dolorosa da sensibilidade térmica na metade da face, perturbações da deglutição e fonação devido à paralisia dos músculos da faringe e laringe (Machado; Haertel, 2014).

Ponte, é nesta região do tronco encefálico que se origina o nervo facial; lesão na ponte pode ocasionar paralisia facial periférica, com perda do tônus e flacidez, que pode vazar saliva, paralisia do músculo que permite o fechamento da pálpebra, podendo gerar infecções e lesões (BEAR; CONNORS; PARADISO, 2017). O paciente, também não consegue soprar, assoviar, pestanejar nem enrugar o lado da testa, além de poder apresentar perda da sensibilidade gustativa e da audição, alterações do equilíbrio, enjoos e tonturas (DANGELO; FATTINI, 2007).

O cerebelo tem por função fazer com que os movimentos saiam coordenados e uniformes, intervém também no equilíbrio (mesmo parados precisamos de equilíbrio) e orientação, e regula o grau de contração do músculo em repouso. Processa informações que vêm de áreas do cérebro, da medula espinhal e receptores sensoriais, com o objetivo de indicar o tempo exato para realizar os movimentos coordenados e suaves do sistema musculoesqueléticos; até mesmo quando vamos pegar um objeto e ele se move subitamente, é o cerebelo que coordena esses movimentos (BALDACARA, 2008). O cerebelo lista e ordena eventos no tempo e é essencial para algumas funções cognitivas envolvendo sequências (STOODLEY; SCHMAHMANN, 2010).

Nas últimas décadas, sugeriu-se que o cerebelo também possa desempenhar um papel nos transtornos neuropsiquiátricos. Ele pode estar envolvido em doenças como esquizofrenia, transtorno bipolar, demências neurodegenerativas, déficit de atenção e hiperatividade, e depressão (BALDACARA, 2008), de tal forma que se começou a pensar na dicotomia funcional dessa estrutura: cognitivo versus motor (STOODLEY; SCHMAHMANN, 2010).

Temos outras áreas encefálicas que inferem nas emoções; por exemplo, o lobo temporal, em relação às emoções desempenha importante papel, especialmente por fornecer algumas de suas partes para a formação do chamado sistema límbico. Uma dessas estruturas é a amígdala. Implicada em vários aspectos do comportamento emocional e social, lesões na amígdala podem prejudicar domínios seletivos de afeto e cognição, todos relacionados com a avaliação do significado emocional e social de eventos sensoriais (Cristinzio; Chiara; Vuilleumier; Patrik, 2007).

Outra correlação clínica importante de lesões do lobo temporal se dá com a epilepsia. Síndromes epilépticas que acometem o lobo temporal costumam se diferenciar bastante de outros subtipos, em função de certos sintomas e comportamentos. Confira alguns: irritabilidade; explosões de raiva; ansiedade; depressão; pedantismo; obsessão; egocentrismo; perseveração; delírios e alucinações paranoides. Os sintomas comportamentais relacionados ao discurso pedante e perseverante, além do egocentrismo e obsessividade, formam um traço de personalidade típico, defendido por alguns especialistas como personalidade do lobo temporal (Cristinzio; Chiara; Vuilleumier; Patrik, 2007).

Cita-se ainda, a síndrome de Klüver-Bucy, uma desordem neurocomportamental rara e complicada em humanos. Resulta de lesões que envolvem a porção temporal anterior de ambos os hemisférios cerebrais, especialmente a amígdala (CHOU; LIN; SHEU; LIN; HSEUH, 2008). Outras doenças costumam estar associadas a essa síndrome. As principais são: encefalite herpética, toxoplasmose, meningite tuberculosa, traumatismo craniano, hipóxia, hipoglicemia, insolação, Parkinson, Alzheimer e doença de Huntington. Os sintomas contam muito da atuação do lobo temporal na percepção da realidade e no comportamento emocional: agnosia visual, hipersexualidade, placidez, hiperoralidade (comer excessivamente, colocar objetos na boca) e hipermetamorfose (impulso irresistível de tocar, perda da raiva "normal" e das reações desencadeadas pelo medo). Há todo um contexto de desordem social (FARIA, 2019).

Já o lobo frontal compreende as funções de "excelência" do ser humano, que são exclusivamente nossas, como a memória operacional, mecanismos de decisões racionais e emocionais, planejamento de ações e funções cognitivas (inteligência), entre outras. Abrange funções como o planejamento e análise das consequências de ações futuras, estando relacionado com comportamento, pois engloba a capacidade de empatia devido aos neurônios espelhos (CRUZ; Schewinsky; Alves, 2016).

Pode também trazer: prejuízos na memória operacional; na flexibilidade mental; nas estratégias construtivas e de organização em tarefas de cópia e aprendizagem; distúrbios na programação motora e na execução de desenhos; redução da fluência verbal; déficits de raciocínio e nas funções executivas, que compreendem prejuízos na motivação e consciência de si próprio e do meio, fazendo com que o paciente tenha dificuldades para escolher o que lhe é mais vantajoso, pois não consegue integrar todos os aspectos da situação, impactando planejamento e sequência de respostas, com dificuldades até para iniciar uma sequência (LEZAK; HOWIESON; BIGLER; TRANEL, 2012).

O lobo frontal é responsável pelos comportamentos sociais e capacidade para tomadas de decisões. Disfunções nessa área podem levar a desinibição social, labilidade emocional, falha de julgamento, alegria inapropriada, mória (euforia exagerada), como também, comportamento sexual inadequado, promiscuidade. São observados, ainda, distúrbios de atenção (distração), tanto quanto aumento da atividade motora e impulsividade. Encontra-se prejudicada também a capacidade afetiva para direcionar o comportamento e motivação. Quando a lesão for bilateral, pode provocar alterações da personalidade, e grandes estudos têm sido feitos em psicopatas (CRUZ; SCHEWINSKY; ALVES, 2016).

Acometimentos mórbidos nas regiões frontais podem ocasionar déficit na consciência de si próprio (atividade consciente), no comportamento moral – ou seja, consciência de normas sociais, iniciativa, intenção, formar planos e programar ações, fala narrativa (compreensão do significado geral), analisar o pensamento ativamente; pensamento abstrato e julgamento; incluem-se também funções integrativas, motivação, memória recente, atenção seletiva e planejamento. Portanto, os prejuízos podem ser: inabilidade para formar ou mudar um processo de pensamento (flexibilidade de pensamento abstrato); inabilidade em utilizar o conhecimento para regular o comportamento; déficit na argumentação lógica do raciocínio na presença de interferência e distração (atenção), pobreza de "planejamento" e organização para resolver problemas (prejuízo das funções de execução); dificuldade para recorrer a um contexto aprendido e dificuldade nas atividades de vida diária, pois diminui o grau de planejamento e flexibilidade de respostas (DAMASIO, 2004).

O trabalho de memória encontra-se prejudicado para ordenar a ocorrência de eventos, organizar e realizar uma sequência de respostas, havendo déficits para tarefas verbais em lesões frontais esquerdas e déficits em tarefas não verbais em frontais direitos. Resumindo, a memória sequencial está alterada em indivíduos com lesões frontais; esses indivíduos podem ser capazes de discriminar entre o estímulo apresentado e o novo, mas não conseguem ordená-los temporalmente na consciência (SCHEWINSKY, 2008).

O lobo frontal tem papel relevante na manutenção de atenção, organização de informações, e na prevenção de distrações; dessa forma, muitas teorias de memória estão sendo modificadas para modelos de atenção. Pessoas com lesões unilaterais exibem uma *performance* pobre em testes de memória, mas muito mais por dificuldade em controlar esses processos do que por seus déficits (PERES; SCHLINDWEIN-ZANINI, 2016). O lobo frontal está ligado à capacidade para regular o comportamento, antecipando as consequências. Mudar um processo de pensamento em lesionados fica mais difícil, aparentemente por causa de interferências perseverativas de modelos e respostas para a flexibilidade de pensamento; esses indivíduos lesionados possuem a habilidade para reconhecer e comentar seus erros, embora se mostrem incapazes de usar esta informação para corrigi-los (SCHEWINSKY; BRENHA SOBRINHO, 1992; FLORES; OSTROKSY-SOLÍ, 2008).

As alterações advindas de disfunções frontais muitas vezes são desconsideradas, em pequenos acidentes e traumas leves (PAGURA; ANGHINAH, 2016), assim, toda a conduta de tratamento pode ser equivocada sem a realização do diagnóstico diferencial.

A pessoa com lesão encefálica adquirida pode apresentar transtorno da expressão emocional involuntária, com choro e risos descontextualizados, ataques de fúria ou distúrbios autonômicos. A designação para esse problema comumente se vale das seguintes expressões: afeto pseudobulbar, riso e choro patológicos, labilidade emocional, emocionalismo e desregulação emocional. Tais situações parecem estar amplamente distribuídas no encéfalo, mas, em geral, envolvem o lobo frontal, o sistema límbico, o tronco cerebral, o cerebelo e a substância branca que interconecta essa rede. Esta é, supostamente, a rede da expressão motora da emoção (Sartori; Barros; Tavares, 2008). Tais transtornos podem gerar embaraço social e grande desconforto, levando a pessoa evitar interações sociais ou a apresentar ansiedade excessiva por causa da falta de autocontrole (PEDROSO, 2014).

Existem também, os transtornos de cognição social, principalmente nas lesões de amígdala, córtex pré-frontal ventromedial, ínsula, e córtex somatossensorial direito, os quais estão diretamente relacionados ao processo cognitivo que elabora a conduta adequada em resposta a outros indivíduos da mesma espécie. A cognição social faz referência ainda à habilidade de identificação, manipulação e adequação do comportamento de acordo com informações socialmente relevantes detectadas e processadas em determinado contexto do ambiente. É um processo mental em que a dinâmica da convivência em sociedade está baseada. Envolve-se aí ainda a aptidão do ser humano para perceber a intenção e a disposição do outro em um determinado contexto. Isso inclui as habilidades nas áreas da percepção social, atribuição e empatia´, e reflete a influência do contexto social (CRUZ; SCHEWINSKY; ALVES, 2016).

> Como referido anteriormente, a pessoa que sofreu algum infortúnio e teve como consequência a instalação de uma deficiência pode sofrer de depressão. Durante o tratamento neuropsicológico é importante diferenciar depressão reativa da secundária. A primeira é resultante do forte impacto que todas as mudanças causaram na vida da pessoa; para ela, a sensação de tristeza e abatimento é uma constante, há perda de interesse pelas atividades, não há prazer, motivação ou capacidade de se responsabilizar pelas tarefas, diminuição da energia, sentimento de culpa, pensamento catastrófico e focado apenas no negativismo. Já a depressão secundária ou comórbida é causada pela lesão encefálica em si, a pessoa tende a apresentar labilidade de humor e déficits cognitivos associados. Pode manifestar sintomas como apatia, prejuízo cognitivo, alentecimento das funções mentais, inflexibilidade mental, persistência nos assuntos, perseveração e lentificação psicomotora (RODRIGUES; SCHEWINSKY; ALVES, 2011).

Alterações no âmbito emocional, comportamental e cognitivo advindas da lesão encefálica adquirida podem ser dramáticas tanto para a pessoa acometida como para seus familiares e sociedade. Nesse contexto de busca pela melhor recuperação global e conforto da pessoa faz-se o estado da arte da atuação do Psicólogo, que realiza a intervenção neuropsicológica.

Ressalta-se, por fim, que o comprometimento advindo da instalação de uma deficiência, seja pela lesão encefálica, lesão medular, amputação, entre outras, confronta a pessoa com situações de forte sofrimento emocional; portanto, o processo reabilitacional não ocorre apenas no corpo, mas sim no indivíduo que é um ser biopsicossocial, e cabe a nós reconhecer sua subjetividade além das limitações.

BIBLIOGRAFIA

Allegri, R. F.; Elli, J.; Valicenti, M. R.; Mangone, C. A.; Taragano, F. E.; Ranalli, C. G. Síndromes neuropsiquiátricos por lesión en el hemisferio cerebral derecho. **Acta Psiquiátrica y Psicológica de América Latina**, Buenos Aires, v. 42, n. 3, pp. 222-229, 1996.

BALDAÇARA, L.; BORGIO, J. G. F.; LACERDA, A. L. T.; JACKOWSKI, A. P. Cerebellum and psychiatric disorders. **Brazilian Journal of Psychiatry**, São Paulo, v. 30, n.3, pp. 281-9. Doi: 10.1590/S1516-44462008000300016

BEAR, M. F.; CONNORS, B. W.; PARADISO, M. A. **Neurociências**: desvendando o sistema nervoso. 4 ed. Porto Alegre: Artmed, 2017.

BORTOLETTI, F. F.; VASCONCELOS, E. G.; SEBASTIANI, R. W. Síndrome de Burnout: quando o cuidador adoece. Uma abordagem psiconeuroendocrinoimunológica. In: ANGERAMI, V. A. **E a Psicologia entrou no hospital**. Belo Horizonte: Artesã, 2017. pp. 11-110.

Burns, M. S.; Halper, A. S.; Mogil, S. I. **Clinical management of right hemisphere dysfunction**. Chicago: Aspen, 1985.

Chou, C. L.; Lin, Y. J.; Sheu, Y. L.; Lin, C. J.; Hseuh, I. H. Persistent Klüver-Bucy syndrome after bilateral temporal lobe infarction. **Acta Neurologica Taiwanica**, Taipei, v. 17, n. 3, pp. 199-202, 2008.

Cristinzio, C.; Vuilleumier, P. The Role of Amygdala in Emotional and Social Functions: Implications for Temporal Lobe Epilepsy. **Epileptologie**, Zürich v. 24, pp. 78-89, 2007.

CRUZ, S.; Schewinsky, s. r.; Alves, v. l. r. Implicações das alterações de cognição social no processo de reabilitação global do paciente vítima de traumatismo crânio encefálico. **Acta Fisiátrica**, São Paulo, v. 19, n. 4, pp. 207-215, 2012. Doi: 10.5935/0104-7795.20120033.

DANGELO, J.G.; FATTINI, C. A. **Anatomia humana sistêmica e segmentar**. 3 ed. São Paulo: Atheneu, 2007.

DAMASIO, A. **Em busca de Espinosa**: prazer e dor na ciência dos sentimentos. São Paulo: Compendia das Letras, 2004.

DAVEY, G.; STERLING, C.; FIELD, A.; STERLING, C.; ALBERY, I. **Complete psychology**. London: Rotledege, 2014.

FARIA, L. **Lobo temporal: anatomia, função e correlações clínicas**. [S. l.]: Meu Cérebro, 2019. Disponível em: https://meucerebro.com/lobo-temporal-anatomia-funcao/. Acesso em: 21 jan. 2022.

FERRARI, E. A. M.; TOYODA, M. S. S.; CERUTTI, L. F. S. M. Relações com o comportamento e abordagens experimentais. **Psicologia: Teoria e Pesquisa**, Brasília. **v.** 17, **n.** 2, pp. 187-194, 2001. Doi: 10.1590/S0102-37722001000200011

Flores Lázaro, J. C. F.; Ostrosky Solís, F. Neuropsicología de lóbulos frontales, funciones ejecutivas y conducta humana. **Neuropsiquiatría y Neurociencias**, Medellín, v. 8, n. 1, pp. 47-58, 2008.

FONSECA, R. P.; FERREIRA, G. D.; LIEDTKE, F. V.; **MÜLLER**, J. L.; SARMENTO, T. F.; PARENTE, M. A. M. P. Alterações cognitivas, comunicativas e emocionais após lesão hemisférica direita: em busca de uma caracterização da síndrome do hemisfério direito. **Psicologia USP**, São Paulo, **vol.17**, **n.** 4, pp. 241-262, 2006. Doi: 10.1590/S0103-65642006000400013.

GAZZANIGA, M. S.; HEATHERTON, T. F. **Ciência psicológica**: mente, cérebro e comportamento. Porto Alegre: Artemed, 2005.

Gorwood p. Neurobiological mechanisms of anhedonia. **Dialogues in Clinical Neuroscience**. Paris, v. 10, n. 3, pp. 291-299, 2008. 291-9. Doi: 10.31887/DCNS.2008.10.3/pgorwood.

Kubler-Ross, E. **Sobre a morte e o morrer.** Rio de Janeiro: Martins Fontes; 1985.

Lezak, M. D.; Howieson, D. B.; Bigler, E. D.; Tranel, D. **Neuropsychological assessment**. 5 ed. New York: Osford, 2012.

LURIA, A. R. **Fundamentos da neuropsicologia.** Porto Alegre: Artes Médicas, 1978.

Machado, A.; Haertel, l. **Neuroanatomia funcional.** 3 ed. *São Paulo;* Atheneu, 2014.

MacLean, P. D. Challenges of the Papez heritage. In: LIVINGSTON, K. E.; HORNYKIEWICZ, O. **Limbic mechanisms**: the continuing evolution of the limbic system concept. New York: Plenum; 1978, pp. 1-15.

MACLEAN, P. D. **The triune brain in evolution**: role in paleocerebral functions. New York: Plenum; 1990.

MASO, J. S.; GLAZER, R.; SCHEWINSKY, S. R.; ACHETTE, D. Lidando com traumas, perdas e expectativas ao longo do processo de reabilitação. *In:* BRITO, C. M. M.; SALLES, I. C.; YAMAGUTI, W. P. S.; BATTISTELLA, L. R. **A reabilitação hospitalar**: manual do Hospital Sírio Libanês. Barueri: Manole, 2020. pp. 449-457.

Myers, P. S. **Right hemisphere damage**. San Diego: Singular, 1999.

Pagura, J.; Anghinah, R. **Concussão cerebral**. São Paulo: Novo Século, 2016.

Papez, J. W. A proposed mechanism of emotion. 1937. **Journal of Neuropsychiatry and Clinical Neurosciences**, Washington, v. 7, n. 1, pp.103-112, 1995.

Papez, J. W. Visceral brain, its component parts and their connections. **Journal of Nervous and Mental Disease**, Baltimore, v. 126, n. 1, pp. 40-55, 1958.

PEDROSO, V. S. P.; SOUZA, L. C.; TEIXIERA, A. L. Síndromes neuropsiquiátricas associadas a acidentes vasculares encefálicos: revisão de literatura. **Jornal Brasileiro de Psiquiatria**, Rio de Janeiro, v. 63, v. 2, pp. 165-176, 2014.

Peres, C.; Schlindwein-zanini, R. **Neuropsicologia em a**ção: entendendo a prática. Rio de Janeiro: WAK, 2016.

RAMOS, R. T. Neurobiologia das emoções. **Revista de Medicina**, São Paulo, v. 94, n. 4, pp. 239-245, 2015. Doi:10.11606/issn.1679-9836.v 94i4 pp. 239-245.

RODRIGUES, S. D.; CIASCA, S. M. Aspectos da relação cérebro-comportamento: histórico e considerações neuropsicológicas. **Revista Psicopedagogia**, São Paulo, v.27, n. 82, pp. 117-126, 2010.

Rodrigues, p.; Schewinsky, s. r.; Alves, v. l. r Estudo sobre depressão reativa e depressão secundaria em pacientes após acidente vascular encefálico. **Acta Fisiátrica**, São Paulo, v. 18, n. 2, pp. 60-65, 2011. Doi: 10.11606/issn.2317-0190.v18i2a103595.

Sartori, H. C. S.; Barros, T.; Tavares, A. Transtorno da expressão emocional involuntária: [revisão]. **Archives of Clinical Psychiatry (São Paulo)**, São Paulo, v. 35, n. 1, p. 20-25, 2008. Doi: 10.1590/S0101-60832008000100004.

Schewinsky, S. R.; BRENHA SOBRINHO, J. R. Reabilitação na hemiplegia. *In:* BATTISTELLA, L. R.; BRENHA SOBRINHO, J. R. **Hemiplegia:** reabilitação. São Paulo: Atheneu, 1992.

Schewinsky, S. R. **Reabilitação neuropsicológica da memória no traumatismo crânio encefálico**. São Paulo: Livraria Médica Paulista, 2008.

Selye, H. A syndrome produced by diverse nocuous agents. 1936. **Journal of Neuropsychiatry and Clinical Neurosciences**, Washington (DC), v. 10, n. 2, p. 230-1, 1998. Doi: 10.1176/jnp.10.2.230a.

Shamay-Tsoory, S. G.; Tomer, R.; Berger, B. D.; Aharon-Peretz, J. Characterization of empathy deficits following prefrontal brain damage: The role of the right ventromedial prefrontal cortex. **Journal of Cognitive Neuroscience**, Cambridge, v. *15, n.* 3, p. 324-337, 2003. Doi: 10.1162/089892903321593063.

SIMONETTI, A. **A angústia e a ansiedade na psicopatologia fundamental**. 2011. 165 f. Dissertação (Mestrado em Psicologia) - Pontifícia Universidade Católica de São Paulo, São Paulo, 2011.

SIQUEIRA, I. F.; SCHEWINSKY, S. R.; LEITE, V. D. Grupo Educativo (GE): abordagem psicológica adotada com pacientes amputados em processo de reabilitação na internação no IMREA HC FMUSP. **Acta Fisiátrica**, São Paulo, v. 29, 2022. No prelo.

STOODLEY, J.; SCHMAHMANN, D. Evidence for topographic organization in the cerebellum of motor control versus cognitive and affective processing. **Cortex**, Milan, v. 46, n. 7, pp. 831-44, 2010. Doi: 10.1016/j.cortex.2009.11.008

VILELA, L. H. M. **Relação da depressão com os eixos hipotálamo-hipófise adrenal, hipotálamo--hipófise-tireoide e o estresse precoce**. 2014. 167 f. Tese [Doutorado em Ciências Médicas] - Faculdade de Medicina de Ribeirão Preto, Universidade de São Paulo, Ribeirão Preto, 2014.

Voos, M. C.; Ribeiro do Valle, L. E. Estudo comparativo entre a relação do hemisfério acometido no acidente vascular encefálico e a evolução funcional em indivíduos destros. **Revista Brasileira de Fisioterapia**, São Carlos, v. 12, n. 2, pp. 113-20, 2008.

Yudofsky, S. C.; Hales, R. E. **Neuropsiquiatria e neurociência na prática clínica**. 4 ed. Porto Alegre: Artmed 2006.

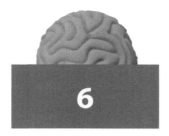

Fatores afetivo-emocionais da pessoa com deficiência visual: repercussões na comunicação e na qualidade de vida

Vera Lúcia Rodrigues Alves
Harumi Nemoto Kaihami

INTRODUÇÃO

Os aspectos psicossociais do portador de deficiência visual nos levam a refletir sobre a sua dinâmica afetivo-emocional e o quanto ela pode ter sido alterada/modificada quando do conhecimento, da vivência de um diagnóstico dessa natureza, quer seja adulto, jovem ou criança e seus familiares. O conhecimento do diagnóstico bem como do prognóstico e das condições de recursos e tratamentos estão diretamente ligados à possibilidade de uma qualidade de vida satisfatória, enquanto fator determinante de um estilo/modo de vida.

Frequentemente, a pessoa com deficiência e seus familiares ao tomarem conhecimento do diagnóstico de deficiência visual ou de visão subnormal, apresentam dúvidas, medos, receios e fantasias que, na maioria das vezes, não são reveladas, explicitadas, pelo menos de imediato, ao profissional de saúde que os está atendendo, e muitas vezes nem à própria família. Isso pode desencadear crise emocional (perturbação aguda e geralmente longa que pode acorrer no indivíduo ou aos integrantes do meio social a qual pertence) como resultado de uma situação emocionalmente insegura, instável junto a incertezas da vida, em que as expectativas do indivíduo em relação a si mesmo e aos outros, frequentemente, sofrem mudanças significativas.

Se analisarmos as perdas que uma pessoa sofre em uma situação dessa natureza, fica compreensível para nós entendermos suas reações, pois quer o individuo apresente ausência, perda gradativa ou perda repentina da visão, sempre será uma perda significativa. Este ficará sem os suportes advindos dos seus referenciais de vida, bem como seus familiares, por um período de tempo que poderá ser longo ou não, pois depende das possibilidades e de recursos internos de cada pessoa, de seu histórico de vida e do meio familiar e social que estiver inserido, assim como dos recursos externos de suporte médico, reabilitacional, educacional, tecnológicos (aparelhos óticos) quando necessário, entre outros recursos de acordo com faixa etária, diagnóstico de incapacidade e prognóstico.

Portanto, a perda da visão pode não só ser sentida como uma mutilação física, uma mudança na autoimagem, mas também no autoconceito, nos valores e referenciais de vida como um todo, pois com essa perda podem vir muitas outras; por exemplo, no aspecto funcional, a princípio, a perda de mobilidade; na atividade de autocuidado, de vida diária (escolha do vestuário, por exemplo); no lazer; no trabalho, bem como nos aspectos afetivo-emocionais, gerando conflitos quanto à autoimagem, identidade pessoal, adequação social, e em relação a projetos e sonhos de vida, em que o realizar coisas básicas exige adaptações, e nos casos das pessoas videntes que perderam a visão, o reaprender torna-se parte do cotidiano, podendo gerar um grande impacto emocional.

A perda da visão cria uma ruptura com a realidade objetiva, com a representação social e com a significação que a pessoa tem de si mesmo e do seu meio, que permite a orientação no meio ambiente. Esta cisão pode levar a uma perda provisória temporária da "sanidade mental" pois ante a perda de nossa capacidade funcional, ou seja, a vivência de um estado confusional, ou perda de referenciais, dentro do enfoque que através da visão alcançamos o que nos cerca e percebemos o meio ambiente. Temos de considerar que a visão é mais utilizada do que os outros sentidos para o conhecimento do mundo. Daí a importância de se dedicar tempo para explicar e conscientizar o paciente e seus familiares quanto à possibilidade de reaprendizagem e de ser independente funcionalmente através da reabilitação integral.

Define-se reabilitação como o desenvolvimento de uma pessoa até o mais completo potencial físico, psicológico, social, profissional, não profissional e educacional, compatível com seu comprometimento fisiológico ou anatômico e limitações ambientais (DELISA, 1992).

MASINI (1997) enfoca alguns pontos, os quais acreditamos serem básicos para a pessoa com deficiência visual nesse processo:

- necessidade de estimulação, através dos seus sentidos remanescentes,
- estabelecimento e esclarecimento sobre padrões apropriados de *performance* que a motive a ajustar-se as suas possibilidades e seus limites,

- expectativas dos pais e familiares em relação ao portador de deficiência visual, considerando suas possibilidades e limites impostos pela deficiência, e não os referenciais padrões de desenvolvimento de uma pessoa vidente,
- possibilidade de contato, de inter-relacionamentos com as outras pessoas, por meio dos sentidos de que dispõe, em substituição ao que não pode ter por ausência ou restrição visual,
- ter oportunidades para experienciar e falar de suas descobertas, sobre a permanência das pessoas e objetos que se constroem através de seus sentidos remanescentes.

Conforme MARCO (1979, apud ALVES, 1997), a realidade apresentada ao paciente, nem sempre é clara e objetiva no que se refere ao diagnóstico, e este não está associado à possibilidade de tratamento, mas apresenta fim em si mesmo; ao diagnóstico não se sucede automaticamente o tratamento, e nesses casos o desconhecimento da possibilidade de reabilitação pode exacerbar a dinâmica emocional e o medo vivenciado, visto que já existe um conhecimento pré-concebido quanto a esses diagnósticos, sendo esperado e frequente essas reações.

Outrossim, a reabilitação para ser efetiva requer do paciente e de seus familiares, principalmente no caso de crianças, uma participação ativa, além de comprometimento e envolvimento, que só podem acorrer a partir do conhecimento, entendimento do que ocorreu (diagnóstico), das sequelas que apresentam, das incapacidades funcionais que poderão se instalar e de como minimizar, prevenir e corrigir essa deficiência. (ALVES, 1997), ou seja, é importante saber exatamente quanto a pessoa consegue ver e como ela se sente a respeito.

Pensarmos, portanto, em reabilitação da pessoa com deficiência visual, implica pensarmos nessa pessoa como um ser único, na sua integridade, e nas alterações que ela sofre tanto nos aspectos físicos, psíquicos, sociais e funcionais e da necessidade de sermos empáticos (colocar-se no lugar no outro), de permitir que o paciente perceba, sinta e expresse sua dor, reconheça suas perdas. E, a partir daí, possa mobilizar-se para adquirir as habilidades que não desenvolveu e/ou perdeu, bem como aprender novas formas de atuação ressignificando suas vivências, num processo que é único e de acordo com o tempo interno de cada um, lembrando, no caso de pessoas (jovens/adultos) com perda total da visão, da importância de verificar antes, o que ela consegue fazer nessa condição, sua funcionalidade, necessidades e expectativas em relação ao processo de reabilitação, auxiliando a compreender e aderir ao tratamento, respeitando sua individualidade.

RELAÇÃO INTERSUBJETIVA ENTRE PAIS E FILHOS COM DEFICIÊNCIA VISUAL

Os pais esperam filhos aptos, inteligentes, que sejam vencedores. A expectativa é sempre de um filho que seja o melhor possível, ninguém espera um filho com deficiência. Quando ocorre a percepção, seja pelos pais, pelos profissionais de saúde, ou por outras pessoas que lidam com a criança, de algo que não está funcionando bem, normalmente, há uma corrida dos pais em busca de tratamento que possibilite a cura. A angústia aparece, pois o bebê não corresponde ao esperado. É importante, neste momento, considerarmos como os profissionais de saúde comunicam o diagnóstico, ou seja, é de uma forma acolhedora, esclarecedora, mostrando as possibilidades dentro de um enfoque humanista, ético em que os envolvidos possam compreender o que está sendo informado, possam esclarecer suas dúvidas, falar sobre suas dificuldades e sentimentos, fornecendo um espaço para recorrerem quando necessário.

Ao saberem o diagnóstico, há o choque inicial, em que os pais podem se sentir culpados e preocupados com questões como: o que eu fiz para que meu filho tenha essa deficiência? E diante dessa situação buscam respostas. A realidade de ter um filho deficiente altera a dinâmica familiar. Como nos diz SINASON (1993), a família pode experimentar sentimentos como: "*vergonha, culpa, medo, pena, raiva, revolta, bem como amor*" (p.33). Há uma nova pessoa e uma nova função que se estrutura – filho deficiente e pais cuidadores de um filho deficiente. Muitos pais podem apresentar dificuldade em entender o que ocorreu, e não saber lidar com a situação, ou como cuidar, havendo necessidade de descobrirem, para que possam compreender e serem continentes a esse filho.

Os bebês cegos apresentam possibilidade de desenvolverem todas as capacidades, excluindo a visão, tanto quanto outros bebês, só que de forma diferente. O sorriso deles ocorre, por exemplo, adiante da forma como os pais se comunicam (volume de voz, entonação, ritmo) com ele. A comunicação verbal torna-se importante para o desenvolvimento de muitas atividades.

Conforme MASINI (2002), as relações iniciais entre mãe e filho possibilitam a este último perceber-se existindo, sendo acolhido por alguém. A relação se constituirá no modelo a ser utilizado pela criança com outras pessoas, daí a importância da presença afetiva enquanto modelo. A falha nessa relação afetará positivamente ou negativamente a interação social posterior, bem como o desenvolvimento em todos os setores da vida. Nesse sentido, para que os pais possam lidar com o filho deficiente visual, há necessidade de orientação adequada.

O olhar dos pais, a atenção, o estar disponível para esta criança, é que possibilita à esta perceber a si mesma. Como nos fala SINASON (1993), quando os pais estão deprimidos ou sentindo-se culpados pela deficiência, a criança pode sentir-se como algo que não é bom e gerar tristeza. A criança só pode sorrir, se a mãe sorri. É na relação que se estabelece que a criança pode crescer e se desenvolver.

A autora refere que os bebês cegos apresentam mais desconforto quando a mãe não está presente, ao contrário de outros que podem reter uma imagem visual que os auxiliam nos momentos de ausência. Salientamos ainda a importância de uma rede de apoio, pessoas familiares às crianças, que realizam os cuidados, visto que as próprias mães referem a necessidade da criança em conversar, socializar-se com outras pessoas, crianças, por exemplo.

Destacamos a importância da formação do autoconceito da criança, pois será positivo quando um ou ambos os pais confirmam a existência desta. Esta confirmação depende da resposta adequada à ação iniciada pela criança, como nos diz MASINI (2002). A autora diz que *"Revelam confirmação um sorriso receptivo, ou um olhar atento (confirmação visual); um aperto de mão ou um afago (confirmação tátil); uma palavra ou expressão de simpatia (confirmação auditiva)"* (p.78), ou seja, a confirmação pode ocorrer de várias maneiras e em diversos momentos.

A negação da existência do outro pela distância, pela frieza, constituirá condição para a formação do autoconceito negativo. Pode ocorrer a pseudoconfirmação, ou seja, a criança é reconhecida pelo que os pais consideram que deveria ser. MASINI (2002) exemplifica com a seguinte situação em que a família empenha-se *"... em valorizar e exibir a criança cega no seu falar rebuscado, carregado de informações, sem referências pessoais que indiquem corresponder a significados da própria crença, de sua experiência de vida"* (p.79), ou seja, ela fala de coisas que não conhece efetivamente, usa uma linguagem que até se aplica ao contexto discursivo, aprendido, mas não compreende o que realmente está falando.

Há necessidade, então de que haja sempre um olhar dirigido tanto para as expectativas dos pais, quanto para a capacidade da criança e para a possibilidade de futuras conquistas, de forma que ocorram sempre adequações conforme o seu desenvolvimento e crescimento.

Os pais precisam aprender a lidar com suas preocupações e ansiedades, desenvolver no filho o senso de independência. SINASON (1993) salienta que *"Falar gentilmente e tocar levemente seu filho, antes de encarregar-se de qualquer ação física, ajudará seu desenvolvimento emocional e educacional"* (p.68). A pessoa cega pode sentir-se sempre diante do imprevisto, pois por não ter a visão para guiá-la, algo pode ocorrer sem aviso. Daí a necessidade de informar, avisar antes de fazer algo com ou para ela (como: tocar, trocar de roupa etc.).

Ante a dificuldade, de nem sempre haver a possibilidade de nomear o que ocorre, ou o que percebe, a criança também pode sentir-se perdida, em algumas situações, necessitando do adulto que a auxilie, nomeando os objetos e descrevendo as ações, locais e situações que ocorrem.

No caso do bebê, é importante utilizar os estímulos sonoros e táteis para que possa explorar os objetos, a si mesmo e ao outro. É necessário aguçar a curiosidade sobre os objetos, sons, cheiros e o significado dos estímulos. O conhecimento sobre seu corpo, do outro e dos objetos pode trazer a segurança necessária para a locomoção.

A família, portanto, desempenha papel marcante no desenvolvimento e tratamento da criança com deficiência visual, começando com o fato de que esta só pode comparecer ao tratamento desde que algum adulto o acompanhe até o local, e atenda às orientações dadas pelos profissionais, favorecendo a ampliação dos recursos internos e externos e possibilitando a melhora da qualidade de vida.

A questão da superproteção deve ser considerada, pois os pais/cuidadores podem ter dificuldade em ter um comportamento equilibrado em relação ao que permitir e no que proteger o deficiente visual de forma a evitar riscos. Numa fase em que a exploração do ambiente traz riscos, como permitir que a criança possa fazê-lo? Portanto, é preciso fazer as coisas/atividades com ela, para que aprenda e domine as atividades de forma o mais independente possível e segura.

Em vários momentos, tanto os pais quanto as crianças se deparam com a vergonha de serem diferentes, devido à dificuldade em acompanharem o esperado normalmente. Como SINASON (1993) refere, *"Com uma criança cega, os pais se deparam todo o tempo com o senso de perda que eles podem experimentar quando vêem belos brinquedos coloridos e suas crianças não podem vê-los"* (p.58), destacando a importância de possibilitar, alertar para novas formas de acesso.

É importante saber que a criança com deficiência visual tem mais semelhanças do que diferenças com uma criança vidente. Assim, para oferecer condições para o desenvolvimento adequado, devemos considerar o que é significativo para esta criança em especial, bem como as suas necessidades, desejos, possibilidades e limites. Dessa forma, os pais podem conhecer seu filho como ele realmente é, e não como alguém que gostaria que fosse.

O brincar proporciona a possibilidade de descobertas, de desenvolvimento de suas capacidades. Os pais podem querer interferir nas brincadeiras, de forma positiva, participando e mostrando com interesse os objetos e pessoas, mas não deve mudar o foco da brincadeira para algo novo, causando desprazer.

Observamos que o processo de desenvolvimento ocorre; a criança passa para a adolescência e a vida adulta, podendo, com criatividade, solucionar situações inusitadas, ou mesmo problemas já existentes com resoluções satisfatórias. No caso de pessoas com deficiência visual, a flexibilidade, indicando a busca de soluções mais adequadas e eficazes, pode ser traduzida em qualidade de vida e integração social.

A percepção de ser cego, de ser deficiente, pode ocorrer em diferentes momentos da vida, mesmo em pessoas que já nasceram cegas. A procura por diferentes tratamentos pode ser uma forma de não se sentir cego, de não entrar em contato com essa realidade. Assim, os profissionais de saúde devem atentar para esse momento de forma a ser continente com a situação, esclarecer os limites e as possibilidades da situação.

A necessidade de adquirir novas habilidades contribui para a integração com o meio, exigindo um esforço constante e tolerância com os próprios erros. Como qualquer outra pessoa, a possibilidade do erro, pode influenciar na hora de experienciar novas situações, novos procedimentos. Como nos diz SÁ (2002), *"A bengala e o braile, tal como as lentes e lupas, constituem alvo de curiosidade, comentários e interpelações por vezes invasivas e desconcertantes"* (p.32). É importante saber que isso vai acontecer e estar apto a explicar de forma clara e pontual quando for necessário. Podemos perceber como a cegueira interfere nas interações sociais, suscitando sentimentos e valorações tanto positivas quanto negativas.

SÁ (2002) comenta ainda sobre a imagem que as pessoas videntes têm sobre os cegos, com estereótipos de restrições, incapacidades, que dificultam perceber as habilidades, o potencial positivo. Dessa forma, há que acontecer mudanças na compreensão quanto às pessoas cegas na sociedade hoje, para que possamos lidar com a diferença, respeitando a diversidade na sua especificidade e no seu direito à participação integral e global no meio social; muitas ações e informações ainda precisam ser feitas e compartilhadas. Cada um de nós pode contribuir desmistificando os estigmas e preconceitos existentes, num movimento empático e inclusivo, contribuindo para a conscientização e inclusão das pessoas com deficiência visual e seus familiares de maneira mais abrangente.

REABILITAÇÃO INTEGRAL

AMIRALIAN (1990) refere que *"Do ponto de vista psicológico e social, pode-se caracterizar o deficiente visual como o sujeito que possui uma deficiência orgânica que limita ou impossibilita sua percepção visual, ou seja, sua apreensão do mundo externo pela visão"*(p.61). Esta condição origina formas diferentes na aprendizagem, na organização cognitiva. Assim, o conceito de espaço, de forma e outros são adquiridos de maneira diferente daquela das pessoas videntes, bem como o tempo necessário para a aquisição.

Faz-se necessário pensar que as pessoas deficientes visuais apresentam um tempo diferente para as etapas de desenvolvimento, pois o processo ocorre de forma qualitativamente diferente daquela dos padrões de videntes.

Ao falarmos da reabilitação, devemos focar o modo como se constituem os sujeitos com deficiência visual, compreendendo as limitações causadas pelo déficit orgânico, considerando-se as condições ambientais, familiares e sociais que podem facilitar o desenvolvimento e ajustamento e uma inclusão efetiva (AMILARIAN, 1990).

AMILARIAN (1990) relata que *"... um dos procedimentos básicos da educação e reabilitação será a escuta e apreensão das necessidades e desejos dos sujeitos deficientes visuais, que deve se constituir o cerne de todo o processo. Só o sujeito deficiente pode ter o saber sobre suas dificuldades e seus desejos, e só ele poderá encontrar o caminho de sua realização".*(p.63).

Torna-se importante, considerar que existem diferentes maneiras de pensar e ser. A convivência com as diferenças pode ser enriquecedora para todos.

A eficiência do processo de reabilitação tem relação com a postura do profissional, ou seja, a forma como o profissional percebe e entende a deficiência, o significado que atribui ao fato de uma pessoa ser cega ou ter visão subnormal é importante para o sucesso do trabalho. O profissional que aceita as diferenças e aceita as suas limitações, pode-se colocar disponível para escutar o saber da pessoa deficiente visual, promovendo a constituição de um sujeito com suas capacidades e incapacidades.

Os profissionais também podem estar imbuídos de tendências/representações sociais de como as pessoas vêem os cegos sobre o que podem e o que não podem fazer. Um exemplo nos é dado pela HELLER (2000), referindo que as pessoas cegas sempre ouvem que elas não podem entender sobre pinturas, porque estas foram feitas para pessoas videntes. Poucas pessoas cegas têm contato com desenhos palpáveis. Dessa forma sofreram uma forma de "negligência benigna", pois lhes foi negado o contato com pinturas por considerar que é uma experiência dependente da visão. Hoje entendemos que esses fatos não são reais, pois a tecnologia pode permitir a pessoa cega "conhecer", vivenciar a arte/pintura de outra forma.

A autora continua e coloca que há uma complexa relação entre os problemas científicos psicológicos, sociedade e resultados que envolvem valores, pois as atitudes, a experiência de vida dos profissionais pode interferir na função que exercem e/ou no funcionamento cognitivo da pessoa em qualquer local em que estejam.

Portanto, os profissionais que atuam nessa área, precisam estar preparados pessoalmente e profissionalmente para que o processo de reabilitação auxilie efetivamente na independência e autonomia da pessoa com deficiência ou com perdas visuais.

A perda da visão e a perda da independência podem acarretar depressão e medos, necessitando de ajustes na vida da pessoa, mais ainda na sua forma de vida, pois não poderá ser como quando era vidente.

Em casos de perda da visão é importante elaborar o luto pela perda da visão. Há, pois, uma ruptura repentina, que desorganiza a vida da pessoa, as suas relações com o mundo de forma geral, e principalmente, no tocante, às relações sociais, ou seja, como a pessoa e as outras irão reagir ante a nova situação vivida, necessitando de ressignificações, ajustes e adaptações funcionais.

A dor da perda não é só da pessoa, mas de todos os membros da família e de outras pessoas que a cercam. Assim, o enfrentamento emocional dessa nova situação é um processo complexo, em que todos se veem adiante da vulnerabilidade, com sentimento de culpa, negação e outros. A elaboração da perda nos conduz à afirmação da falta, à compreensão da dependência e ao reconhecimento dos limites como nos diz SÁ (1990).

A deficiência visual tem consequências emocionais, sociais, físicas e mentais no desenvolvimento da criança. Considera-se que as informações recebidas pelos sentidos são processadas no cérebro, comparadas e combinadas com outras informações sensoriais; e depois são armazenadas no banco de memória da pessoa. São as experiências que possibilitam à pessoa construir o seu conceito de mundo. A forma como armazenamos essa memória depende do sentido que usamos. Então, *"Quando falta um sentido, falta uma dimensão à imagem do mundo resultante, portanto, quando falta o sentido da visão, obtêm-se conceitos diferentes do mundo físico"* (Núcleo de Apoio à Deficiência Visual, 2002).

Podemos verificar que a deficiência visual limita a experiência em vários aspectos, como a capacidade de locomoção e a interação com o ambiente, comprometendo o desenvolvimento psicomotor. Assim, as pessoas deficientes visuais precisam aprender a utilizar os seus outros sentidos, em qualquer fase da vida, principalmente a audição e o tato; não esquecendo da atenção que possibilita um desenvolvimento mais eficaz. A visão possibilita unificar as informações parciais transmitidas pelos outros sentidos; na ausência dela, há necessidade de comunicação verbal que permita estabelecer essas relações.

Na interação com os outros, a pessoa com deficiência visual pode construir o conceito de quem é, e como é, construindo o conceito sobre o seu eu. A existência da deficiência visual não pode se tornar um empecilho para o relacionamento social, tão importante para a construção do autoconceito e para usufruir de todos os direitos enquanto pessoa/cidadão.

Assim, é importante considerarmos a questão do isolamento e da exclusão social que o deficiente visual pode sofrer, sendo indicada a intervenção do psicólogo, para auxiliar a criança e/ou adulto a criar recursos que possibilitem explorar o seu meio, melhorar a sua adaptação e permitir a exploração plena das aptidões individuais, considerando também o familiar/cuidador.

O deficiente visual pode ter dificuldade em estabelecer contato social por apresentar ansiedade e insegurança diante de estranhos, interferindo também na motivação e socialização, ratificando a importância do acompanhamento de profissionais habilitados, e do cuidado e estímulo das pessoas de seu convívio, principalmente na adolescência, assim como a relevância de fazer orientação aos pais.

A comunicação, importante meio de relacionamento e de troca de informações que possibilita o conhecimento e desenvolvimento, pode constituir-se em problema para a criança ou adulto cego ou com visão subnormal, pois estes não veem a expressão da pessoa com quem fala, que normalmente, fornece pistas sobre sentimentos etc., possibilitando verificar, analisar as reações do interlocutor. Uma forma de amenizar essa dificuldade é transmitir a informação com inflexão da voz, toques ou verbalizações descritivas. É importante estimular a pessoa com deficiência visual a comunicar-se, de sorte que as experiências concretas dêem significado às palavras, pois a mesma palavra pode ter muitos significados ou sentidos, dependendo do contexto. E como já mencionado anteriormente, pode ocorrer da pessoa com deficiência apresentar "verborragia", ou seja, conhecer e utilizar um grande número de palavras, sem ter a compreensão exata da palavra, devido à falta de experiência, criando um discurso muitas vezes sem sentido ou incoerente.

Devemos considerar que a eficiência visual é resultado de capacidade cognitiva, motivação, atenção, concentração, ambiente e da acuidade visual, entre outros. Observamos que a eficiência é individual, pois depende de múltiplos fatores além da acuidade visual, como mencionado acima.

IMPORTÂNCIA DA PSICOLOGIA NA REABILITAÇÃO

Verificamos, portanto, como a integração social e a competência social ao viver em uma sociedade com pessoas diferentes são processos complexos que envolvem a aprendizagem de diferentes aspectos em diversos contextos situacionais.

IMPORTÂNCIA DA PSICOLOGIA NA REABILITAÇÃO

A importância do psicólogo na reabilitação das pessoas com deficiência visual desde o atendimento de bebês, nos casos de deficiência congênita, até em casos de doenças progressivas, já mencionado no texto, é concorde nesta área com indicação de várias formas de atenção e/ou ofertas de serviços.

Baseando-nos nas colocações de AMIRALIAN (2002), podemos salientar sobre a atuação do psicólogo as seguintes formas:

a. com crianças, há três momentos distintos no trabalho:
   - Intervenção precoce, em que o fundamental é a prevenção de problemas no desenvolvimento que possam ocorrer por causa da cegueira e também a orientação aos pais. Nessa orientação prioriza-se a relação dos pais com o filho deficiente, visto a importância da relação para o autoconceito positivo, a aceitação da cegueira, e o reconhecimento das necessidades particulares da criança.
   - Primeira infância, em que a orientação aos pais fundamenta-se na importância do estabelecimento de relações sociais satisfatórias. A atenção volta-se para o desenvolvimento psicomotor, da linguagem, enfim, todo o aparato cognitivo que pode propiciar a compreensão de si mesmo e do meio que o rodeia, possibilitando o adequado desenvolvimento e crescimento.
   - Idade escolar, em que a orientação é tanto para os alunos, quanto para os pais e os professores, visando condições facilitadoras para aquisições cognitivas e interações sociais.
b. com os jovens, visando a compreensão da adolescência, com a luta pela independência, a escolha profissional, a escolha de um parceiro, acrescida pela limitação causada pela deficiência visual.
c. com os adultos, em que a questão da perda, solicita a construção de uma nova identidade, de um novo esquema corporal, de uma nova imagem corporal. A perda não se limita à pessoa, mas também à família que tem que estabelecer novas formas de relação. Acresce-se nesta situação a necessidade de encontrar nova identidade profissional.

Em qualquer desses momentos, o psicólogo estará trabalhando com a aceitação da deficiência, com a identificação de capacidades e o reconhecimento de limites. É dessa forma que buscamos trabalhar, a fim de que a independência ocorra em sua plenitude, formando cidadãos. A aceitação da deficiência não é apenas para a própria pessoa, mas para seus familiares, e para as pessoas que a cercam, pois se não aceitarmos a pessoa como ela é, estaremos negando-a, não a estaremos vendo.

Ao trabalharmos em reabilitação é importante não haver o desejo de modificar a pessoa para que esta pareça melhor, ou mais próxima do "normal", pois estamos lidando com as nossas expectativas, e não trabalhando com as expectativas da outra pessoa, reconhecendo suas capacidades e limites.

QUALIDADE DE VIDA

Como nos coloca ALBUQUERQUE (2001), o conceito de qualidade de vida valoriza o qualitativo em contraposição ao quantitativo. O conceito adquire vários significados envolvendo desenvolvimento social, que compreende educação, saúde, moradia, transporte, trabalho, lazer, bem como esperança de vida, mortalidade infantil e outros. O autor continua explicitando que a partir da década de 1960 começam a considerar as avaliações subjetivas, ou seja, o significado atribuído às experiências de vida dos indivíduos. Assim, os indicadores em foco são: a satisfação, o bem-estar e a felicidade.

O conceito de qualidade de vida influencia a vida da pessoa. Há dificuldade de definir o termo de forma precisa, pois é multifacetado, com fatores indiretamente mensuráveis. Os estudos sobre qualidade de vida apresentam, em geral, a perspectiva do paciente.

No estudo empreendido por BARBOTTE et al. (2001), verificou-se os artigos publicados entre janeiro de 1990 e março de 1998, selecionados no MEDLINE; trazem uma heterogeneidade de definições quanto à qualidade de vida, dificultando a comparação entre eles. A multifatoriedade que envolve qualidade de vida já é considerada pela Organização Mundial de Saúde quando define como "*a percepção do indivíduo de sua posição de vida, no contexto da cultura e sistema de valores nos quais ele vive e em relação aos seus objetivos, expectativas, padrões e preocupações*" (WHOQOL GROUP, 1995).

Assim, ao desenvolverem o instrumento de avaliação de qualidade de vida, a OMS brindou seis domínios: (1) domínio físico, (2) domínio psicológico, (3) nível de independência, (4) relações sociais, (5) ambiente, e (6) aspectos espirituais/ religião/ crenças pessoais. Considera-se aqui não só as condições de saúde, mas também a percepção do indivíduo sobre seu funcionamento, seus comportamentos e sentimentos.

O Núcleo de Apoio à Deficiência Visual (2002) refere que

"O processo de integração de uma criança com deficiência visual destina-se a conseguir que ela atinja um nível funcional visual, psicológico e social óptimos, fornecendo-lhe os instrumentos necessários que lhe permitam melhorar a sua qualidade de vida. Pode envolver medidas destinadas a compensar uma perda de função (cegueira) ou uma limitação funcional (visão reduzida), assim como envolver medidas destinadas a facilitar a sua integração e ajustamento sociais. O objectivo último deste processo é ajudar o deficiente visual a assumir-se como um indivíduo independente e capaz de viver, com dignidade, na comunidade de que faz parte" (p.8).

Verificamos nessa colocação que refere à questão física ao referenciar-se ao nível funcional, à questão social ao mencionar o ajuste social e integração privilegiando as relações sociais, à questão do meio ambiente envolvendo a comunidade. Observa-se que essas questões relacionam-se à qualidade de vida.

Os sentimentos, portanto, vivenciados pelas crianças com deficiência visual na sua relação com o meio ambiente necessitam ser identificados para que os pais compreendam e aceitam o devido tratamento e/ou orientação efetuado pelos psicólogos no sentido de prevenir futuros descompassos, promovendo o desenvolvimento adequado. TIROSH, SHNITEZER, DAVIDOVITCH e COHEN (1998) estudaram a prevalência de problemas comportamentais em crianças com deficiência visual entre 6 meses e 5 anos. Os resultados demonstraram que há alta prevalência identificada como: ansiedade, oposição com ou sem atenção, déficit de hiperatividade e comportamento de esquiva com ou sem estereotipia.

Considerando-se a questão da integração na escola como fator importante na qualidade de vida, verificamos que existem dificuldades que devem ser consideradas tanto pelos pais, quanto pelos educadores para que esse processo seja adequado. BRAMBRING (2001), ao estudar a integração de crianças cegas e com visão subnormal na pré-escola regular, verificou dificuldades na integração devido ao não preparo das crianças quanto ao aumento na carga de tarefas exigidas; ao problema na concentração e motivação, na fixação em uma professora e dificuldade na coordenação motora grossa e fina, e nos esquemas de atividade de vida diária. Há, portanto, necessidade de preparar as crianças para esta mudança em suas vidas.

Na adolescência, verificamos a importância da inserção social adequada, para que possa haver autoestima e sentimentos positivos que promovam a satisfação pessoal. HUURRE e ARO (1998) estudaram o desenvolvimento psicossocial em adolescentes com deficiência visual. Comparando este grupo com os videntes, verificaram que não há diferenças quanto à frequência de depressão, sintomas de sofrimento e distanciamento no relacionamento entre irmãos e com os pais. Adolescentes com deficiência visual têm menos amigos e a frequência de namoros é menor. Referem mais sentimentos de solidão e dificuldade em fazer amigos. As garotas apresentam baixa autoestima, e os esquemas sociais e de aprendizagem na escola encontram-se prejudicados.

KOENES e KARSHMER (2000) fizeram um estudo com adolescentes videntes e cegos desde o nascimento. Aplicaram o Inventário de Depressão Beck e não encontraram diferenças significativas entre os dois grupos. Nesse estudo configura-se que a depressão pode ocorrer como em uma população normal, entretanto, considerando-se os achados na pesquisa anterior de HUURRE e ARO (1998), torna-se importante prevenir patologias, atuando na capacidade de relacionamento social dos adolescentes cegos.

Em adultos, a perda visual apresenta nuances psicológicas que devem ser consideradas, necessitando de atendimento especializado. WILLIAMS et al. (1998) verificaram, no estudo com 86 adultos que sofreram degeneração macular, idade média de 79 anos e cegos há pelo menos um ano, que os resultados são semelhantes aos apresentados por pessoas com doenças crônicas. Esses adultos apresentam significativo sofrimento emocional e profunda redução da qualidade de vida e necessita de ajuda para as atividades diárias.

DE LEO et al. (1999) referem que há vários estudos sobre o impacto da perda visual, entretanto não tem sido focalizado o aspecto preventivo. Há que se considerar a necessidade de atendimento por profissionais de saúde mental, visto a necessidade de reajustamento psicossocial e a incidência de suicídio.

Ao nos determos na questão da importância da vivência para que o desenvolvimento seja adequado, proporcionando qualidade de vida e segurança, verificamos que as pessoas deficientes visuais sentem falta de experiência, pois referem que em várias ocasiões os outros dizem "vocês ainda não podem fazer, pois não têm experiência", mas como podem adquirir se não lhes possibilitam? Referem que podem locomover-se, mas sentem-se reprimidos por causa do sentimento de pena que percebem nos outros. Como nos coloca uma delas: as pessoas dizem, como se fôssemos surdas: coitadinho.

A vergonha parece dominar. O constrangimento de errar, frequentemente, faz com que os cegos fiquem recolhidos em suas casas com suas famílias, tornando-os dependentes. Assim, por insegurança, o ciclo de amigos é pequeno, tendo dificuldade de enfrentar as diferenças. É importante, então, ter consciência das limitações e da possibilidade de desenvolver ferramentas/recursos e capacidade de enfrentar o meio. Daí depreende-se a importância do autoconceito positivo, que pode facilitar a busca e propiciar meios de enfrentamento das situações adversas, bem como o incremento da criatividade na infância.

Considere-se como um dos pilares primordiais para a qualidade de vida a empregabilidade. A vida profissional ocupa grande parte das horas do indivíduo adulto, e a independência financeira, o prazer do trabalho são fatores que indicam o crescimento do indivíduo. Assim, a escolha profissional é uma das etapas a ser observada, verificando entre as várias possibilidades de emprego, aquele que corresponde melhor ao perfil do indivíduo, considerando a deficiência visual. Os testes permitem discernir a área cognitiva, a área afetiva e o nível de satisfação com a escolha, propiciando a direção para a profissionalização.

A partir de então é concorrer para que a pessoa com deficiência visual possa ter suas capacidades reconhecidas. Nesse sentido, podemos agir no que depende de nossa vontade e de nossa ação. A pessoa deficiente visual tem o poder de tomar decisões que afetam a sua vida, quer seja no âmbito de suas relações, de seu bem-estar, de sua qualidade de vida. Ressalta-se que a decisão só é real, quando se conhece a situação, as alternativas de escolha e as consequências.

BIBLIOGRAFIA

AMILARIAN, M.L.T.M. A integração dos deficientes visuais: aspectos psicológicos e sociais. **Boletim de Psicologia. Sociedade de Psicologia de São Paulo**, V. XL, n.92-93, pp. 61-64, 1990.

AMILARIAN, M.L.T.M. O psicólogo e as pessoas com deficiência visual. In MASINI, E.F.S. (ORG.) **Do Sentido...Pelos Sentidos...Para o Sentido.** Niterói, Intertexto, São Paulo, Vetor, pp. 201-208, 2002.

ALVES, V.L.R. **O desconhecimento pelos pais do diagnóstico de deficiência física em crianças portadoras de retardo no desenvolvimento neuropsicomotor, sua influência no programa de reabilitação.** Dissertação (Mestrado). Pontifícia Universidade Católica de São Paulo, 1997.

BARBOTTE, E. et al. Prevalence of impairments, disabilities, handicaps and quality of life in the general population: a review of recent literature. **Bulletin of the World Health Organization**, V. 79, n. 11, pp.1047-1055, 2001.

BRAMBRING, M. Integration of children with visual impairment in regular preschools. **Child Care Heath Dev.**, v.27, n. 5, p. 425-438, 2001.

DE LEO, D. et al. Blindness, fear of sight loss, and suicide. **Psychosomatics**, V. 41, n. 4, pp. 370-371, 2000.

DELISA, J.A. **Medicina de Reabilitação: Princípios e Prática.**S ão Paulo, Manole, 1992.

HELLER, M.A. Society, science and values. **Perception**, v. 29, pp.757-760, 2000.

HUURRE, T.M.; ARO, H.M. Psychosocial development among adolescents with visual impairment. **Eur. Child. Adolesc. Psychiatry**, V. 7, n. 2, pp. 73-78, 1998.

KOENES, S.G.; KARSHMER, J.F. Depression: a comparison study between blind and sighted adolescents. **Issues Ment. Health Nurs.**, V.21, n.3, pp. 269-279, 2000.

MASINI, E.F.S. A educação de pessoas com deficiências sensoriais: algumas considerações. In MASINI, E.F.S. (ORG.) **Do Sentido...Pelos Sentidos...Para o Sentido.** Niterói, Intertexto, São Paulo, Vetor, pp.77-82, 2002.

NÚCLEO DE APOIO À DEFICIÊNCIA VISUAL. Informação disponível na Internet: http://www.drec.min-edu.pt/ndv/deficienciavisual.htm

SÁ, E.D. A bengala e a mulher invisível. In MASINI, E.F.S. (ORG.) **Do Sentido...Pelos Sentidos...Para o Sentido.** Niterói, Intertexto, São Paulo, Vetor, p.27-32, 2002.

SINANSON, V. **Compreendendo seu filho deficiente**. Rio de Janeiro, Imago, 1993.

TIROSH, E.; SHINITZER, M.R.; DAVICOVITCH, M.; COHEN, A. Behavioral problems among visually impaired between 6 months and 5 years. **Inter. J. Rehabil. Res.**, V. 21, n. 1, pp. 63-69, 1998.

WILLIAMS, R.A. et al. The psychosocial impact of macular degeneration. **Arch. Ophthalmol.** V. 116, n. 4, pp. 514-520, 1998.

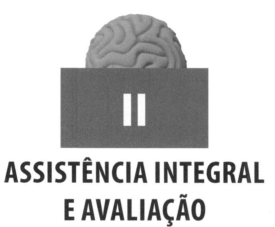

ASSISTÊNCIA INTEGRAL E AVALIAÇÃO

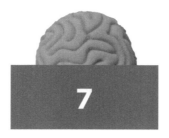

7

Atuação do profissional de psicologia em programas de assistência, ensino e pesquisa de pessoas com deficiência física

Vera Lúcia Rodrigues Alves

Para falarmos da atuação do psicólogo em programas de assistência, ensino e pesquisa junto a pessoas com deficiência, é importante entendermos em quais diretrizes, normatizações e embasamentos técnicos e teóricos pautamos nossa atuação, intervenções e em que contexto institucional estamos situados.

A minha experiência e as informações aqui expostas e contextualizadas estão vinculadas ao desempenho profissional exercido na área de reabilitação hospitalar. Os programas de reabilitação para pessoas com deficiência se pautam nas diretrizes do artigo 26 da Convenção da ONU, que fala da necessidade (...) de tomarmos medidas efetivas e apropriadas para que as pessoas com deficiência conquistem e conservem a máxima autonomia e plena capacidade física, mental, social e profissional, bem como plena inclusão e participação em todos os aspectos da vida, para tanto, os "estados" organizarão, fortalecerão e ampliarão serviços e programas completos de habilitação e reabilitação, particularmente nas áreas de saúde, emprego, educação e serviços sociais, de modo que esses serviços e programas possibilitem:

1. Começar no estágio mais precoce possível e ser baseados em avaliação multiprofissional.
2. Apoiar a participação e a inclusão na comunidade, inclusive em zonas rurais.

3. Promover o desenvolvimento da capacitação inicial e continuidade do profissional e da equipe que atuam nos serviços de habilitação e reabilitação.
4. A promoção pelos estados partes, e disponibilidade do conhecimento e o uso de dispositivos e tecnologias assistivas, projetadas para a pessoa com deficiência, relacionadas a habilitação e reabilitação.

Às diretrizes acima somam-se colocações de SEBASTIAN (2011) quanto a existência de diferenças no atendimento da psicologia hospitalar/área de saúde e outras práticas clínicas, no que se referem a:

- Instituição permeando a atuação profissional (no que se refere a serviços, missão e visão);
- Caráter multiprofissional obrigatório;
- Dinâmica de trabalho com múltiplas solicitações;
- Ambiente de ação aberto e variável;
- Tempo impondo limites (programas com começo, meio e fim);
- Sobreposição do sofrimento orgânico e psíquico;
- Imposição x opção do acompanhamento psicológico;
- Eminência focal (podendo usar várias bases teóricas).

Considere-se, nesse contexto centrado na reabilitação os fatores abaixo:

- Necessidade de lidar com perdas/lutos constantemente;
- Visão multifatorial do paciente;
- Abrangência maior de conhecimento específicos;
- Possibilidades múltiplas de intervenções (paciente, família, equipe, comunidade).

As proposições acima podem ser resumidas na normatização do Ministério da Saúde, que refere:

1. As pessoas com deficiência têm direito a saúde e devem ser atendidas segundo o mesmo modelo assistencial e nos mesmos serviços que qualquer cidadão.
2. Receber assistência integral, interprofissional, buscando o desenvolvimento das potencialidades e autonomia.
3. O atendimento deve ser constantemente avaliado e aprimorado.

Ou como o que foi colocado por MATHILDE NEDER, uma das precursoras do atendimento em psicologia hospitalar em reabilitação de pessoas com deficiência:

> "Entendemos que a reabilitação seja ação coordenada e contínua de uma equipe de técnicos competentes junto a pessoa portadora de deficiência física ou mental, com o fim de auxiliá-la a realizar suas potencialidades e objetivos físico, social, psíquica e profissionalmente, de modo a alcançar um melhor controle sobre si mesma e sobre seu ambiente, enfrentando a realidade da vida" (NEDER,1959).

O Serviço de Psicologia atuando na área Hospitalar em reabilitação, vinculada ao setor público e educacional, perpassa e concorre para contemplar todos os quesitos acima mencionados, ante a demanda existente no seguimento de pessoas com deficiência por Serviços de Reabilitação especializados.

Considerando, ainda, que, de acordo com o Relatório Mundial (ONU e Banco Mundial, 2012), mais de 1 bilhão de pessoas no mundo convivem com algum tipo de deficiência (no Brasil 24 milhões de pessoas), e com tendência a aumentar por fatores diversos, entre eles o envelhecimento, a violência, as doenças mentais, as doenças crônicas (câncer, diabetes, cardiovasculares) e, atualmente, as sequelas da pandemia Covid 19, que nos colocam/apontam para a possibilidade de todos vivenciarmos diretamente ou indiretamente essa situação.

Outro aspecto, que não podemos esquecer, é que a reabilitação não pode ser pensada apenas como ligada aos transtornos e danos funcionais do indivíduo, mas sim como um processo abrangente, integral que contempla o indivíduo como um todo.

Assim, a reabilitação, enquanto processo de adaptação ao longo da vida, é individualizada e dinâmica, mas não necessariamente circunscrita permanentemente a uma instituição hospitalar, uma vez que, de acordo com a fase da vida vivenciada, a pessoa com deficiência, como qualquer outra pessoa, apresentará necessidades diferentes; enquanto Serviço, é um conjunto de ações de atenção à saúde, e enquanto processo reabilitacional só atinge o seu objetivo envolvendo, trabalhando com outras áreas como: educação, assistência social, trabalho etc., diretamente e indiretamente.

Isso nos levou a mudanças de conceito/paradigmas quanto à deficiência, hoje entendido como um conceito em evolução. Nas últimas décadas, os movimentos de pessoas com deficiência junto a pesquisadores das ciências sociais e da saúde, estabeleceram e mudaram o entendimento sobre o que é deficiência, saindo de uma visão centrada no próprio indivíduo e em suas condições médicas, Modelo Médico para um Modelo Social, no qual a deficiência é vista dentro de um contexto social, e não especificamente em função de seus corpos.

Chega-se, assim, a Classificação Internacional da Funcionalidade (CIF), que compreende o funcional em relação a pessoa com deficiência na interação dinâmica entre os problemas de saúde e os fatores contextuais (pessoais e ambientais) dentro de um modelo (biológico-psíquico e social), em que a deficiência em um conceito em evolução, não depende unicamente da pessoa e do meio no qual ela está inserida, mas da interação das três dimensões biomédica, psicológica e social.

Portanto, de acordo com FARIAS E BUCHALLA (2005):

"A deficiência e a incapacidade são consequências das condições de saúde/doença e determinadas também pelo contexto do meio ambiente físico e social, pelas diferentes percepções culturais e atitudes em relação a deficiência, pela disponibilidade dos Serviços e da legislação". (p.190)

Dessa forma, assim como mudou a forma de se referir a pessoas com deficiência, não utilizando mais o termo "portador de deficiência", ampliou-se também a percepção da necessidade de mais serviços de assistência reabilitacional diferenciados, para atender às necessidades físicas, sociais e ocupacionais, numa proposta de atendimento integral e de acordo com os diferentes tipos de deficiências transitórias ou permanentes, quer seja leve, moderada ou grave.

Hoje, dentro do conceito de Classificação de Funcionalidade (CIF), trabalha-se com indicadores/medidas de reabilitação, individualizadas, para propor programas de reabilitação mais personalizados e realísticos, embora essa preocupação e cuidado sempre tenham sido um diferencial nos atendimentos e programas de reabilitação.

As medidas de reabilitação " visam às funções estruturais corporais, funcionalidade, atividades e participação, fatores ambientais, contextuais e pessoais (CIF 2008 - p. 19). Elas contribuem para que a pessoa atinja e mantenha uma funcionalidade ideal, na interação com seu ambiente e atue na prevenção da perda funcional; redução do retorno de perda funcional; melhora ou recuperação da função perdida; compensação da função perdida e manutenção da função atual; ou seja foca o grau da dificuldade/ deficiência do indivíduo.

As medidas de terapias incluem exercícios, treinamento e estratégias de compensação.

Abrangem, ainda, a educação, apoio, aconselhamento, modificação no ambiente e disponibilidade de recursos de tecnologia assistiva (qualquer item, equipamento ou produto adquirido adaptado ou modificado) para aumentar, manter ou melhorar a capacidade funcional da pessoa com deficiência.

Dentre esses conceitos, parâmetros e perspectivas, e como membro da equipe multiprofissional, o psicólogo atua em todas as fases do processo de reabilitação, desde a triagem até a inclusão social, de acordo com as necessidades do usuário e dos objetivos propostos para cada programa.

Realiza junto ao Serviço Social e Médico a triagem para elegibilidade ao programa de reabilitação, em que cada serviço se pauta nos critérios específicos de sua área.

O profissional de psicologia irá se valer de diferentes processos psicodiagnósticos em cada fase do processo, como, por exemplo, na triagem realizará uma impressão diagnóstica, e após a elegibilidade, quando do início do programa, realizará uma avaliação psicológica/psicodiagnóstico do paciente, e, em casos específicos, ou que se fizerem necessários, como por exemplo, em casos de lesão encefálica, será reali-

Capítulo 7 ■ Atuação do profissional de psicologia em programas de assistência, ensino e pesquisa de pessoas com deficiência física

zada uma avaliação neuropsicológica, em função da grande probabilidade de haver déficits cognitivos; nos casos em que há interesse em frequentar algum curso, iniciar ou retornar ao trabalho, é realizada uma avaliação com foco na orientação e/ou aconselhamento educacional ou profissional; no atendimento infantil, em alguns casos se faz necessário realizar avaliações psicopedagógicas, com vistas ao encaminhamento para o ensino fundamental e/ou programas escolares especializados.

Todas as avaliações que são realizadas visam possibilitar a elaboração e a efetivação de indicações biopsicossociais e, para esta finalidade, o profissional de psicologia utiliza metodologias, técnicas, ferramentas e instrumentos específicos da área de psicologia e afins.

Um aspecto que acho importante destacar aqui é a relevância da triagem, pois é uma atividade mais complexa e difícil, porque num curto espaço de tempo é preciso verificar as condições psicológicas gerais do paciente (humor, dinâmica afetivo-emocional, aspectos cognitivos, comportamentais, expectativa, motivação, suporte familiar etc.) e a adequação aos critérios da instituição, e especificamente na área da psicologia, ausência de: deficiência intelectual moderada ou grave; doença mental prévia ou pós a instalação da deficiência física (não controlada e/ou sem acompanhamento médico); drogadicção; alteração comportamental impeditiva e não adequação da expectativa ao programa.

Para essa finalidade, normalmente utilizamos na triagem uma entrevista semidirigida; observação quanto a interação em consulta; histórico de vida; queixa manifesta e latente; dados comportamentais levantados junto a família/cuidador e, se necessário realizamos um teste de rastreio.

Portanto, além de formação compatível e de experiência, é preciso ter conhecimento dos programas e serviços oferecidos pela instituição e de seu funcionamento. Pois o psicólogo irá contribuir com a equipe, por exemplo: informando quanto à necessidade de se fazer uma avaliação prévia ao programa; de começar gradativamente o tratamento; de solicitar laudo relatório psicológico e/ou psiquiátrico previamente; opinar quanto às condições de participação no programa em modelo individual ou em grupo; informar quanto aos aspectos cognitivos ou, ainda, se é aconselhável começar o programa naquele momento e/ou encaminhar para outros recursos da comunidade que possam atender necessidades específicas e prioritárias do paciente, que não nos compete.

Em síntese, o psicólogo na equipe de triagem participa da elegibilidade para o programa de reabilitação e contribui com informações para definição de modalidades de tratamento a ser oferecido.

Ao iniciar o programa de reabilitação propriamente dito, o paciente normalmente é encaminhado ao Serviço de Psicologia, que deverá realizar uma avaliação psicológica mais detalhada, para se definir qual a melhor modalidade de intervenção psicoterapêutica: psicoterapia breve, individual e/ou em grupo, orientação, aconselhamento, entre outros. A frequência dos atendimentos, se precisam ser sistemáticos ou não, bem como apresentar e acordar com o paciente, os objetivos a serem contemplados pelo profissional de psicologia, nesse momento.

A assistência psicológica é realizada tanto com os pacientes ambulatoriais como com os pacientes internados, e visa proporcionar os seguintes serviços:

- Oferecer condições para a realização de avaliação, orientação/aconselhamento psicológico ao paciente e família;
- Proporcionar diferentes formas e técnicas psicológicas em psicoterapia breve ao paciente e família;
- Dar suporte psicológico ao paciente internado e ao seu cuidador se necessário;
- Preparar o paciente e família para procedimentos específicos;
- Participar do trabalho de preparação do paciente para alta;
- Orientar e sensibilizar o paciente quando há necessidade de encaminhamento a outros recursos.

Nos programas de assistência psicológica, o profissional deve trabalhar com foco centrado no programa de reabilitação e alguns aspectos precisam necessariamente ser trabalhados junto ao paciente, como: a conscientização da deficiência, o processo de elaboração de luto (perdas vivenciadas); o significado pessoal, social e cultural da deficiência; a repercussão da deficiência nas várias dimensões da vida; experiências prévias à deficiência, a identificação e/ou desenvolvimento dos recursos de enfrentamento, a dinâmica familiar, as expectativas, o estabelecimento de planos futuros e a reinserção social inicial com vistas à inclusão.

Com vistas à inclusão social, um dos aspectos enfocados é a reabilitação profissional, no que concerne a avaliação, orientação e aconselhamento profissional aos pacientes que manifestam interesse e/ou estão entrando na fase de escolha, readaptação e/ou definição educacional e/ou profissional.

O psicólogo também atua indiretamente junto ao seguimento de pessoas com deficiência, quando participa de atividades de ensino e pesquisa, organiza cursos educativos para pacientes, familiares/cuidadores e comunidade; cursos de especialização para aprimoramento de profissionais em Psicologia Hospitalar e Reabilitação; capacitação e treinamento de colaboradores e/ou pacientes e familiares; realiza e participa em projetos de pesquisa na área; organiza e atua em seminários, congressos, jornadas entre outras atividades de cunho educativo.

Dentre as atividades acima também estão incluídas assessoria técnica aos gestores, quanto ao funcionamento e dinâmica interdisciplinar da equipe ante o atendimento dos pacientes, bem como suporte e consultoria aos diferentes serviços que compõem a equipe multiprofissional.

Todas essas atividades e processos requerem do profissional de psicologia, conhecimento, flexibilidade, criatividade e constante aperfeiçoamento.

Lembrando que surgem situações inusitadas que necessitam de novas formas de resolução ou mesmo problemas já existentes que precisam de soluções mais eficazes, satisfatórias, adequadas, exigindo disponibilidade de tempo e envolvimento pessoal e profissional.

Dentro desse enfoque, a reabilitação integral irá possibilitar um atendimento mais individualizado, humanizado, em que o paciente poderá, dentro dos seus limites, potenciais e objetivos, pautados no seu diagnóstico e prognóstico, buscar de forma gradativa e hierarquizada uma independência funcional, nos quesitos de autocuidado, atividades de vida diária, locomoção etc.

Quanto aos aspectos psíquicos e sociais, entre outras coisas, a ressignificação da autonomia é uma condição essencial para o paciente, pois está diretamente ligada à autodeterminação e à escolha individual, para poder tomar decisões que afetam sua vida, suas relações, bem-estar, integridade física, psíquica e social.

A autonomia só será possível, se a pessoa conhecer a própria situação, as alternativas de escolha e suas consequências, ratificando a necessidade do paciente de receber todas as informações referentes a sua condição clínica, capacidades e limitações, bem como das possibilidades de tratamento e modalidades de reabilitação que poderá se submeter. E a partir dessas premissas, fazer suas escolhas e atuar de forma proativa em seu processo reabilitacional e em sua vida.

Podemos afirmar que a autonomia resgata a condição do sujeito social e atribui ressignificado ao sentido da vida.

Uma forma de se avaliar a eficácia desse trabalho realizado pelo profissional de psicologia junto ao paciente com deficiência é verificando o quanto houve de respostas aos processos de independência funcional, autonomia e inclusão social, respeitando os limites individuais de cada sujeito, e averiguando os movimentos que reflitam: equilíbrio entre o indivíduo e o meio; o reconhecimento da incapacidade para determinadas funções, o desenvolvimento /ou atualização das capacidades existentes; adaptação à deficiência enquanto reconhecimento das diferenças, mudanças pessoais e sociais vivenciadas e, principalmente a consciência/reconhecimento do saber sobre si.

Por fim, outro aspecto inegável relacionado ao trabalho do Psicólogo no campo da reabilitação, diz respeito ao resgate do autoconceito, autoimagem, identidade pessoal, e ressignificação do sentido da vida, atuando em prol da segurança e qualidade de vida dos pacientes em ambientes internos e externos, ou seja, na instituição, em casa e na comunidade.

BIBLIOGRAFIA

CIF: Classificação Internacional de Funcionalidade, Incapacidade e Saúde / [Centro Colaborador da Organização Mundial da Saúde para a Família de Classificações Internacionais em português, org.; coordenação da tradução Cássia Maria Buchalla]. – 1. ed., 1. reimpre. – São Paulo: Editora da Universidade de São Paulo, 2008.

FARIAS, N.; BUCHALLA, C.M. A Classificação Internacional de Funcionalidade, Incapacidade e Saúde da Organização Mundial da Saúde: Conceitos, Usos e Perspectivas. **Rev. Bras. Epidemiol.** 2005; 8(2): 187-93.

NEDER, M. A comunicação diagnóstica em oncologia: questões, reflexões e posicionamento – Revista de Psicologia Hospitalar – Capsi – HC-FMUSP, ano 2, nº 2 – 1992 – SP.

SEBASTIAN, G. As diferenças no atendimento da Psicologia hospitalar e outras práticas clínicas - Revista Ciência e Prática Clínica – Editora vozes, 2011 - RJ.

SECRETARIA DOS DIREITOS DA PESSOA COM DEFICIÊNCIA DO ESTADO DE SÃO PAULO. Convenção sobre os direitos das pessoas com deficiência. São Paulo, 2012.

WORLD HEALTH ORGANIZATION (WHO). The World Bank. **Relatório mundial sobre a deficiência**, tradução Lexicus Serviços Lingüísticos. São Paulo: Secretaria de Estado dos Direitos da Pessoa com Deficiência, 2012.

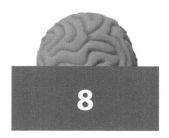

Programa de reabilitação intensivo na internação

Ana Clara Portela Hara
Ronaldo José Moreira Custódio

O objetivo deste capítulo é descrever a atuação do Serviço de Psicologia no programa de reabilitação intensivo oferecido pelo Instituto de Reabilitação. O Serviço de Psicologia atua nos programas de reabilitação no Instituto de Reabilitação desde o início das atividades desta instituição, nas modalidades ambulatoriais e de internação, com o objetivo de oferecer ao paciente assim como ao seu acompanhante, suporte afetivo-emocional e orientações relacionadas ao tratamento reabilitacional visando facilitar a adaptação à rotina de internação de ambos, uma vez que há a probabilidade de o paciente e cuidador ficaram internados em períodos que podem variar de duas a seis semanas de duração.

O serviço de Psicologia atua de modo interdisciplinar nas fases subaguda e crônica nos programas de reabilitação na modalidade internação com os seguintes objetivos: (1) fornecer às equipes que atuam na reabilitação a impressão diagnóstica do paciente; (2) realizar avaliação neuropsicológica quando necessário; (3) oferecer suporte afetivo-emocional ao paciente e ao cuidador; (4) dar orientações na educação em saúde aos pacientes e seus cuidadores, e (5) assessorar a equipe multiprofissional quanto ao manejo com o paciente e cuidador durante o processo de reabilitação do paciente. Várias são as modalidades de atendimento para que se alcancem tais objetivos: atendimento individual sistemático ao paciente e cuidador; atendimentos em grupo para pacientes e cuidadores, inclusive com o apoio de outros serviços para a educação em saúde semanalmente; além de reuniões com equipe multiprofissional e familiares.

As terapias cognitivas e o treino motor após a estabilização clínica, durante as fases subaguda e crônica, contribuem para o ganho funcional e a qualidade de vida nas mais diversas condições advindas de afecções do sistema nervoso central. O tratamento reabilitacional intensivo minimiza o impacto dos déficits, da deficiência e das incapacidades ao estimular a neuroplasticidade (JORGE et al., 2020), promovendo inclusive, ganhos funcionais.

O programa de reabilitação deve considerar o modelo biopsicossocial proposto pela Classificação Internacional de Funcionalidade, Incapacidade e Saúde (CIF). É de fundamental importância, identificar as necessidades do paciente, bem como traçar objetivos, planejar e promover seu cuidado, que, envolve orientações e suporte a familiares e cuidadores (BRITO et al., 2020).

A CIF fornece um arcabouço que pode ser utilizado em todos os aspectos da reabilitação para descrever a funcionalidade humana, considerando três níveis: estruturas e funções; atividades e participações, e a interferência do ambiente como possíveis barreiras ou facilitadores. Segundo este modelo, a ocorrência de uma lesão medular ou um acidente vascular cerebral repercutem sobre as funções fisiológicas do corpo, impactando a realização de atividades sociais, por exemplo.

A Classificação Internacional de Funcionalidade, Incapacidade e Saúde pertence à "família" das classificações internacionais desenvolvidas pela Organização Mundial de Saúde (OMS) para aplicação em vários aspectos da saúde. A família de classificações internacionais da OMS fornece um sistema para a codificação de uma ampla gama de informações sobre saúde, diagnóstico, funcionalidade e incapacidade, razões para o contato com os serviços de saúde, e utiliza uma linguagem comum padronizada que permite a comunicação sobre saúde e assistência médica em todo o mundo entre várias disciplinas e ciências (WHO, 2012).

Para algumas pessoas com deficiência, a reabilitação é essencial para torná-las capazes de participar das atividades de vida diária, da vida educacional, do mercado de trabalho e da vida civil. A reabilitação é sempre voluntária e alguns indivíduos podem necessitar de apoio para decidir sobre opções disponíveis. Em todos os casos, a reabilitação deve ajudar a capacitar a pessoa com deficiência e sua família para retomarem os diversos papéis sociais que desempenham em uma sociedade.

A reabilitação reduz o impacto de uma ampla gama de condições de saúde. Normalmente, a reabilitação acontece durante um período determinado, mas pode envolver intervenções simples ou múltiplas realizadas por uma pessoa ou uma equipe de profissionais de reabilitação; ela também pode ser necessária desde a fase aguda ou inicial do evento causador, logo após sua descoberta, até as fases pós-aguda e de manutenção (CCFCI OMS, 2003).

Reabilitação é um processo desenvolvido por uma equipe multiprofissional de saúde, de duração limitada, tendo como objetivo que a pessoa com deficiência alcance um grau físico, mental, funcional e/ou social ótimo, possibilitando atingir seus projetos de vida estabelecidos no momento (ALVES, 2001).

O processo de reabilitação envolve a avaliação e identificação dos problemas e necessidades da pessoa, o levantamento de transtornos afetivo-emocionais relacionados a fatores pessoais e ambientais relevantes para o indivíduo nesse momento, a definição de objetivos e metas de reabilitação, bem como seu planejamento e implantação, além de medidas para mensuração de resultados. Preparar, educar as pessoas com deficiência é fundamental para desenvolver os conhecimentos e habilidades para a autoajuda, assistência, gestão e a tomada de decisões. Pessoas com deficiência e suas famílias conseguem melhorar a saúde e a funcionalidade quando são parceiras na reabilitação.

O Serviço de Psicologia realiza com todos os pacientes internados, uma impressão diagnóstica, visando compreender a dinâmica afetivo-emocional, comportamental e social do paciente e fornecer à equipe uma descrição, das principais características psicológicas do paciente, sua relação com o cuidador e, principalmente, como o paciente está lindando com a instalação da deficiência, considerando seus recursos internos de enfrentamento.

Lembrando que a entrevista psicológica semidirigida com o paciente, pode ocorrer na presença do seu acompanhante, ou dependendo do grau de comprometimento cognitivo do paciente, ser direcionada ao cuidador.

A impressão diagnóstica tem como finalidade, identificar a estrutura de personalidade do paciente internado, estabelecer quais recursos emocionais podem favorecer ou dificultar a adaptação ao processo de internação (ROMANO, 2012).

A partir da internação do paciente no hospital escola, existe uma previsibilidade de dois a três atendimentos semanais deste Serviço, programados regularmente. Os encontros acontecem em beira de leito, e a existência de um único leito em cada quarto garante o sigilo e a segurança necessários para a manifestação de sentimentos e emoções, às vezes difíceis de serem expressos (BECKER et al., 1997), assim como diminui o risco de ocorrência de interrupções.

Na realização da impressão diagnóstica, o psicólogo se atém aos fatores que podem ser facilitadores ou constituir barreiras para a permanência do paciente no ambiente reabilitacional, assim como influenciar no processo de absorção das orientações para que os ganhos e objetivos sejam alcançados e mantidos após a alta.

Para os atendimentos, o psicólogo utiliza-se das teorias relacionadas com a Psicoterapia Breve, utilizando-se da estratégia do tipo "aqui e agora", uma vez que o paciente é internado com o tempo de duração de tratamento preestabelecido; contudo, corre-se o risco de acontecerem atendimentos únicos em razão da alta antecipada devido a intercorrências, sejam clínicas ou sociais (ESPINOSA, 2004).

São abordados os seguintes temas: dados de identificação (nome, idade, estado civil, escolaridade, endereço); o tempo de instalação da deficiência; suporte familiar e social disponível para início e seguimento do tratamento reabilitacional (descrição do contexto familiar em que vive, papéis desempenhados e relações familiares); vida profissional e ocupacional (histórico profissional, capacidade de adaptação diante das mudanças); relação com a deficiência e com o tratamento (conhecimento do paciente sobre o quadro e tratamento, sua atitude ante a deficiência); dinâmica psicológica os recursos internos de enfrentamento que o paciente dispõe (forças e fraquezas psíquicas, como lida com o ambiente em que vive, sendo em situações estressantes e frustrantes, sinais e sintomas que indiquem algum transtorno mental, histórico de alcoolismo, drogadição, tabaco) (ALVES, 2001).

Esses aspectos irão compor a impressão diagnóstica informada ao paciente e apresentada como um relatório de avaliação inicial a ser disponibilizado em prontuário eletrônico e compartilhado com a equipe multiprofissional, resguardando o devido sigilo e os preceitos éticos, durante as discussões proporcionadas com periodicidade semanal nas intituladas visitas clínicas, em que cada um dos profissionais da equipe expõe o que foi observado durante o processo de avaliação e assim sucessivamente durante o período em que durar o tratamento.

Para o caso de o profissional detectar impacto psicológico que sugira necessidade de atendimento psiquiátrico, ele deverá orientar e sensibilizar o paciente e familiar a este encaminhamento, esclarecer os objetivos, assim como informar o médico responsável e obter o encaminhamento para esse acompanhamento após a alta da internação, e em casos de urgência, a avaliação imediata.

O funcionamento cognitivo do paciente também deve ser verificado, tornando-se importante a investigação de déficits cognitivos e a interferência de aspectos emocionais. Essa averiguação se torna relevante para definir a necessidade de avaliação neuropsicológica.

A avaliação neuropsicológica ocorre através de duas condições: solicitação do Serviço Médico ou através da impressão diagnóstica, com a utilização do teste de rastreio, em que se detectam alterações que necessitam ser investigadas com mais acuidade em caso de pacientes com lesão encefálica, ou mesmo em pacientes sem histórico de lesão encefálica, mas com suspeitas de alterações.

Para os pacientes com outras deficiências, tais como lesões medulares ou amputações, assim como nas lesões encefálicas, o profissional utiliza-se de escala de avaliação de sintomas de ansiedade e depressão como forma de auxílio na detecção dessas alterações que podem se constituir em barreiras para os ganhos com o tratamento.

O psicólogo conta também com o apoio de materiais educativos, em formato de folders, como mais um dos recursos na educação em saúde. É parte importante do processo de aprendizagem, adesão às orientações, além de ser uma forma de oferecer ao paciente e a família autonomia, enquanto processo de conhecimento do processo de reabilitação. Nestes folders constam informações e orientações desenvolvidas pela equipe multiprofissional que atende ao paciente.

Os atendimentos têm duração prevista de 45 minutos com tempo hábil para a devida anotação em prontuário eletrônico e que possibilite a comunicação, caso necessário, com algum outro serviço que compõe a equipe multidisciplinar.

Conforme citado anteriormente são oferecidos atendimentos individuais e em grupos, com objetivos diferentes para pacientes e acompanhantes, com o objetivo de educação em saúde nos quais são discutidos temas relacionados com a deficiência, contando com o apoio de outros serviços que compõem a equipe, tais como Serviço Social, Terapia Ocupacional e Fisioterapia.

Nos atendimentos com os cuidadores (Grupo Psicoeducativo para Cuidadores [GPEP]) o profissional desenvolverá discussões baseadas nas demandas trazidas pelos componentes a partir da vivência como cuidador no ambiente doméstico, hospitalar e no atual contexto reabilitacional. O objetivo do atendimento em grupo com cuidadores seja familiar, amigo ou cuidador formal, é garantir um espaço para livre expressão de sentimentos, dúvidas, conflitos, acolhendo-os e valorizando-os em sua totalidade.

Outra modalidade para atendimentos em grupo (pacientes e familiares) é o grupo SER (Sexualidade e Educação Reprodutiva) que ocorre semanalmente e todos os pacientes e cuidadores são convidados (exceto os que se encontram em isolamento de contato) a assistirem palestras que abordam a sexualidade, composta pelos serviços de Psicologia, Médico e de Enfermagem, sendo que, cada um destes serviços aborda, dentro de sua especialidade, questões relacionadas com a sexualidade do paciente e as mudanças causadas neste âmbito após a instalação de uma deficiência física.

O papel do psicólogo, como parte da equipe interdisciplinar, é ir além do atendimento com o paciente e cuidadores. É importante que, respeitando o devido sigilo e os preceitos éticos, compartilhe informações com a equipe; portanto, a visita clínica é um momento importante para que o psicólogo transmita informações à equipe sobre o paciente, bem como, receba informações relevantes em relação ao seu processo de adaptação ao ambiente de internação.

Cada membro da equipe multiprofissional apresenta uma formação aprofundada na sua área, em que na troca de informações, o psicólogo colabora para uma visão mais global do paciente. Dessa forma, é imprescindível uma boa integração da equipe para que seus integrantes possam atingir os objetivos específicos e globais propostos ao paciente, de maneira satisfatória e eficaz.

Antes da alta do paciente, o psicólogo desenvolverá um Relatório de Alta composto pelos principais aspectos observados ao longo da internação. Neste relatório constam os instrumentos de avaliação utilizados, bem como os resultados apresentados. Estas informações irão compor um Relatório Multiprofissional, com informações de cada um dos membros da equipe que o acompanharam ou o atenderam durante o período em que permaneceu internado, visando documentar e instrumentalizar a instituição e o paciente quanto as condutas realizadas, as orientações a serem seguidas fora do contexto hospitalar, fazer encaminhamentos necessários e realizar acompanhamentos pós-alta.

BIBLIOGRAFIA

ALVES, V.L.R. O significado do discurso de risco na área de reabilitação. **Acta Fisiátrica.** 2001;8(2):67-70.

BECKER, E. et al. **Deficiência: Alternativas de Intervenção**. São Paulo: Casa do Psicólogo, 1997.

BOTEGA, N. J. **Prática psiquiátrica no hospital geral: interconsulta e emergência**. 2° edição, Porto Alegre: Artmed, 2002.

BRITO, C.M.M.; WELLINGTON, P.S.Y.; SALLES, I.C.D.; BATISTTELLA, L.R. Modelo Assistencial de Reabilitação Hospitalar. In BRITO, C.M.M.; SALLES, I.C.D.; YAMAGUTI, W.P.S; BATTISTELLA, L.R. **Reabilitação Hospitalar. Manual do Hospital Sírio-Libanês**. São Paulo. Manole, 2020.

CIF: **Classificação Internacional de Funcionalidade, Incapacidade e Saúde** / [Centro Colaborador da Organização Mundial da Saúde para a Família de Classificações Internacionais em português, org.; coordenação da tradução Cássia Maria Buchalla]. – 1. ed., 1. reimpre. – São Paulo: Editora da Universidade de São Paulo, 2008.

JORGE, L.L.; SALLES, I.C.D.; BRITO, C.M.M. Reabilitação pós-acidente vascular encefálico (fases subagudas e crônicas). In BRITO, C.M.M.; SALLES, I.C.D.; YAMAGUTI, W.P.S; BATTISTELLA, L.R. **Reabilitação Hospitalar. Manual do Hospital Sírio-Libanês**. São Paulo. Editora Manole, 2020.

ROMANO, B. W. (org.) **Manual de Psicologia Clínica para Hospitais**. São Paulo, Casa do Psicólogo, 2012.

SIMONETTI, A. **Manual de Psicologia Hospitalar - O Mapa da Doença**, 7ª edição, São Paulo: Casa do Psicólogo, 2013.

WORLD HEALTH ORGANIZATION (WHO), The World Bank. **Relatório mundial sobre a deficiência**, tradução Lexicus Serviços Lingüísticos. São Paulo: Secretaria de Estado dos Direitos da Pessoa com Deficiência, 2012.

YOSHIDA, E.M.P.; ENÉAS, M.L.E. **Psicoterapias Psicodinâmicas Breves propostas atuais**. Campinas, SP: Alínea; 2004.

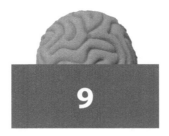

O processo de triagem em programas de reabilitação – Enfoque psicológico

Vera Lúcia Rodrigues Alves

No processo de reabilitação, o psicólogo e/ou Serviço de Psicologia têm várias funções a desempenhar, visando levar o paciente a um maior desenvolvimento pessoal no que concerne a sua integração biopsicossocial, através do resgate e/ou possibilidade e vir a conhecer e utilizar suas limitações e potencialidades.

ATUAÇÃO DO PROFISSIONAL DE PSICOLOGIA

Inicialmente, no processo de triagem do paciente para inserção em um programa de reabilitação física, visa obter uma "impressão diagnóstica" que possibilite verificar se o paciente está em condições ou não de se submeter ao processo de reabilitação integral e/ou profissional no momento, levando em consideração *a priori* os pré-requisitos de elegibilidade da instituição, verificando especialmente se o paciente está em condições psicológicas, ou seja, se não está em estado de choque ou em surto psicótico, com alterações afetivas graves, por exemplo, as disforias. Nestes casos, não é aconselhável iniciar o tratamento de reabilitação abrangendo todas as áreas/especialidades concomitantemente, mas, sim, iniciar gradativamente, pela impossibilidade de o paciente vir a aderir e/ou participar ativamente e aproveitar de todas as possibilidades que o tratamento oferece, promovendo a premissa básica do processo de reabilitação, que é a do paciente ser um agente ativo de sua recuperação, o que pode influir na sua dinâmica de personalidade, melhora da autoestima, e possibilitar o aumento de seu limiar à frustração, impulsionando-o a uma maior independência funcional e inclusão social.

Um conflito que é normalmente relevante, quando da instalação de uma deficiência física incapacitante, é que a pessoa fica cerceada diante de toda desestruturação ocorrida rapidamente em sua dinâmica de vida, sem um tempo para elaborar gradativamente essas mudanças.

Destarte, ainda, no processo de triagem deve- se fazer as orientações necessárias no momento, bem como as indicações para psicodiagnóstico, psicoterapia, orientação familiar, orientação profissional, ou ainda informando e/ou sugerindo a equipe, por exemplo, que o programa de reabilitação inicie gradativamente, ou seja, a não inserção de todas as terapias que se fizerem necessárias concomitantemente (como: fisioterapia, terapia ocupacional, serviço social, fonoaudiologia, condicionamento físico, nutrição e enfermagem) quando o paciente se apresentar muito "lábil" e/ou com muita dificuldade de lidar com seu esquema corporal, ante as suas deficiências. Nesses casos, o mais adequado é que o paciente inicie o programa somente com as terapias imprescindíveis, para evitar o agravamento do quadro, e o Serviço de Psicologia inicie de imediato visando preparar o paciente para as diferentes terapias e processos que ele irá ser submetido.

O psicólogo como membro de uma equipe multiprofissional de reabilitação, precisa oferecer, além do suporte ao paciente e sua família, subsídios para os outros membros da equipe trabalhar com esse paciente, no que se refere a forma de lidar (abordagem), informando-os sobre a dinâmica de personalidade do paciente, suas condições afetivo-emocionais, cognitivas, comportamentais, expectativas e dinâmica familiar, no momento.

E quando necessário, o psicólogo deve orientar os profissionais quanto suas próprias dificuldades enquanto "reabilitador", não perdendo de vista a expectativa do cliente X terapeuta, que influenciará decididamente na evolução do processo de reabilitação. Outrossim, da importância do trabalho com os familiares, visando evitar e/ou diminuir a superproteção familiar, que, muitas, vezes impede o paciente de se expandir independentemente, ou ainda que rejeite ou exija comportamentos que estejam fora do alcance do paciente no momento.

Exemplificando, quando do atendimento de crianças, atentar sobre a importância da participação dos pais, e, portanto, do acolhimento de suas dúvidas e receios quanto ao tratamento, pois um resultado satisfatório, uma boa evolução do programa dependerá de quanto os pais se sentirão acolhidos e seguros em relação as orientações recebidas, visto que o tempo que as crianças ficam e recebem tratamento na instituição é irrisório ante ao tempo que os pais ficam com a criança e que cabe a eles a aplicabilidade das orientações no ambiente domiciliar.

Portanto, há a necessidade de esclarecer ao paciente, familiar e/ou seu responsável legal, o seu diagnóstico etiológico e de incapacidade, suas condições atuais, bem como o que é o processo de reabilitação e como a família estará incluída e deverá participar.

Nesse aspecto é relevante que todos os envolvidos entendam que o organismo funciona como um todo, os problemas físicos interferem no nosso estado emocional e vice-versa, e que que se estivermos excessivamente preocupados/ansiosos, não conseguiremos respeitar o nosso tempo interno e as dificuldades específicas de cada indivíduo diante das próprias limitações, muitas vezes não conseguindo aderir as propostas terapêuticas apresentadas.

O processo de triagem na reabilitação implica o psicólogo estar preparado não só no nível de formação acadêmica, mas principalmente em ter adquirido experiência, preferencialmente dentro de um contexto hospitalar, bem como da área que está atuando, para ter condições de, além de perceber o "estado geral" do paciente, antever as possibilidades de ele se beneficiar dos serviços, técnicas e procedimentos oferecidos na instituição, no momento da triagem, que é um período de tempo relativamente curto, entre 25 e 30 minutos, a fim de contribuir efetivamente com o que paciente e família necessitam, bem como com a equipe de triagem e com os profissionais que irão atendê-lo quando em programa de reabilitação.

Além de transmitir essas informações para a equipe responsável pela inserção do paciente no programa, esses aspectos serão extremamente relevantes, se for o caso de precisarmos encaminhar o paciente a outro serviço que atenda melhor suas necessidades e quadro clínico no momento, como por exemplo quando o paciente está descompensado clinicamente, com problemas psiquiátricos graves, entre outros.

As formas de intervenção normalmente utilizadas nos processos de reabilitação, quando da eleição do paciente, é a psicoterapia breve individual e /ou em grupo.

No atendimento psicológico para o psicodiagnóstico, normalmente podem ser usados todos os tipos de técnicas e instrumentos psicológicos (testes e escalas), desde que adequado a cada paciente, sendo que no atendimento a pacientes com deficiência muitas vezes precisamos adequar os instrumentos as limitações e incapacidade de cada um, tanto no que se refere a funcionalidade (motora) quanto cognitiva, dentro dos parâmetros da psicoterapia breve por suas características (de tempo, foco, contrato) mais indicada nos programas de reabilitação hospitalar.

O psicólogo "Orientador Profissional" também pode atuar tanto na triagem do paciente quanto ao que denominamos como final de processo reabilitador, pois através da avaliação, orientação e aconselhamento profissional, visa dar condições ao paciente de se inserir em uma atividade produtiva, que seja no mercado de trabalho propriamente dito ou desenvolvendo atividades ocupacionais que lhe proporcione satisfação e sempre que possível alguma renda. Lembrando que este aspecto também pode ocorrer desde o início do tratamento, de acordo com as condições físicas, psíquicas, sociais e interesses do paciente.

Daí a importância de se fazer um psicodiagnóstico o mais completo possível, usando todas as técnicas e instrumentos psicológicos que houver disponível e quando, na impossibilidade de fazê-lo, seja por falta de tempo ou por falta de condições clínicas do paciente, obter pelo menos uma impressão diagnóstica através da entrevista e/ou contato com a família, buscando ter um perfil o mais próximo possível do paciente no momento e de como ele era antes do "incidente", para que se possa traçar minimamente um plano de terapêutico objetivo junto ao paciente, família e equipe.

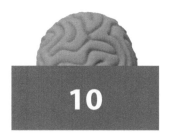

O serviço de psicologia na triagem de pacientes com acidente vascular cerebral

Vera Lúcia Rodrigues Alves

Junto com Serviço Médico e Serviço Social, o Serviço de Psicologia participa do processo de triagem de pacientes com vistas ao programa de reabilitação física. Conta com um corpo de profissionais especialistas e com *expertise* em Reabilitação Física Global e atua na assistência aos pacientes com Acidente Vascular Cerebral (AVC) em todas as fases do programa, cuja triagem tem um papel primordial, uma vez que oferece condições para determinação da elegibilidade psicológica dos candidatos ao programa de reabilitação da instituição, mediante entrevistas com o paciente e/ou seus familiares, usando ou não recursos de testes ou provas psicológicas, o que contribui para as conclusões, indicações e decisões relativas ao tratamento/programa do paciente e/ou nos processos de orientação e encaminhamentos que se fizerem necessários dentro ou fora da instituição, como por exemplo: avaliação/acompanhamento psiquiátrico e/ou psicoterápico.

O processo de triagem na instituição de reabilitação é previamente agendado e realizado pelos três serviços. A triagem consiste em uma avaliação biopsicossocial das condições gerais do paciente, ou seja, pelo médico são verificadas as condições clínicas, o psicólogo avalia aspectos psicológicos (dinâmica afetivo- emocional, psicopatológicos, cognitivos, comportamentais e motivacionais), e o assistente social os requisitos sociais (retaguarda de transporte, retaguarda familiar e expectativas). E após a consulta de cada serviço é realizada uma reunião pontual entre os profissionais, e ponderada as conclusões das áreas quanto à viabilidade da elegibilidade ao programa.

O objetivo da Equipe de Triagem é verificar se o programa de reabilitação oferecido condiz com as necessidades, expectativas e condições gerais da pessoa que procura pela instituição naquele momento específico, e assim direcioná-la para a forma mais ágil de atendimento ou mais apropriada às suas necessidades (RIBERTO et al., 2010).

Quanto à atuação do Serviço de Psicologia ressalta-se que, durante a triagem, o objetivo é conhecer o indivíduo e sua queixa a fim de verificar se há condições de ele participar ativamente do Programa de Reabilitação e se beneficiar do tratamento oferecido. O Serviço de Psicologia se pauta nos critérios de elegibilidade, em que a presença dos fatores abaixo relacionados é impeditiva à inserção ao programa, nos moldes oferecidos hoje pela instituição de reabilitação:

- Histórico de atraso mental grave;
- Histórico de doença mental sem controle e/ou acompanhamento efetivo;
- Alteração comportamental grave;
- Deterioração mental em função de processos degenerativos do sistema nervoso central;
- Toxicomania "ativa";
- Expectativa inadequada quanto à instituição.

Ou seja, para a participação efetiva no Processo de Reabilitação é preciso investigar as funções psicológicas gerais e específicas; funções intelectivas no funcionamento global; condições afetivo-emocionais (relacionamento com o mundo) e condições globais do desenvolvimento psicológico. Ressalta-se que o nível cognitivo é de grande relevância no processo de reabilitação, pois é um processo que requer aprendizagem e adaptações em diversas atividades no seu transcorrer.

A triagem psicológica é considerada um processo de avaliação psicológica, em que o profissional de psicologia busca compreender a dinâmica funcional da pessoa, suas queixas, necessidades e expectativas. Assim, a triagem é um processo em que se realiza uma impressão diagnóstica, e visa contribuir para análise e definição quanto à elegibilidade ao programa de reabilitação e de que forma essa pessoa deverá ser inserida no processo com um direcionamento objetivo e individualizado/personalizado.

Os pacientes com AVC que procuram o Instituto de Reabilitação, e que poderão ser eleitos para a equipe de LEA (Lesão Encefálica Adquirida) podem apresentar prejuízos tanto motores quanto cognitivos, comportamentais e sociais. E de acordo com o tipo de incapacitação, teremos diferentes tipos de programas e consequentemente de reorganização familiar com vistas ao suporte e adesão ao programa.

Destaca-se que, além dos problemas cognitivos (alteração da memória, atenção, compreensão, orientação etc.) impostos pela lesão cerebral, podem ocorrer comprometimento da identidade pessoal, profissional e da vida familiar e social, refletindo na independência e autonomia dessa pessoa. O que pode ser avaliado pela observação atenta da postura, responsividade e participação adequada do paciente na entrevista, em que ele se coloca como protagonista da situação, apesar da situação vivenciada, e os familiares são suporte e/ou ajudadores.

As funções cognitivas de maneira geral ficam mais visíveis quando da participação ativa do paciente, na triagem, quanto a responder as perguntas formuladas sobre o histórico da doença, dados autobiográficos etc., com bom senso, adequação, pertinência. O contrário é facilmente identificado, pois ocorre a não participação, delegando aos acompanhantes esta tarefa e/ou não se apercebendo do contexto situacional do momento, permanecendo apático ou agitado. E nestes casos deve-se fazer o máximo para interagir com o paciente e aprofundar o levantamento das informações com os familiares.

No processo de triagem do paciente com AVC, precisa-se atentar para os aspectos afetivo-emocionais, em que é frequente a ocorrência de quadros depressivos, bem como verificar se é um quadro reativo primário ou secundário, portanto se faz parte do histórico pregresso do paciente, e então sugerir acompanhamento psiquiátrico e o tipo de eleição possível no momento. Importante considerar na entrevista as manifestações comportamentais de irritabilidade, impulsividade e perda de crítica, através de posturas verbais e não verbais.

Problemas emocionais como depressão, ansiedade, alteração de humor, sentimentos de raiva, medo, angústia, desvalia etc., normalmente estão presentes em graus variados e não costumam ser impeditivos para a participação adequada ao programa, entretanto se faz necessário diferenciá-los dos transtornos de depressão maior, Transtornos de Ansiedade (TAG), psicoses, de quadros de manias secundários etc., pois estes comumente precisam de acompanhamento diferenciado em instituição apropriada.

O profissional de psicologia precisa estar atento a expressões e/ou relatos do próprio paciente ou dos familiares de comportamentos inadequados como: agressividade verbal, física, desinibição, paranoia (persecutoriedade) labilidade, apatia (lentificação, mutismo), anedonia (incapacidade de sentir prazer), que dependendo da intensidade pode indicar a necessidade de uma avaliação mais específica antes de iniciar o programa, pelo próprio Serviço de Psicologia, e/ou acompanhamento de outros profissionais, como o neurologista ou psiquiatra, e ser eleito experimentalmente.

A presença de Transtorno da Expressão Emocional Involuntária (TEEI) após AVC é frequente (o paciente apresenta choro e riso sem um estímulo apropriado e fora de contexto), entretanto não é impeditivo ao programa, porém se faz necessário alertar a equipe.

Observa-se que pacientes afásicos, com compreensão preservada, apresentam intensa vivência de angústia, tristeza (depressão reativa), porém não se considera impeditiva a elegibilidade ao programa.

Outro fator a ser ponderado são os comportamentos que podem ser apresentados pelos idosos, como a perseveração, desmotivação e ideação negativa, que normalmente é o "somatório" dos sintomas e incapacidades gerados pelo AVC, mas também da fase de vida vivenciada, e deve ser levado em consideração no momento da triagem, quando da proposta de programação e estabelecimento de objetivos.

Importante lembrar que os pacientes com AVC, podem chegar para a triagem, imediatamente após a fase aguda e apresentar comportamentos como agitação, euforia e/ou comportamento motor discrepante, e em fase posterior, relatar alteração, de sono, apatia, irritação, configurando uma depressão multifatorial, que deve ser investigada.

Pode ocorrer também a presença de transtorno depressivo maior e agudo com a depressão pós-AVC, por determinismo biológico, porém, no caso de se manifestar após dois anos ou mais do acidente vascular, frequentemente está associado a fatores psicossociais, que devem ser avaliados.

O momento em que os pacientes com AVC, normalmente adultos e idosos, procuram pelo Programa de Reabilitação é um momento de crise e sofrimento; assim, o psicólogo necessita ter uma postura de acolhida, pois o termo "acolhimento" significa recepção, atenção, consideração (DÂMARIS e VORCARO, 2009). Dar um significado a situação crítica vivenciada no momento e que difere de qualquer outro indivíduo, e assim possibilitar o atendimento dentro de uma proposta global de reabilitação, porém individualizada.

O paciente, na triagem, recebe atenção específica e diferenciada ao seu sofrimento que independe do resultado de elegibilidade, motivo que configura nosso modelo como "Triagem Interventiva", que vai além da prática de coletar dados pessoais do paciente, identificar sua queixa e realizar uma impressão diagnóstica (breve diagnóstico) e com o conjunto dessas informações ter condições de apontar para um encaminhamento adequado da pessoa em questão (PERFEITO E MELO, 2004; ROCHA, 2011).

A "Triagem Interventiva" alicerça-se na necessidade de dar atenção aos processos de acolhimento e de elaborações do paciente, levando-se em consideração seu momento atual. Percebe-se que a triagem pode também ser um momento terapêutico com enfoque no encontro e nas intervenções psicológicas relevantes (ROCHA, 2011).

O estabelecimento do vínculo de confiança possibilita compreender a dinâmica afetivo-emocional do paciente, tanto no que concerne ao seu histórico pregresso à instalação da deficiência, como em relação ao momento vigente.

Destaca-se que as pessoas não eleitas também são acolhidas, recebem cuidados e orientações específicas e são encaminhadas para outros recursos na comunidade que possam atender suas necessidades.

De acordo com o discurso do paciente e familiar, é possível ter uma compreensão quanto às expectativas com o processo de reabilitação, constatar até que ponto as expectativas são realistas e condizem com o quadro clínico e com o que se pode oferecer enquanto instituição de reabilitação.

Importante tornar esse discurso claro para a equipe em termos precisos e técnicos, identificar as expectativas não coerentes com as possibilidades reais do paciente e/ou objetivos da reabilitação. Cabe ao profissional de psicologia o esclarecimento do contrato terapêutico e dos objetivos possíveis, no intento de reduzir a sensação de frustração com o programa terapêutico oferecido, ou ainda, adequar a expectativa quando muito elevada. Nesse aspecto, a orientação dada ao paciente e seus familiares, no momento de triagem, pelos profissionais participantes também tem efeito terapêutico ao trazer as pessoas para um entendimento mais claro dos objetivos, intervenções e resultados possíveis.

Ao psicólogo não cabe contar os conteúdos apresentados pelo paciente, mas sim traduzir para a equipe o momento psíquico, condições afetivo-emocionais, cognitivas, motivacionais e expectativas, por exemplo, que podem interferir na eleição e impactar no tratamento.

Esclarecendo as decisões da equipe de triagem, o indivíduo pode ser (RIBERTO, 2010):

- **Eleito pela equipe de triagem** para tratamento o que significa que o paciente e familiar têm expectativas adequadas quanto ao processo de reabilitação, não apresentam aspectos sociais, cognitivos/emocionais e comportamentais que comprometam a adesão ao tratamento, no momento, e se há prognóstico de ganhos funcionais e está clinicamente estável. O psicólogo também verifica a indicação do atendimento se individual ou em grupo.
- **Eleito experimentalmente pela equipe de triagem** para a programa de reabilitação corresponde ao paciente no qual apesar de terem sido observados aspectos que poderiam significar uma barreira ao aproveitamento e adesão ao programa, ainda assim a equipe de triagem julga que com intervenções específicas ele poderá ser beneficiado. Neste caso estão, por exemplo, aqueles pacientes com histórico de alcoolismo ou doença mental (por exemplo, depressão), que são fatores de ineleição, mas que em virtude de estarem em tratamento especializado, acredita-se que esses fatores não impedirão a adequação comportamental ou aceitação das orientações terapêuticas. Nesta categoria podem estar também os pacientes que apesar de terem completados programa de reabilitação em outros centros de reabilitação, portanto sem indicação de repetição dele, podem ser admitidos no centro de reabilitação para trabalhar demandas pontuais.
- **Ineleito no momento pela equipe de triagem** refere-se aos pacientes que em virtude da existência de qualquer fator de ineleição não podem ser incluídos no programa de reabilitação ou no acompanhamento fisiátrico, no momento, porém, com a adequação desses fatores essa condição pode ser mudada no futuro próximo. Nessa categoria estão os pacientes que estão, por exemplo,

com quadros depressivos ou de instabilidade emocional ou comportamental que necessitam de avaliação e conduta psiquiátricas, ou suspeitas de demências que demandam diagnóstico diferencial, bem como, necessidade de meios que facilitem a adesão ao tratamento, tanto do paciente como da família.

- **Ineleito pela equipe de triagem** é para o paciente que não tem prognóstico de reabilitação porque já realizou, por exemplo, o programa de reabilitação em outra instituição. A família e paciente já estão adequadamente treinados, mas podem ter expectativas de ganhos somatórios com a realização de mais intervenções já realizadas. Pode tratar-se também de um paciente cujas condições clínicas, sociais ou psicológicas não permitem a participação no programa de reabilitação ou mesmo em atividades de orientação e intervenções terapêuticas pontuais. Podendo ser necessário o encaminhamento para um recurso mais adequado ao paciente.

Em todos os casos, o processo de triagem deve terminar com um cuidadoso processo de esclarecimento sobre o programa, quando Eleito, das questões que serão averiguadas na Eleição Experimental;; das medidas a serem tomadas na ineleição no momento e, principalmente, na ineleição, dos motivos sobre a impossibilidade da inserção do acompanhamento do paciente nesse serviço de reabilitação, e dos encaminhamentos pertinentes para o caso em questão.

Cabe ao psicólogo à coerência teórica e prática em relação ao Processo de Reabilitação Física Global, bem como, em relação ao Processo de Triagem para que sua atuação não configure uma práxis de exclusão de incapacitados, mas sim uma ação reflexiva dos melhores e mais adequados meios de tratamentos e processos inclusivos para a pessoa que sofreu um acidente vascular cerebral.

Considera-se, por fim, que a triagem consiste "na porta de entrada" do paciente na Instituição para inserção no programa de reabilitação, considerado em sua integridade física, social e emocional. Esse atendimento visa diminuir o tempo de espera e otimizar o atendimento interdisciplinar.

BIBLIOGRAFIA

DÂMARIS, C. T.; VORCARO, A. R: Revista Saúde e Pesquisa. Acolhimento em clínica-escola: o tratamento da queixa. In: **Revista Saúde e Pesquisa**. Maringá: Editorial, v. 2, n. 2, p. 281-286, mai./ago. 2009.

PERFEITO, H. C. C. S.; MELO, S. A. Evolução dos processos de triagem psicológica em uma clínica-escola. **Estudos de Psicologia**, Campinas, v. 21, n. 1, p. 33-42, jan./abr. 2004.

RIBERTO, M; JUCÁ S. S. H.; MIYAZAKI, M. H.; BATTISTELLA, L. R. Sobre o processo de triagem em centros de reabilitação. **Actafisiatrica**, setembro 2010, vol 17, número 3.

ROCHA, M. C. Plantão psicológico e triagem: aproximações e distanciamentos. **Rev. NUFEN**, vol 13, número 1, São Paulo, 2011.

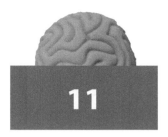

11

O serviço de psicologia na triagem de pacientes com lesão medular

Valéria Dini Leite

A realização de triagem é uma das atribuições da Psicologia. Juntamente com o Serviço Médico e o Serviço Social que avaliam respectivamente as condições clínicas e de transporte e retaguarda familiar, a Psicologia faz a triagem de todos os pacientes, com diferentes diagnósticos e incapacidades, encaminhados para tratamento na instituição de reabilitação.

Por meio de um protocolo específico elaborado pelo Serviço de Psicologia é feita uma impressão diagnóstica, cujo objetivo principal é identificar se o paciente apresenta condições psicológicas para participar do tratamento de reabilitação integral, em regime ambulatorial ou de internação. Esta participação envolve a capacidade de assimilar e aplicar as orientações fornecidas pela equipe multidisciplinar bem como de relacionar-se em grupo com os profissionais e demais pacientes. Na ausência destas condições, normalmente o paciente é dirigido para Grupos de Orientação, intervenção em que as orientações são mais voltadas para os familiares/cuidadores.

A triagem requer do psicólogo conhecimentos específicos, principalmente nas áreas de psicopatologia, teorias de desenvolvimento e de personalidade, além de neuropsicologia. Este aporte teórico e técnico, aliado à experiência clínica, permite ao profissional o exercício pleno do pensamento clínico. Este saber possibilita a identificação de alterações cognitivas, psíquicas, emocionais e comportamentais do paciente, contribuindo para uma avaliação e definição de conduta terapêutica mais fidedignas e apropriadas ao caso em questão.

As colocações acima aplicam-se a todos os pacientes atendidos em triagem, independentemente de seu diagnóstico e incapacidade. Entretanto, conforme o quadro apresentado, alguns cuidados devem ser tomados e o profissional precisa focar em determinados pontos específicos.

A Lesão Medular (LM), por exemplo, por ser um dos quadros mais graves e incapacitantes e com sérias repercussões na vida do paciente, pode levar a uma desestabilização psíquica e emocional do indivíduo, especialmente no período logo após a instalação da LM.

A gravidade citada acima ratifica a necessidade de estarmos atentos à presença de sinais e sintomas psicopatológicos durante a triagem, pois alterações nesta área podem interferir no pleno aproveitamento do programa de reabilitação pelo paciente. Em alguns casos pode ser mais difícil identificar tais alterações.

Durante a triagem, a alta expectativa de recuperação e o intenso desejo de dar início rapidamente ao tratamento de reabilitação podem gerar no paciente e em sua família o receio de falar abertamente sobre possíveis alterações psíquicas, comportamentais e cognitivas, bem como dificuldades emocionais.

Em outros casos, o paciente pode referir boas condições psicológicas, não com a intenção de omitir seus problemas, mas porque mecanismos inconscientes como negação, dissociação e projeção, entre outros, podem estar atuando a fim de protegê-lo do sofrimento psíquico decorrente das mudanças e limitações físicas e emocionais impostas pela lesão medular.

Mecanismos inconscientes, que estão a serviço da defesa de instâncias psíquicas podem gerar uma percepção distorcida da realidade. Muitas vezes, o paciente só tomará consciência de seu estado real decorrido um longo tempo, podendo apresentar determinadas alterações psicopatológicas como um quadro de depressão, incluindo ideações suicidas, transtorno de ansiedade ou de pânico, uso abusivo de drogas lícitas e ilícitas ou até mesmo uma psicose reativa, entre outras manifestações.

Como podemos observar, são inúmeras as formas como o indivíduo pode reagir a um evento traumático, como a instalação de uma deficiência física. Determinadas reações emocionais como choro, tristeza, desânimo e ansiedade são esperadas diante do ocorrido e não necessariamente implicam um quadro psicopatológico. Estas reações mais brandas não dispensam uma avaliação e acompanhamento psicológico para que o profissional possa intervir e seguir a evolução do paciente. Uma depressão reativa deve ser diferenciada de outras formas mais graves, crônicas e que podem evoluir para comportamentos suicidas. Por isso é fundamental averiguar cuidadosamente os sinais e sintomas manifestos ou latente e encaminhar de modo adequado e prontamente para avaliação e acompanhamento psiquiátrico.

Outro ponto a ser ressaltado diz respeito a presença de determinadas alterações comportamentais e/ou cognitivas que podem ser decorrentes de uma lesão cerebral provocada pelo acidente/trauma sofrido pelo paciente. É importante averiguar se o paciente teve algum outro tipo de acometimento além da lesão medular.

É importante salientar que a triagem psicológica necessita ser realizada dentro de um tempo mais restrito. Por essa razão, a experiência profissional, o conhecimento, manejo técnico e teórico e, principalmente, pensamento clínico garantem a realização de uma impressão diagnóstica que de fato reflita as condições atuais do paciente.

Ao psicólogo cabe, portanto, ter habilidade para fazer o diagnóstico diferencial, ter pensamento clínico e escuta qualificada para, em pouco tempo, ter condições de estabelecer se a pessoa, do ponto de vista psicológico, está ou não eleita para o tratamento de reabilitação.

Para o diagnóstico diferencial é necessário considerar e interpretar os dados levantados na triagem a partir do funcionamento atual e pré-mórbido do paciente, além de seu contexto sociocultural e educacional.

Objetivamente, a intervenção psicológica no processo da triagem envolve as seguintes práticas:

- Identificar se o paciente apresenta condições psíquicas, emocionais, cognitivas e comportamentais para realizar programa de reabilitação.
- Avaliar o impacto da deficiência física nas condições psicológicas do paciente.
- Sugerir, diante da constatação de alterações psíquicas e comportamentais significativas, o encaminhamento para avaliação/tratamento psiquiátrico, antes de iniciar o tratamento de reabilitação.
- Verificar o nível de expectativa em relação ao programa de reabilitação e a capacidade de adesão ao tratamento. Estes dois aspectos também são averiguados em relação ao familiar/cuidador.

Quanto à expectativa e adesão ressaltamos que, normalmente, serão trabalhadas pelo psicólogo durante o programa de reabilitação, não sendo, a princípio, motivo para ineleição. Entretanto, há casos observados na triagem, em que esses dois fatores se encontram muito alterados, o que pode prejudicar a participação do paciente no tratamento. Por exemplo, uma expectativa muito elevada ou, ao contrário, muito rebaixada, pode levar o paciente a não aceitar as orientações dos profissionais e a não querer realizar adaptações necessárias para o seu caso, representando um impasse no desenvolvimento de seu tratamento. Do mesmo modo, a ausência de adesão irá interferir em demasia no processo de reabilitação.

Nos casos acima, muitas vezes o psicólogo opta por eleger experimentalmente o paciente e assim nos três primeiros meses de atendimento será averiguado se houve melhora ou não desses aspectos, sendo discutido posteriormente em reunião de equipe multiprofissional.

Também de forma experimental é eleito o paciente que foi encaminhado para avaliação psiquiátrica e retorna com o relatório do profissional que lhe atendeu. Este critério adotado visa sempre ao melhor acompanhamento possível do paciente durante o período de reabilitação.

Anterior à sua entrada experimental, esse paciente que apresenta alterações psicopatológicas e é encaminhado para avaliação psiquiátrica, é ineleito até que retorne para uma retriagem com o relatório do médico informando que ele está sendo acompanhado, está estável e apresenta condições de realizar o programa de reabilitação. Ao não passar pela avaliação/acompanhamento psiquiátrico ou não trazer este relatório para a instituição, o paciente ficará ineleito.

Também ficam ineleitos para o programa de reabilitação pacientes com quadros de demência severos, uma vez que em tais condições não apresentam condições de assimilar as orientações da equipe multiprofissional.

É relevante dizer que, além dos critérios psicológicos especificados acima, são atendidos outros requisitos estabelecidos pela instituição.

Após os pacientes passarem pela triagem, é realizada uma breve reunião de equipe entre os três profissionais que realizam esta intervenção, a fim de discutir os casos, sempre se levando em consideração os critérios de elegibilidade estabelecidos por cada um desses serviços.

Concluímos salientando a importância do profissional de Psicologia na triagem, primeiro momento do paciente na instituição. A realização de um correto mapeamento global dos aspectos psicológicos do paciente, que aponte tanto para comprometimentos/alterações como para competências e recursos, contribui com a equipe de triagem para uma definição das abordagens e condutas terapêuticas a serem estabelecidas de forma personalizada. E, principalmente, pode auxiliar no alcance de um programa de reabilitação integral bem-sucedido e mais bem aproveitado pelo paciente, respeitando-se suas habilidades e limitações.

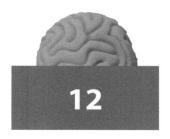

12

Indicação de avaliação e reabilitação neuropsicológica

Atendimento da pessoa com lesão encefálica adquirida no processo de reabilitação

Sandra Regina Schewinsky

LESÃO ENCEFÁLICA ADQUIRIDA

Na maioria das vezes, temos a impressão de que a vida caminha tranquilamente e em segundos tudo muda. É o que acontece quando uma pessoa sofre uma Lesão Encefálica Adquirida (LEA), que pode ocorrer em função de um Acidente Vascular Encefálico (AVE), Traumatismo Cranioencefálico (TCE), tumores, encefalites, neurocisticercose, toxoplasmose, herpes, atualmente sequelas deixadas pela Covid 19, e outras infinidades de causas.

Geralmente os acometimentos são graves, com longos períodos de internações e procedimentos hospitalares para salvar a vida da pessoa e minimizar ao máximo as sequelas (SCHEWINSKY; ALVES, 2020). Ao sofrer uma lesão encefálica, além das sequelas motoras a pessoa pode apresentar dificuldades neuropsicológicas importantes como de atenção, memória, aprendizagem, funções executivas, cognição social, personalidade e autoconsciência.

Assim, mesmo na fase de cuidados intensivos, o profissional especializado em neuropsicologia pode contribuir para o bom andamento do caso. A intervenção do neuropsicólogo pode se dar desde a Unidade de Terapia Intensiva (UTI), pois ele também faz parte da equipe multidisciplinar e interdisciplinar (SABOYA, MARCA,

COSMO, KITAJIMA, 2014; GOMES, 2001), está implicado na rotina de acontecimentos desse local. Assim, muitas vezes é chamado para realizar uma avaliação sobre o estado mental e comportamental do paciente naquele momento.

Importante compreender o que de fato ocorre com o paciente na UTI, por exemplo, se sofre uma Síndrome da UTI (SEBASTIANI, 2001; SIMONETTI, 2016) em que pode apresentar sintomas como desorientação temporal e espacial, fuga de ideias, atitudes obsessivas, quadros delirantes, desorganização cognitiva e comportamental considerável, ou se os sintomas devem-se a LEA, quadros psiquiátricos ou demenciais.

Pode-se aferir a gravidade da lesão pelo quadro de Amnésia Pós-traumática (APT), com desorientação, confusão, amnésia retrógrada e anterógrada (GOUVEIA, 2006). A duração da APT é utilizada como critério para a avaliação da severidade da lesão difusa (STUSS; BINNS; CARRUTH, 2000). A classificação é: duração de APT de menos de cinco minutos equivale à severidade muito leve, de cinco a 60 minutos é leve, de uma a 24 horas equivale a moderado, de um a sete dias é severo, de uma a quatro semanas é muito severo e mais de quatro semanas é considerado extremamente severo (SCHEWINSKY, 2008). Para compreender como o paciente se encontra é interessante que se possa diagnosticar suas condições cognitivas, sendo um ótimo instrumento a Escala de Níveis de Função Cognitiva, desenvolvida pelo Rancho Los Amigos Medical Center (LIN; DULEBOHN, 2020), que auxilia a equipe a entender e focalizar as habilidades mentais e cognitivas do indivíduo e assim programar o atendimento adequado.

Avalia-se em qual nível cognitivo a pessoa se encontra, como não responsivo; resposta generalizada; resposta ʹlocalizada; confuso e agitado; confuso e inapropriado; confuso e apropriado automático, e apropriado intencional (SCHEWINSKY; ALVES, 2020). Entendem-se como cognição as habilidades de pensamento e memória das pessoas, incluindo atenção, organização, planejamento, tomada de decisões, resolução de problemas, julgamento, raciocínio, noção dos seus limites e problemas (CAMARGO, 2000).

O paciente pode transitar por vários níveis cognitivos e espera-se uma evolução gradual. Compreender em qual fase se encontra facilita a comunicação entre a equipe de cuidados, como também, ajuda a esclarecer e orientar os familiares.

Depois da situação crítica do acometimento neurológico, estabilização do quadro e alta hospitalar, o atendimento reabilitacional torna-se necessário.

A REABILITAÇÃO

A equipe multiprofissional de reabilitação recebe então toda uma família em sofrimento e muitas vezes, desorientada. Assim, os passos da triagem, avaliação e programa de tratamento objetivam otimizar e direcionar o processo de reabilitação levando em consideração a história pessoal de cada um, para propiciar o maior desenvolvimento possível do potencial do paciente, que confere os aspectos físicos, psicológicos, sociais, educacionais e profissionais.

O profissional de psicologia/neuropsicologia integra a equipe de reabilitação e atua desde o momento da triagem até a alta. Realiza a avaliação para melhor direcionar o tratamento psicológico e qual a modalidade indicada (individual, grupo, orientação), mas, além da assistência direta com o paciente, atende a família e participa das reuniões de equipe em que decidem o direcionamento do programa de reabilitação. Importante salientar, que é o psicólogo quem traduz para todos os envolvidos os motivos que levam tanto o paciente quanto sua família a terem determinados comportamentos e atitudes.

Assim, a pessoa que se encontra em reabilitação necessita de atenção integral de diversas áreas, sendo seu atendimento multiprofissional e interdisciplinar. O psicólogo/neuropsicólogo insere-se no processo de reabilitação para compreender e atuar nos aspectos referentes ao emocional, cognitivo, comportamental e relacional. Precisa compreender os princípios que regem o tratamento, dado que a atividade mental é um sistema funcional complexo, envolvendo a participação de um grupo de áreas do encéfalo operando em concerto, assim, uma função complexa não depende de um "centro" com localização específica, mas sim da ação harmoniosa de diversas regiões encefálicas (LURIA, 1978; MESULAM, 1985).

Nosso Sistema Nervoso Central (SNC) tem a faculdade de se remodelar em função das experiências da pessoa, reformular as suas conexões em função das necessidades e dos fatores do meio ambiente. A relação que o ser humano estabelece com o meio produz modificações no seu cérebro, permite uma constante adaptação e aprendizagem ao longo da vida, assim a plasticidade cerebral torna o ser humano mais eficaz (MEINZER; SEMENTES; FLAISCH; HARNISH; COHEN; MCGREGOR; CONWAY; BENJAMIN; CROSSON, 2012).

A neuroplasticidade explica o fato de certas regiões encefálicas substituírem funções afetadas, contudo, a recuperação depende de alguns fatores como: idade, área da lesão afetada, tempo de exposição ao dano, natureza da lesão, quantidade de tecido lesado, mecanismos de reorganização cerebral envolvidos, fatores ambientais, culturais, psicossociais e dinâmica afetivo-emocional.

Temos a **Plasticidade axônica,** que é a plasticidade inicial (e a mais fundamental) do desenvolvimento do cérebro. Ocorre entre 0 e 2 anos de idade. **Plasticidade dendrítica,** caracterizada pelas alterações de tamanho, comprimento, disposição e densidade das espinhas dendríticas; ocorre principalmente nas fases iniciais do desenvolvimento. **Plasticidade somática,** capacidade de regular a proliferação e a morte das células nervosas. Esta é uma capacidade presente apenas no sistema nervoso do embrião, e não sofre influência do meio externo. **Plasticidade sináptica,** capacidade das sinapses de se fortalecer ou enfraquecer, em resposta aos estímulos externos e internos. **Plasticidade regenerativa,** é a regeneração de axônios afetados. Tem maior ação no sistema nervoso periférico, que é responsável por conectar o sistema nervoso central com outras partes do corpo humano (SCHWARTZMAN; XAVIER; ARVIGO; BARBOSA, 2020; LENT, 2013).

A neuroplasticidade ocorre por vários mecanismos: **brotamento,** que é um novo crescimento da área lesionada por meio de axônios, como se os axônios se esticassem para alcançar outros neurônios mas longínquos; **ativação de sinapses latentes** porque existem algumas sinapses que ficam inativas no nosso cérebro e, após uma lesão, elas "acordam" e se tornam ativas, suprindo assim a necessidade; **substituição** de circuitos não usualmente utilizados assumem a modulação (OLIVEIRA; SALINA; ANNUN-CIATO, 2001; PASCUAL-LEONE; AMEDI; FREGNI; MERABET, 2005).

Para a reabilitação neuropsicológica deve-se focar na **neuroplasticidade positiva,** ou seja, mudanças morfológicas e funcionais cerebrais que aumentam a reserva cognitiva, que é o conjunto de recursos de processos cognitivos e redes neurais subjacentes ao desempenho em tarefas que possibilitem melhor adaptação, dependente de fatores: escolaridade, hábitos, atividades, cultura, entre outros. O tratamento visa evitar a **neuroplasticidade negativa**: mudanças cerebrais adaptativas que causam diminuição da reserva cognitiva (JACOBS, 2000).

AVALIAÇÃO NEUROPSICOLÓGICA

A pessoa procura pelo Programa de Reabilitação vivendo um momento de crise e sofrimento, assim o psicólogo/neuropsicólogo necessita ter uma postura de acolhida, pois o termo "acolhimento" significa recepção, atenção e consideração. Dar um significado a situação crítica que é único naquela circunstância (ALEXANDRE; VASCONCELOS; SANTOS; MONTEIRO, 2019).

O psicólogo/neuropsicólogo depara-se com uma grande diversidade de problemáticas, que demanda a oferta e desenvolvimento de atividades em diferentes níveis de tratamento. Sua principal tarefa é a avaliação e acompanhamento de intercorrências psíquicas dos pacientes submetidos ao processo de reabilitação, visando basicamente a promoção e/ou a recuperação da saúde física e mental. Promove intervenções direcionadas à relação equipe/paciente, paciente/família, e paciente/paciente e do paciente em relação ao processo de reabilitação e repercussões emocionais que emergem nesse processo (CONSELHO FEDERAL DE PSICOLOGIA, 2001).

A prática diária no centro de reabilitação revela a necessidade da realização do diagnóstico diferencial para quem se encontra em situação de adoecimento, instalação de deficiência e sofrimento, para balizar a abordagem e técnica de assistência àquele que pode ter seu funcionamento mental comprometido por várias razões.

Essa abordagem individualizada é fundamental para compreender quem é essa pessoa que se apresenta, qual sua idade, profissão, escolaridade, procedência, família, antecedentes de doenças suas e familiares, hábitos e vícios, enfim, sua história de vida. Saber motivo e extensão da lesão, intercorrências, procedimentos invasivos, duração da Amnésia Pós-Traumática e níveis cognitivos anteriores, pois são indicativos de possível prognóstico, bem como, aferir o quanto de melhora já decorreu desde o momento da injúria (SCHEWINSKY S.R,2008).

Além disso, tempo de coma, gravidade do quadro, alterações cognitivas e comportamentais apresentadas anteriormente ajudam dimensionar o estado clínico do paciente, traumas e estresses sofridos por ele e sua família. Não é raro a alta hospitalar sem orientações de cuidados posteriores, então os familiares já cansados do período crítico da internação, passam pelo drama das dúvidas e ansiedades de como lidar com a pessoa (SCHEWINSKY; ALVES, 2020; SCHEWINSKY, 2008). Portanto, compreender o histórico do acometimento cerebral do paciente ao chegar no centro de reabilitação é importante.

A lesão encefálica adquirida pode acarretar várias modificações emocionais, comportamentais e cognitivas, por motivos didáticos deixaremos a seara afetivo-emocional para o próximo capítulo e nos ateremos a cognição no presente.

Cabe ao psicólogo/neuropsicólogo, frequentemente, avaliar o *status* cognitivo do paciente e verificar a presença de prejuízo das funções como: orientação, atenção, memória, funções executivas, curso do pensamento, crítica, cognição social e consciência (SCHEWINSKY, 2008).

É necessário colher o histórico, pois muitas vezes a lesão ocorre em virtude de comportamentos de riscos anteriores, como o uso de drogas, histórico de dificuldades cognitivas rendimento escolar e atitudinais. Diante de tal dinâmica, é importante entender como a pessoa ficou após a lesão.

Alterações no âmbito emocional, comportamental e cognitivo advindas da lesão encefálica adquirida podem ser dramáticas tanto para a pessoa acometida como para seus familiares e sociedade. Neste contexto de busca pela melhor recuperação global e conforto da pessoa faz-se o estado da arte da atuação do psicólogo/neuropsicólogo, que realiza a intervenção neuropsicológica.

A Resolução do Conselho Federal de Psicologia nº 022/2004 reconhece a neuropsicologia como uma especialidade da psicologia, assim os conhecimentos de ambas as áreas são complementares, ou seja, para a prática de neuropsicólogo é mister a formação de psicólogo e a neuropsicologia em muito pode contribuir para o raciocínio clínico do profissional de psicologia.

De acordo com a definição da percursora Beatriz Lefèvre, em 1989, a neuropsicologia é o campo de estudos para o qual não há delimitação precisa, mas que na prática é definido pela enumeração de todos os assuntos que abrange: consciência, atenção, orientação, retenção e memória, inteligência e emoção, linguagem e praxia, cobrindo o território limítrofe entre neurologia e a psicologia.

Logo, a neuropsicologia estuda, além da cognição, as emoções e seus distúrbios, como os distúrbios de personalidade provocados por alterações do cérebro, que é o órgão do pensamento e, portanto, a sede da consciência (ANDRADE; SANTOS; BUENO, 2004).

O processo de conhecer que se instaura na realização da avaliação psicológica/ neuropsicológica percorre diferentes caminhos ou vias em suas tentativas de diminuir a distância que existe entre a "ignorância" e o "conhecimento". Isso caracteriza o pensamento científico, leva o psicólogo/neuropsicólogo a ativar seus processos mentais (cognitivos) – sentir, perceber, intuir, deduzir, relacionar – e, dessa forma, conhecer o fenômeno psicológico e, assim, utilizar a avaliação psicológica/neuropsicológica como uma base fundamental à intervenção posterior (TRINCA, 2013).

A avaliação neuropsicológica compreende os mesmos paradigmas da avaliação psicológica e faculta o diagnóstico diferencial, ou seja, discernir de forma compreensiva questões específicas quanto ao funcionamento psíquico adaptado ou não de uma pessoa durante um período ou predizer o funcionamento psicológico de uma pessoa no futuro. É um processo que para ser efetivo, precisa ser baseado no modelo científico a partir de evidências, instrumentos e testes validados, que possibilitarão identificar forças e fraquezas do funcionamento psicológico e neuropsicológico, com foco na existência do indivíduo naquele momento (CUNHA, 2007).

A avaliação vai além de desvendar as estruturas das dificuldades ou transtornos, aponta para qualificar os sintomas na vida da pessoa em foco (LURIA, 1978), bem como perpretar uma exploração interacional dos processos cognitivos e de pensamento, com o objetivo de investigar as estratégias para chegar às respostas e às formas como isso pode ser ampliado e melhorado. Este tipo de avaliação tem potencial para informações importantes sobre as estratégias e processos cognitivos individuais (LUNT, 1999).

Assim, embora a neuropsicologia seja um ramo de conhecimento interdisciplinar, a avaliação neuropsicológica é tipicamente realizada pelo psicólogo que deve se especializar no entendimento da dinâmica do funcionamento cerebral e cognitivo (da criança ao idoso), em conformidade com as teorias do desenvolvimento, psicodinâmica e dos aspectos socioculturais. A avaliação neuropsicológica contribui para o diagnóstico e prognóstico da reabilitação de funções cognitivas e pode ser fundamental para diagnóstico diferencial (por exemplo, entre um quadro de depressão e demência), na avaliação da efetividade de um tratamento medicamentoso, na determinação de riscos e benefícios neurocirúrgicos, na intensificação do abuso de substâncias e em muitas outras circunstâncias clínicas (LEFÈVRE, 1989; SOHLBERG; MATEER, 2011).

O paciente pode chegar ao centro de reabilitação assustado, confuso e temoroso; assim, antes do início da aplicação dos testes, faz-se necessário o estabelecimento do vínculo de confiança com o neuropsicólogo, para que se sinta seguro, aceito e compreendido em suas dificuldades, sendo uma experiência também educativa para desenvolver aptidões sociais e possibilitar relacionamentos adequados (MONTEIRO, 2010).

Realiza-se a anamnese com objetivo de saber como ele era antes da injúria, o que aconteceu com ele, histórico de vida e familiar, *status* educacional e profissional, queixas atuais e consciência de suas dificuldades.

O avaliador levanta uma hipótese diagnóstica (OCAMPO; PICCOLO; ARZENO, 2009) que deverá ser verificada pela aplicação de instrumentos e testes neuropsicológicos, em que o Sistema de Avaliação de Testes Psicológicos (SATEPSI, 2019) permite o uso de instrumentos com comprovação científica que não necessariamente são considerados testes psicológicos, mas são importantes para complementação da avaliação neuropsicológica (OCAMPO; PICCOLO; ARZENO, 2009), desde que apresente fundamentação científica (MALLOY-DINIZ, 2018). A aplicação de testes e instrumentos tem uma sequência crescente em termos de complexidade, dificuldade e fatores ansiógenos, sendo que para avaliar a consistência dos resultados devem-se aplicar mais de um instrumento ou teste para cada domínio cognitivo (OCAMPO; PICCOLO; ARZENO, 2009).

Podemos avaliar, então: orientação temporoespacial, atenção concentrada, percepção visual, habilidades aritméticas, linguagem oral e escrita, memória imediata, operacional, recente, semântica, verbal e visual, praxis e funções executivas (FONSECA; SALLES; PARENTE, 2009), atenção concentrada, dividida e alternada (RUEDA, 2013), habilidades intelectuais ou inteligência (RUEDA, 2013), percepção (OLIVEIRA M.S., RIGONI M.S, 2010), processos de memória declarativa episódica (PAULA; MALLOY-DINIZ, 2018).

Muitos pacientes apresentam-se com alentecimento das atividades mentais; importante verificar, então, a velocidade de processamento, capacidade de seguir instruções sob pressão de tempo, sendo que nesses casos há maior probabilidade de distração, não manter a persistência numa tarefa, perder a eficiência e flexibilidade mental. Alguns não conseguem identificar os aspectos essenciais dos não essenciais da situação, com incapacidade para organizar e integrar de forma lógica os estímulos, dificultando a compreensão, abstração e solução de problemas (YATES; TRENTINI; TASI; CORRÊA; POGGERE; VALLI, 2006).

O neuropsicólogo analisará os resultados dos testes e poderá, por meio do raciocínio clínico, compreender os motivos de determinadas dificuldades do paciente, diferenciando as funções, que são interdependentes, interferem no seu desempenho, qual as reais funções deficitárias e em que grau de severidade se encontram, para assim, explicar o que ocorre para o paciente, família e equipe multiprofissional, como ainda, balizar seu plano de tratamento.

REABILITAÇÃO NEUROPSICOLÓGICA

A reabilitação neuropsicológica é um processo terapêutico que oferece ao paciente uma série de atividades programadas com o intuito de melhorar seu desempenho neurocognitivo. Para tal, é possível lançar mão de estratégias para fortalecer os processos de plasticidade cerebral e, assim, melhorar qualidade de vida da pessoa que sofreu LEA (MERZENICH, 2013). Dentre as estratégias é importante manter o paciente ativo, motivado e com estabilidade de humor. Para sustentar o foco em uma atividade, a força de vontade é necessária; a ação e regularidade de exercícios fortalecem as sinapses; as associações de informações e estímulos fortalecem as conexões cerebrais;

o cérebro precisa julgar a ação vantajosa e, assim, fica mais fácil perseverar, pode-se fortalecer as sinapses por meio da imaginação, há a tendência de memorizar o que é importante e assim o aprendizado faz novos caminhos neuronais.

Compreender os aspectos da recuperação cerebral, faculta a estruturação do atendimento neuropsicológico, em que o paciente necessita ser ativo em seu tratamento, compreender a necessidade de realizar as tarefas e que elas façam sentido para ele. Da mesma forma é necessário que o profissional saiba sobre o desenvolvimento das atividades mentais para reabilitá-las.

Os primeiros engramas são formados pelo tato e sensações internas, seguidas pelo paladar, olfato e, por fim, o processamento visual. Pacientes podem apresentar alterações sensoperceptivas como hiperestesia (sensação dolorosa), hipoestesia (alteração da sensibilidade, dormência), anestesia (sensibilidade bloqueada), parestesia (sensação de formigamento), disestesias (sensação de queimação), agnosias (incapacidade de identificar um objeto) e heminegligências (incapacidade de lançar a atenção ao lado oposto ao da lesão neurológica) (DALGALARRONDO, 2019). Torna-se necessário utilizar procedimentos para dessensibilização de dor, ou estimulação sensiva (tátil, olfato e paladar), atividades para reconhecimento de objetos e orientação no espaço intrapessoal e no extrapessoal.

O processo atencional é muito sensível e geralmente fica prejudicado nas lesões encefálicas e nas alterações emocionais; importante verificar qual o tipo de atenção prejudicada: (1) **atenção voluntária**: que exprime a concentração ativa e intencional da consciência sobre o objeto. (2) atenção espontânea: suscitada pelo interesse momentâneo, incidental, que desperta este ou aquele objeto. Geralmente está aumentada nos estados em que o indivíduo tem pouco controle voluntário sobre sua atividade mental. (3) **atenção externa**: projetada para fora do mundo subjetivo do indivíduo, para o mundo externo ou seu corpo, é de natureza mais sensorial. (4) **atenção interna**: voltada para os processos internos do indivíduo, mais reflexiva. (5) **atenção focal**: se mantém concentrada sobre um campo determinado e relativamente delimitado e restrito da consciência. (6)**atenção dispersa**: não se concentra sob um campo determinado, espalhando-se. (7) **atenção seletiva**: depende de um estado de concentração para poder estabelecer prioridades da atividade consciente, diante de um conjunto amplo de estímulos ambientais. (8) **atenção sustentada**: manutenção da atenção seletiva, que permite a execução de tarefas. (9) **tenacidade**: é a capacidade do indivíduo de fixar sua atenção sobre determinada área ou objeto. (10) **vigilância**: qualidade da atenção que permite ao indivíduo mudar seu foco de um objeto para outro (DALGALARRONDO, 2019; COUTINHO; MATTOS; ABREU, 2010).

É importante também saber o gradiente de tempo que a pessoa consegue se manter atento e em qual contexto ocorre o prejuízo atencional. O mesmo ocorre com o processo mnemônico que pode ter alguns tipos de memória preservados e outros alterados e a severidade também pode variar. Os pacientes podem se beneficiar do uso de instrumentos de apoio, estratégias compensatórias e uma série de exercícios na intenção de promover a melhora dessas funções.

Pacientes disexecutivos são geralmente incompreendidos pela família, pois se atrapalham nas tarefas do dia a dia, com dificuldades de organização, planejamento, sequenciação, resolução de problemas, flexibilidade mental, tomadas de decisão e adequação comportamental. Algumas pessoas ficam dependentes do ambiente, o que torna fundamental a adequação de rotinas, pistas, roteiros, alarmes e estruturação organizadas das tarefas. As melhoras desses quadros podem ocorrer algumas vezes pelo princípio da transferência, em que um domínio cognitivo, tarefa ou habilidade não treinada melhora como resultado de treino em outro domínio (MALLOY-DINIZ; PAULA; SEDÔ; FUENTES; LEITE, 2014). Entende-se domínio cognitivo como a habilidade calculada por tarefas, em que a transferência é caracterizada pela melhora secundária, não prevista, por exemplo, melhora em funções construtivas após treino de memória operacional. A intenção é a melhora em comportamentos funcionais para possível inclusão posterior (SOHLBERG; MATEER, 2011, RODRIGUES; SCHEWINSKY; ALVES, 2011).

A consciência é a soma de todas as funções mentais, devido a lesões em hemisfério direito, alguns pacientes podem apresentar a anosognosia, que é falta de consciência da própria doença. Outros pacientes não reconhecem algumas alterações como de memória, por exemplo. Dessa feita, é necessário trabalhar com tarefas concretas para incrementar a percepção da sua situação e gradativamente ampliar a capacidade de reflexão e abstração do paciente(SCHEWINSKY; ALVES, 2020).

Os conhecimentos científicos aumentam a cada dia, hoje podemos lançar mão de tecnologia assistiva avançada, neuromodulação, neurogames entre outros métodos que tornam o processo de reabilitação mais motivador e eficaz, mas nenhum recurso tecnológico será suficiente bom se não houver a presença do profissional atencioso, que observe as reais necessidades da pessoa direcione os recursos e principalmente que o tratamento se balize no afeto (SCHEWINSKY; ALVES, 2016).

CONCLUSÃO

Quando uma pessoa sofre uma lesão encefálica, não apenas ela sofre, mas todos que estão em seu entorno; familiares, amigos, profissionais e a comunidade como um todo têm prejuízos. Ao ser reabilitado, o paciente tem melhora na sua funcionalidade, bem como o familiar que cuidava dele, podendo retomar suas vidas e adequar suas rotinas.

O adoecimento não é culpa da pessoa, mas a melhora de sua condição é de sua responsabilidade, por isso que é tão importante trabalhar as questões emocionais, motivacionais e compreensão do quadro, tanto do paciente como de sua família e da equipe. A tarefa do neuropsicólogo é ajudar a pessoa a fazer a travessia do lugar de sofrimento intenso, de não saber, e de limitações, para um lugar com mais conforto, confiança e autonomia.

Para tanto, é importante que o profissional tenha conhecimento sobre psicodinâmica, desenvolvimento, quadros nosológicos, funcionamento encefálico, possíveis disfunções, técnicas e métodos de testagens, novas tecnologias acerca de tudo; precisa ter principalmente a delicadeza para reconhecer, nos meandros das sutilizas até as alterações mais graves, o pulsar do desejo humano que há em cada pessoa que adentra ao Centro de Reabilitação.

BIBLIOGRAFIA

ALEXANDRE, V.; VASCONCELOS, N. A. O. P.; SANTOS, A.; MONTEIRO, F. A. O acolhimento como postura na percepção de psicólogos hospitalares. **Psicologia: Ciência e Profissão**, Brasília, v. 39, n. e188484, p. 1-14, 2019. Doi: 10.1590/1982-3703003188484

ANDRADE, V.M.; SANTOS, F. H.; BUENO, O. F. A. **Neuropsicologia hoje.** São Paulo: Artes Médicas, 2004.

CAMARGO, C. I. A. Traumatismo crânio-encefálico: níveis cognitivos e prognóstico de reabilitação. In: CAPOVILLA, F. C., GONÇALVES, M. J.; MACEDO, E. C. **Tecnologia em (re)habilitação cognitiva**. São Paulo: EDUNISC, 2000. p. 201-5.

COUTINHO, G.; MATTOS, P; ABREU, N. Atenção. In: MALLOY-DINIZ, L.F.; FUENTES, D.; MATTOS, P.; ABREU, N. **Avaliação neuropsicológica.** Porto Alegre: Artmed, 2010. p.86-93.

CUNHA, J. A. **Psicodiagnóstico V**. 5 ed. Porto Alegre: Artmed, 2003.

DALGALARRONDO, P. **Psicopatologia e semiologia dos transtornos mentais**. 3 ed. Porto Alegre: Artes Médicas; 2019.

FONSECA, R. P.; SALLES, J. F.; PARENTE, M. A. M. P. **Neupsilin:** instrumento de avaliação neuropsicológica breve. São Paulo: Vetor, 2009.

GOMES, H. F. Interdisciplinaridade e ciência da informação: de característica a critério delineador de seu núcleo principal. **DataGramaZero**, v. 2, n. 4, 2001. Disponível em: http://hdl.handle.net/20.500.11959/brapci/5176. Acesso em: 14 fev. 2022.

GOUVEIA, P. A. R. Introdução à reabilitação neuropsicológica de adultos. In: ABRISQUETA-GOMES, J.; SANTOS, F. H. **Reabilitação neuropsicológica, da teoria à prática.** São Paulo: Artes Médicas, 2006. p.73-82.

JACOBS, A. B. Neuroplasticidade. In: EKMAN, L. L. **Neurociência:** fundamentos da reabilitação. Rio de Janeiro: Guanabara Koogan, 2000. p. 45-52.

LEFÈVRE, B.H. **Neuropsicologia Infantil**. São Paulo: Sarvier, 1989.

LENT, R. **Neurociência da mente e do comportamento**. Rio de Janeiro: Guanabara Koogan, 2013. p. 111-132.

LIN, K.; DULEBOHN, S. C. **Ranchos Los Amigos.** Tesouroe Ilha (FL): StatPearls, 2020.

LUNT, I. A prática da avaliação. In: DANIELS, H. **Vygotsky em foco:** pressupostos e desdobramentos. 4 ed. Campinas: Papirus, 1999. p. 219-252.

LURIA, A. R. **Fundamentos da neuropsicologia**. Porto Alegre: Artes Médicas, 1978.

MALLOY-DINIZ, L.; PAULA, J. J.; SEDÓ, M.; FUENTES, D.; LEITE, W. B. Neuropsicologia das funções executivas e da atenção. In: FUENTES, D.; MALLOY-DINIZ, L.; CAMARGO, C. H. P.; Ramon M. COSENZA, R. M. **Neuropsicologia:** teoria e prática. 2 ed. Porto Alegre: Artmed, 2014. p. 115-137.

MALLOY-DINIZ, L.F.; FUENTES, D.; MATTOS, P.; ABREU, N. **Avaliação neuropsicológica.** 2 ed. Porto Alegre: Artmed, 2018.

MEINZER, M.; SEEDS, L.; FLAISCH, T.; HARNISH, S.; COHEN, M. L.; MCGREGOR, K.; CONWAY T.; BENJAMIN, M.; CROSSON, B. Impact of changed positive and negative task-related brain activon word-retrieval in aging. **Neurobiology of Aging.** v. 33, n. 4, p. 656-69, 2012. Doi: 10.1016/j.neurobiolaging.2010.06.020

MERZENICH, M. **Soft-wired**: how the new science of brain plasticity can change your life. San Francisco: University of California (UCSF), 2013.

MESULAM, M. M. **Principles of Behavioral Neurology**. Philadelphia: Davis, 1985.

MONTEIRO, M. Do apego ao cuidado: implicações do vínculo afetivo na perspectiva clínica. **RedePsi**, São Paulo, 28 jan. 2010. Disponível em: http://www.redepsi.com.br/portal/modules/smartsection/item.php?itemid=1664. Acesso em 20 jan. 2021.

OCAMPO, M. L. S.; ARZENO, M. E. G.; PICCOLO, E. G. **O processo psicodiagnóstico e as técnicas projetivas.** São Paulo: Martins Fontes, 2009.

OLIVEIRA, C. E. N.; SALINA, M. E.; ANNUNCIATO, N. F. Fatores ambientais que influenciam a plasticidade do SNC. **Acta Fisiátrica**, São Paulo, v. 8, n. 1, p. 6-13, 2001.

OLIVEIRA, M. S.; RIGONI, M. S. **Figuras Complexas de Rey**: teste de cópia e de reprodução da memória de figuras geométricas complexas. São Paulo: Casa do Psicólogo, 2010.

PASCUAL-LEONE, A.; AMEDI, A.; FREGNI, F.; MERABET, L. B. The plastic human brain cortex. **Annual Review of Neuroscience,** Palo Alto, v. 28, p. 377-401. 2005. Doi: 10.1146/annurev.neuro.27.070203.144216

PAULA, J. J.; MALLOY-DINIZ, L. F. **Teste de aprendizagem audito verbal de Rey (RAVLT).** São Paulo: Vetor, 2018.

CONSELHO FEDERAL DE PSICOLOGIA. RESOLUÇÃO nº 2, DE 3 DE MARÇO DE 2004. Reconhece a Neuropsicologia como especialidade em Psicologia para finalidade de concessão e registro do título de Especialista. Brasília (DF): CFP, 2004. Disponivel em: https://site.cfp.org.br/wp-content/uploads/2006/01/resolucao2004_2.pdf. Acesso em: 15 jan. 2021

RODRIGUES, P. A.; SCHEWINSKY, S. R.; ALVES, V. L. R. Estudo sobre depressão reativa e depressão segundaria em pacientes após acidente vascular encefálico. **Acta Fisiátrica**, São Paulo, v. 18, n. 2, p. 60-65, 2011. Doi: 10.11606/issn.2317-0190.v18i2a103595

RUEDA, F. J. M. **Bateria Psicológica para avaliação da atenção (BPA).** São Paulo: Vetor, 2013.

SABOYA, F.; MARCA, J.; COSMO, M.; KITAJIMA, K. **Psicologia de terapia intensiva.** Rio de Janeiro: Revinter, 2014.

SCHEWINSKY, S. R. **Reabilitação neuropsicológica da memória no traumatismo crânio encefálico**. São Paulo: Livraria Médica Paulista, 2008.

SCHEWINSKY, S. R.; ALVES, V. L. R. Avanços tecnológicos e motivação para tratamento psicológico de pacientes no Instituto de Medicina Física de Reabilitação. *In:* SANTOS, N. O.; LUCIA, M. C. S. **Psicologia hospitalar, neuropsicologia e interlocuções:** avaliação, clínica e pesquisa. Rio de Janeiro: Roca; 2016. p. 178-84.

SCHEWINSKY, S. R.; ALVES V. L. R. **Lesão encefálica adquirida**: o que é importante saber. São Paulo: Gentil Gigante, 2020.

SCHWARTZMAN, J. S.; XAVIER, J. S.; ARVIGO, M. C.; BARBOSA, L. K. Use of eye tracking in girls with Rett syndrome. **European Journal of Paediatric Neurology**, London, v. 25, p. 191, 2020. Doi: 10.1016/j.ejpn.2020.01.001

SEBASTIANI, R. W. Atendimento psicológico no centro de terapia intensiva. In: ANGERAMI-CAMON, V. A. A **Psicologia hospitalar**: teoria e prática. 2 ed. São Paulo: CENCAGE, p. 21-64, 2010.

SIMONETTI, A. **Manual de psicologia hospitalar**: o mapa da doença. São Paulo; Casa do Psicólogo, 2016.

SOHLBERG, M.; MATEER, C. **Reabilitação cognitiva** – uma abordagem neuropsicológica integrativa. São Paulo; Santos, 2011.

STUSS, D. T.; BINNS, M. A.; CARRUTH, F. G.; LEVINE, B.; BRANDYS, C. F.; MOULTON, R. J.; SNOW, W. G.; SCHWARTZ, M. L. Prediction of recovery of continuous memory after traumatic brain injury. **Neurology**, Hagerstown, v. 54, n. 6, p.1337-44, 2000. Doi: 10.1212/wnl.54.6.1337

TRINCA, W. **Formas compreensivas de investigação psicológica**. São Paulo: Vetor, 2013.

YATES, D. B.; TRENTINI, C. M.; TOSI, S. D.; CORRÊA, S. K.; POGGERE, L. C.; VALLI, F. Apresentação da escala de inteligência Wechsler abreviada: (WASI). **Avaliação Psicológica**, Campinas, v.5, n. 2, p. 227-233, 2006.

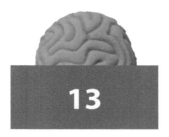

Avaliação neuropsicológica à distância: Desafios e possibilidades de um novo campo de ação na área de reabilitação

Daniela Aguilera Moura Antonio Rossi
Valéria Dini Leite

INTRODUÇÃO

Em 30 de janeiro de 2020, a Organização Mundial da Saúde (OMS) declarou pandemia devido ao surto da doença causada pelo novo coronavírus (COVID-19), o que constituiu uma Emergência de Saúde Pública de Importância Internacional (OMS, 2020; Brasil, 2020). COVID-19 é uma doença respiratória infecciosa causada por uma nova variante de coronavírus, identificado pela primeira vez em dezembro de 2019, em Wuhan, na China. Com isso a OMS publicou uma série de recomendações para prevenção e contenção da pandemia do COVID-19, dentre elas o isolamento social e distanciamento social (OMS, 2020). Com isso, algumas mudanças nas formas tradicionais dos atendimentos em saúde se fizeram necessárias gerando, em alguns casos, resultados positivos e, em outros, dificuldades.

A Organização Mundial da Saúde (OMS) preconiza que o uso das novas tecnologias seja uma das estratégias para a redução da desigualdade de acesso na atenção à saúde mental no mundo. Como um meio prático de oferecer serviços alternativos relacionados à saúde, as tecnologias de videoconferência, já em uso há vários anos, apresentaram-se como um recurso em expansão contínua. O termo Telemedicina, atualmente, é utilizado como uso de comunicações eletrônicas para fornecer informações relacionadas a serviços de saúde à distância e é particularmente útil para levar serviços especializados de forma remota a áreas subatendidas (HILTY et al., 2002).

A American Telemedicine Association (Associação Americana de Telemedicina) (2020) existe desde 1993, com foco em garantir acesso e cuidados seguros, eficazes e adequados, promovendo maior alcance dos cuidados da saúde para a população.

Ressalta-se que a saúde mental é uma das aplicações mais utilizadas em serviços de telessaúde nos Estados Unidos. A American Psychological Association (2013) também criou Diretrizes para a Prática da Telepsicologia, consolidando a prática de atendimentos psicológicos via telemedicina. Embora diretrizes de telepsicologia, plataformas e orientações de cobrança tenham sido estabelecidas antes da pandemia do COVID-19, uma das áreas de atuação específica da Psicologia, a de avaliação neuropsicológica via telessaúde, ainda apresenta desafios técnicos e de gerenciamento de riscos exclusivos (APA, 2020).

Neste ponto, cabe esclarecer que a neuropsicologia foi reconhecida pelo Conselho Federal de Psicologia (CFP), resolução nº 013/2007, como especialidade em psicologia. Esta resolução atribui a/ao neuropsicóloga (o) a atuação no diagnóstico, acompanhamento, tratamento e também na pesquisa da cognição, das emoções, da personalidade e do comportamento, realizando uma interface entre estes aspectos e o funcionamento cerebral. Conhecimentos teóricos obtidos pelas neurociências e pela prática clínica, com metodologia estabelecida experimental ou clinicamente são utilizados para cumprir os objetivos desta prática.

O oferecimento dos serviços de psicologia, cujas práticas se concentram na prestação de serviços de avaliação psicológica, atendimentos em psicoterapia, orientação e reabilitação, enfrenta desafios substanciais durante a crise de pandemia de COVID-19, como necessidade de aprendizagem de métodos, técnicas, procedimentos e instrumentos adequados a um novo contexto de atuação.

A necessidade do distanciamento físico na pandemia acelerou a expansão dos serviços em telemedicina e registrou um rápido crescimento na última década em muitas áreas de saúde. Na esfera da psicologia, devido à sua confiança na comunicação verbal e visual, aplicações em saúde mental são particularmente adequadas a esse meio de contato com o paciente (MYERS & TURVEY, 2012), no entanto desvelou algumas limitações importantes na área.

ASSISTÊNCIA PSICOLÓGICA POR MEIO DE TECNOLOGIAS DA INFORMAÇÃO E DA COMUNICAÇÃO: O QUE DIZ O CONSELHO FEDERAL DE PSICOLOGIA

No Brasil, a prestação de serviços psicológicos por meio de tecnologias da informação e da comunicação também já está regulamentada pela Resolução CFP nº 11/2018 do CFP (CFP, 2018), que autoriza a oferta on-line de serviços como: consultas e atendimentos psicológicos, processos de seleção de pessoal, supervisão técnica e aplicação de testes psicológicos. A Resolução CFP nº 4, de 26 de março de 2020, dispõe sobre regulamentação de serviços psicológicos prestados por meio de Tecnologia da Informação e da Comunicação durante a pandemia do COVID-19. Esta resolução postula que é dever fundamental do psicólogo conhecer e cumprir o Código de Ética Profissional estabelecido pela Resolução CFP nº 10, de 21 de julho de 2005, na prestação de serviços psicológicos por meio de tecnologias da comunicação e informação. A prática psicológica nessa nova modalidade está condicionada à realização de cadastro prévio na plataforma e Psi junto ao respectivo Conselho Regional de Psicologia (CRP).

A nova resolução traz contribuições importantes para os serviços psicológicos mediados por tecnologias, pois enfatiza que a responsabilidade técnica e ética sobre o serviço prestado é do profissional. O profissional da saúde mental deverá avaliar cada demanda clínica, considerando seus conhecimentos e técnicas fundamentadas na ciência psicológica. O uso responsável da tecnologia, em conjunto ao exercício ético da profissão é fundamental para a credibilidade e sustentação da prática psicológica.

O Conselho Federal de Psicologia publicou o Ofício-Circular nº 63/2020/GTec/CG-CFP, em 2020, com recomendações sobre a elaboração de documentos psicológicos para o Poder Judiciário no contexto da pandemia de COVID-19, que visam preservar tanto o atendimento das necessárias medidas de contenção e controle de riscos de contaminação como a adaptação de meios de prestação de serviços psicológicos como forma de garantir sua continuidade, dentro das possibilidades tecnicamente comprovadas e eticamente seguras.

A Sociedade Brasileira de Psicologia (SBP), através do Grupo de Trabalho (GT) de enfrentamento da Pandemia SBP COVID-19, reuniu informações técnicas atualizadas para contribuir com a prática profissional da psicologia, dentre eles, o Tópico 5 traz as Recomendações para o exercício profissional presencial e on-line da Psicologia ante a pandemia de COVID-19.

Referente a avaliação psicológica, a Resolução CFP Nº 9, de 25 de abril de 2018, antes da pandemia, já estabelecia diretrizes para a realização de Avaliação Psicológica no exercício profissional da psicóloga e do psicólogo, regulamentando o Sistema de Avaliação de Testes Psicológicos. Em relação a aplicação de testes psicológicos, a Resolução CFP nº 11/2018, refere que é possível a utilização de instrumentos psicológicos, enfatizando que os testes psicológicos devem ter parecer favorável do Sistema de Avaliação de Testes Psicológicos (SATEPSI) (CFP, 2020), com padronização e normatização específica para tal finalidade.

Em Nota Técnica Nº 7/2019/GTEC/CG que orienta psicólogas(os) sobre a utilização de testes psicológicos em serviços realizados por meio de tecnologias de informação e da comunicação, ressalta a Resolução CFP nº 11/2018, bem como destaca que existem testes que podem ser administrados no formato lápis e papel e testes que podem ser aplicados de forma informatizada (ou seja, por meio de computador). No entanto, o formato de aplicação informatizada (mediada por computador) não se equivale à aplicação on-line (ou seja, de acesso remoto ou à distância), sendo de responsabilidade do psicólogo a análise e estudo do manual do teste psicológico aprovado no SATEPSI para identificar a forma de aplicação recomendada.

Sendo assim, o campo da neuropsicologia clínica hesita em adotar a tecnologia de videoconferência em prática pois, uma frequente preocupação citada, é a dependência da utilização de muitos testes neuropsicológicos em relação a forma em que foram realizadas a normatização e padronização dos dados, levantando hipóteses de falta de uma base empírica para a aplicação e administração dos testes em telessaúde. Além disso, muitos testes neuropsicológicos exigem a manipulação física de materiais, o que pode não ser possível quando o examinador não está fisicamente presente, uma vez que o material é de uso restrito do psicólogo. Há de se considerar a relevância de se avaliar em que circunstâncias ou se testes neurocognitivos através da administração tradicional no local podem ser administrados por videoconferência, em vez de desenvolvimento de normas específicas de videoconferência (BREARLY et al., 2017).

Atualmente, segundo o CFP, há duas maneiras de aplicar os testes psicológicos por meio das tecnologias de comunicação e informação. Na aplicação informatizada são requeridas as presenças do avaliador e do avaliando no mesmo espaço físico e temporal, enquanto na aplicação remota o avaliador e avaliando não estão no mesmo local. As atividades remotas podem ser síncronas, em que a interação ocorre simultaneamente, e assíncronas, em que pode haver um tempo de espera para se obter a resposta. Ao utilizar testes aprovados no SATEPSI para aplicação informatizada (mediado por computador) ou de forma remota (on-line), cabe ao psicólogo a responsabilidade de todo processo de avaliação psicológica e a garantia das condições adequadas da aplicação e respostas colhidas no processo de avaliação psicológica de acordo com a Resolução 09/2018 e Código de Ética Profissional.

Em consulta à lista de testes com pareceres favoráveis do SATEPSI com filtro do site para aplicação informatizada, no período de janeiro de 2021, foram mostrados quatro instrumentos, que avaliam atenção, personalidade e interesses pessoais. No entanto, em pesquisa de cada teste com parecer favorável, foram encontrados 18 instrumentos, que permitem a aplicação informatizada, ou seja, teoricamente por intermédio do computador, mas também não há especificação sobre a forma de aplicação. Atualmente o número de testes psicológicos aprovados para aplicação informatizada e remota disponibilizados no SATEPSI é pequeno e escasso, além de não contemplarem todas as faixas etárias e escolaridade.

O contexto de pandemia apresentou uma realidade com demandas que explicitaram a necessidade de investimento em pesquisas de estudos de equivalência dos instrumentos de avaliação ou elaboração de novos instrumentos com parâmetros psicométricos específicos no contexto remoto. Assim, faz-se necessário a viabilização de estudos científicos, sendo importante que responsáveis técnicos ou pesquisadores de testes psicológicos submetam os estudos de equivalência ao SATEPSI para avaliação, garantindo que variações no modo de aplicação não interfiram nos resultados e consequente interpretação, a fim de sanar as limitações vivenciadas no contexto brasileiro (CFP, 2020).

O CFP, por meio da CCAP, fornece incentivo à pesquisadores que apresentarem estudos de equivalência dos testes de formato lápis e papel para testes no formato computadorizado e para testes no formato on-line, principalmente frente ao contexto de pandemia (CFP, 2020).

Nesse sentido, pesquisas internacionais já vinham sendo realizadas, mesmo antes da pandemia COVID-19, no sentido de viabilizar a acessibilidade da saúde mental a populações com dificuldades. As pesquisas nessa área vêm mostrando evidências crescentes que sugerem que a avaliação neuropsicológica por videoconferência tem mostrado boa equivalência com a avaliação presencial tradicional.

PESQUISAS SOBRE AVALIAÇÃO NEUROPSICOLÓGICA POR VIDEOCONFERÊNCIA

Uma pesquisa comparando entrevistas clínicas de diagnóstico realizadas via videoconferência e em condições tradicionais presenciais, sugeriram correlação em uma variedade de comprometimentos cognitivos de várias causas, bem como em grupos neuropsiquiátricos e controles saudáveis (BARTON, MORRIS, ROTHLIND & YAFFE, 2011; LOH, DONALDSON, FLICKER, MAHER e GOLDSWAIN, 2007; SHORES et al., 2004; TEMPLE, DRUMMOND, VALIQUETTE e JOZSVAi, 2010; HARRELL, WILKINS, CONNOR e CHODOSH, 2014; WADSWORTH et al., 2018).

CULUM et al. (2014) realizaram uma investigação para determinar a confiabilidade da avaliação neuropsicológica por teleconferência de vídeo usando uma breve bateria de testes neuropsicológicos padrão, comumente utilizados na avaliação em casos de suspeita de demência. Eles encontraram correlações intraclasses significativas entre as pontuações dos testes em versão presencial e por teleatendimento. Os achados permaneceram consistentes em indivíduos com ou sem comprometimento cognitivo e em pessoas com escores menores que 15 no Mini Exame do Estado Mental.

PRITCHARD et al. (2017) verificaram a administração de escalas e inventários de funcionamento comportamental, acadêmico e emocional por cuidadores de crianças e jovens de 5 a 18 anos, entre na versão pela internet e na versão lápis e papel, e sugerem que independentemente do método de administração, as propriedades psicométricas das classificações dos cuidadores do funcionamento comportamental, acadêmico e emocional, permanecem consistentes.

Em uma revisão sistemática sobre avaliação neuropsicológica por videoconferência, análises específicas dos testes indicaram que as tarefas mediadas verbalmente, incluindo intervalo de dígitos, fluência verbal e aprendizagem de lista de palavras, não foram afetadas pela administração de videoconferência (BREARLY et al., 2017).

Em relação à aceitabilidade do formato remoto, o estudo de PARIKH et al. (2013) verificou aceitação da avaliação neuropsicológica baseada em videoconferência em indivíduos saudáveis e em indivíduos com comprometimento cognitivo leve ou estágio inicial da doença de Alzheimer. Os resultados refletiram 98% de satisfação e aproximadamente dois terços dos participantes não indicaram preferência entre os testes presenciais tradicionais e os exames por teleneuropsicologia. Além disso, mesmo os participantes com comprometimento cognitivo apresentaram boa aceitabilidade da avaliação teleneuropsicológica. Em conjunto com os dados preliminares sobre confiabilidade e validade desta literatura crescente, esses resultados apoiam a teleneuropsicologia como um método viável e aceitável para avaliar o funcionamento cognitivo e mostra promessas para a implementação e utilização desse meio de avaliação cognitiva em uso clínico e em pesquisas.

BREARLY et al.(2017), trouxeram considerações importantes sobre diferenças nos resultados entre as condições de administração do teste, direcionando a atenção aos fatores como: atraso entre administrações, velocidade da conexão de rede, qualidade e tamanho de tela ou câmera, velocidade do computador ou do dispositivo de transmissão, qualidade do som, do microfone e do alto-falante, confiabilidade do teste, familiaridade ou conforto com a tecnologia de videoconferência ou variações na administração do teste as quais podem estar relacionadas a discrepâncias não intencionais na administração do teste (por exemplo, enunciação mais clara de palavras pelos examinadores, em um esforço para garantir a compreensão da condição de videoconferência), ou menos distração quando testado por videoconferência, devido à redução da ansiedade interpessoal.

Além disso, o estudo mais recente de MARASCA et al. (2020), traz considerações necessárias em relação aos aspectos do controle do *setting* terapêutico, garantindo um ambiente confortável, com privacidade, sem distrações e interrupções. Esse aspecto é relevante não só para a garantia do sigilo das informações, mas também para maior precisão na condução dos testes psicológicos. Para tanto, é conveniente o uso de um contrato por escrito, em que essas orientações sejam esclarecidas formalmente e com garantia de aceite pelo avaliando, a fim de resguardar o psicólogo que conduz.

Em contramão, há outros pontos favoráveis e de relevância, na aplicação de testes psicológicos mediados por telemedicina, que devem ser considerados como diferenciais da tecnologia, como o auxílio na precisão de algumas medidas, como tempo de reação e rastreio do movimento ocular; diminuição de possíveis ansiedades diante do contexto hospitalar de saúde; aumento da interação com o examinando; maior riqueza dos estímulos; maior segurança por meio de plataformas criptografadas; e rapidez para o armazenamento dos protocolos respondidos, facilitando a pontuação e interpretação dos resultados (MARASCA et al., 2020).

Embora nenhum estudo em larga escala tenha sido publicado até o momento, a avaliação neuropsicológica por videoconferência poderá ser uma alternativa válida e confiável à avaliação presencial tradicional usando medidas selecionadas. Estudos baseados em videoconferência usando testes em diferentes populações também são necessários para explorar completamente a utilidade deste novo meio de teste (CULLUM et al., 2014).

Pensando no contexto da reabilitação, essa alternativa também poderá auxiliar a acessibilidade de pacientes com deficiências ao sistema de saúde, permitindo acesso dos pacientes que apresentam muita dificuldade de locomoção, seja física, financeira ou de distância e localidade. Portanto, o atendimento on-line, deve ser considerado como alternativa de acesso ao sistema de saúde, em determinados casos como estabelecimento de distanciamento social em casos de pandemia; acesso a pacientes acamados, pessoas com deficiência, gestantes de risco, brasileiros que moram no exterior, ou qualquer dificuldade de acesso ao consultório ou hospitais. Sendo importante lembrar que essa alternativa não deve tomar o lugar dos atendimentos presenciais, necessitando de fundamentação teórica e justificativa pertinente para o seu oferecimento e realização.

No contexto de uma dramática restrição do acesso aos cuidados neuropsicológicos durante a pandemia de COVID-19, o Comitê Internacional de Prática Organizacional (IOPC) em conjunto com a American Psychological Association (APA), para oferecer aos profissionais um repositório de orientações e recursos de alta qualidade sobre a prática da teleneuropsicologia, criaram recomendações e orientações específicas sobre o seu uso durante a pandemia. Foi primariamente reforçada a importância de pesquisas para o desenvolvimento e adaptação de instrumentos de avaliação, a fim de contribuir com o trabalho do psicólogo e ampliar suas possibilidades de atuação (MARASCA et al., 2020).

Baseando-se em parâmetros internacionais, no intuito de oferecer orientações aos profissionais que atuam com avaliação psicológica e dar continuidade às atividades inerentes ao ensino, prática e uso de testes psicológicos em tempos de pandemia da Covid-19, o Conselho Federal de Psicologia (CFP), por meio da Comissão Consultiva em Avaliação Psicológica (CCAP), lançou em 07 de agosto de 2020, a "Cartilha de boas práticas para avaliação psicológica em contextos de pandemia", em parceria com organizações do Fórum de Entidades Nacionais da Psicologia Brasileira (FENPB).

A Cartilha traz considerações importantes sobre a relevância e necessidade da realização da avaliação psicológica remota no contexto de pandemia, levantando tópicos de responsabilidade ética e técnica, considerando também as orientações fornecidas pela APA.

PANDEMIA E NOVAS FORMAS DE ATUAÇÃO PSICOLÓGICA: A EXPERIÊNCIA DO SERVIÇO DE PSICOLOGIA

Diante do cenário pandêmico, mudanças concretas na forma de prestar assistência aos pacientes tiveram de ser realizadas, devido à necessidade de se manter o distanciamento social. Para garantir a continuidade dos atendimentos em diversas modalidades, coube ao Serviço de Psicologia adaptarem-se à forma de atendimento remoto, sem perder qualidade, eficiência no alcance dos objetivos e, principalmente, a ética profissional pela qual devemos nos pautar.

Alguns casos, mais emergentes e com necessidades específicas, continuam sendo atendidos presencialmente, com todos os cuidados protetivos indicados e necessários para o paciente e para o profissional. Pacientes em regime de internação passaram a ser atendidos somente individualmente e não mais em intervenções grupais.

Aqueles que se encontram em atendimento ambulatorial, com diferentes diagnósticos e incapacidades, de todas as faixas etárias, estão sendo atendidos à distância. Quanto aos pacientes da equipe infantil, é relevante mencionar que o atendimento está sendo direcionado para os responsáveis, provendo todas as orientações psicológicas indispensáveis para o bem-estar e melhor desenvolvimento possível da criança. Triagem (avaliação inicial que busca identificar se o paciente pode se beneficiar do programa de reabilitação); impressão diagnóstica (englobando aspectos cognitivos, comportamentais e psicoafetivos); atendimento psicoterápico individual; orientações à família e a pacientes com necessidades específicas; e reabilitação neuropsicológica são os vários tipos de intervenção que foram detalhadamente adaptados para a modalidade de atendimento remoto.

Conforme citado anteriormente, realizar uma avaliação neuropsicológica de forma remota ainda está contraindicado pelo nosso Conselho de Classe. Dessa forma, as avaliações dos pacientes realizadas à distância, estão sendo baseadas em entrevistas clínicas, testes ecológicos e algumas escalas liberadas para esse uso. Entre elas encontra-se o rastreio cognitivo MoCA (Montreal Cognitive Assessment), aplicado de maneira adaptada para essa situação. O paciente só responde às questões verbais, não realizando as provas que envolvem as funções motoras. Desse modo é possível estabelecer uma impressão diagnóstica e, assim, contribuir com a equipe multiprofissional, fornecendo dados importantes sobre os aspectos cognitivos, comportamentais e psicoafetivos do paciente.

REABILITAÇÃO COGNITIVA E O USO DE NOVAS TECNOLOGIAS

Além dos pontos discutidos acima sobre avaliação neuropsicológica por videoconferência, é fundamental discorrer sobre novas tecnologias que têm sido desenvolvidas, a fim de manter o acompanhamento do paciente em reabilitação, mesmo à distância.

O uso de plataformas tem sido cada vez mais utilizado para treino cognitivo de pacientes que apresentam acometimentos encefálicos. Materiais e recursos são oferecidos aos profissionais para auxiliá-los a projetar as sessões de reabilitação cognitiva. O terapeuta pode acompanhar o desenvolvimento do paciente, planejando e adaptando as atividades de acordo com suas necessidades e evolução. Por meio do processo de generalização, os resultados alcançados com o treino de funções cognitivas e habilidades sociais do paciente, em determinadas tarefas, podem originar melhor desempenho nas suas atividades cotidianas.

Entre as diversas plataformas existentes atualmente, o Serviço de Psicologia optou por utilizar a ferramenta NeuronUp por apresentar, até o momento, diversos pontos positivos em relação à metodologia de uso e boas possibilidades quanto aos resultados alcançados, principalmente, em casos de lesões cerebrais adquiridas. Este instrumento conta com um quadro teórico consistente, supervisionado por um comitê científico de especialistas. Apresenta pressupostos que se baseiam na premissa da neuroplasticidade, que é o potencial que o cérebro possui para modificar-se e adaptar-se, de acordo com as experiências, uso de substâncias químicas, hormônios ou lesões.

De modo mais detalhado podemos afirmar que a NeuronUp (https://neuronup.com.br/) é uma plataforma on-line de neurorreabilitação composta por vários materiais e recursos oferecidos aos profissionais, para auxiliá-los a projetar as sessões de reabilitação cognitiva, oferecendo um gestor de pacientes, para manter os resultados de forma ordenada. Está inserida em um sistema de Cloud Computing, ou seja, é uma página web, na qual o profissional poderá acessar, em qualquer momento e em qualquer lugar, para revisar os resultados dos pacientes, planejar as sessões e consultar exercícios. Há uma constante geração de novos materiais e atualização da Plataforma, estando disponíveis em tempo real. O profissional pode estabelecer sessões personalizadas, permitindo que o paciente possa realizá-las em qualquer lugar, enquanto isso, o terapeuta pode acompanhar o desenvolvimento do paciente e adaptar os exercícios de acordo com suas necessidades. Os materiais foram baseados nos conceitos de validade ecológica, que se refere à concordância entre a melhoria das habilidades treinadas em consultório e sua relação com um melhor desempenho das atividades cotidianas, focando em uma generalização, referindo-se ao fato de que os resultados produzidos pelo treinamento em determinadas tarefas, também podem ser evidentes em outros ambientes similares.

A Plataforma é constituída por duas seções principais: Gestor de Atividades e Gestor de Resultados. O Gestor de Atividades, contém grande número de exercícios, ferramentas e simuladores da vida real, os quais permitem que o usuário exerça funções cognitivas básicas, e também atividades diárias e habilidades sociais. Também inclui conteúdos extras (banco de imagens e sons, vídeos e vários aplicativos), os quais ajudam o terapeuta a preparar as suas próprias atividades de uma forma diferente e mais motivadora. A classificação das atividades contempla as diferentes áreas de intervenção, os diferentes graus de deterioração, a possibilidade de execução individual ou em grupo, o nível sociocultural e educativo, a idade e as possíveis limitações sensoriais. O modo de apresentação das tarefas é apresentado em dois formatos de trabalho: lápis e papel e material digital. O segundo formato é trabalhado no computador e permite a execução em telas sensíveis ao toque. O material apresenta uma estética atrativa e cuidadosa, além de permitir a personalização de conteúdos (imagens e textos significativos para o paciente/usuário), tendo assim um grande efeito motivador no momento da adesão ao tratamento.

Já o Gestor de Resultados possibilita o registro automático dos resultados quantitativos de todas as atividades realizadas no computador, e também permite salvar os resultados das atividades realizadas em papel. Além disso, facilita o registro de observações qualitativas, realizadas pelo profissional, para completar a informação, permitindo ter organização e controle das atividades realizadas pelo usuário, além de oferecer a possibilidade de consultar, facilmente, qualquer resultado e verificar, de forma rápida e eficaz, como vai sua evolução nas diferentes áreas.

As evoluções diárias e os relatórios de avaliação, evolução e alta continuam sendo registrados no prontuário eletrônico, impressos e afixados no prontuário físico, como anteriormente.

Embora existam dificuldades e limitações quanto ao atendimento à distância, podemos afirmar que há ganhos também. Estes dizem respeito a importância de poder dar continuidade aos atendimentos psicológicos. Em um momento no qual a saúde mental da população geral está mais fragilizada em função da pandemia, em que medida esta situação é potencializada em pessoas que apresentam deficiência física, com diferentes incapacidades? Temos presenciado alterações emocionais nesse sentido, tanto nos pacientes como em seus familiares e cuidadores e, é por meio do atendimento à distância que podemos oferecer acolhimento e suporte psicológico a todos os envolvidos, bem como identificar os casos em que algum encaminhamento específico para a comunidade se faz necessário, como no caso do acompanhamento psiquiátrico.

Correlações e comparações seguras e fidedignas entre os atendimentos presencial e à distância só poderão ser estabelecidas por meio de estudos científicos adequados e pesquisas com padrões estatísticos, sempre considerando os aspectos éticos. Só assim poderemos saber sobre os reais ganhos e perdas de novas formas de atendimento, tanto em relação à avaliação como à reabilitação neuropsicológica. Para alcançar este objetivo, projetos já estão sendo elaborados e serão submetidos à Comissão de Ética para análise de projetos de pesquisa do HCFMUSP.

CONSIDERAÇÕES FINAIS

Este capítulo procurou abranger a utilização de novas práticas psicológicas no campo da reabilitação integral em virtude do contexto de pandemia provocado pelo surto da doença causada pelo novo coronavírus (COVID-19). A imposição do distanciamento social fez emergir a necessidade do atendimento à distância, com a utilização de novas tecnologias.

A importância da avaliação neuropsicológica em casos de acometimentos cerebrais levanta questionamentos relevantes diante desse novo cenário. Como prescindir de sua utilização se este procedimento possibilita auxílio diagnóstico, mapeamento do funcionamento cognitivo e comportamental e definição de conduta terapêutica mais adequada para cada caso? Somente com a identificação de funções alteradas e preservadas podemos planejar uma reabilitação neuropsicológica individualizada, que vai ao encontro das necessidades de cada paciente.

Tão fundamental quanto à avaliação é o trabalho de reabilitação neuropsicológica. A capacidade cerebral de criar e fortalecer conexões neuronais é a chave para a reabilitação. E, certamente, as novas tecnologias podem enriquecer, diversificar e colaborar com a nossa prática clínica. Entretanto, não podemos nos esquecer que o potencial de recuperação cerebral apresenta limites, e os sistemas neuronais precisam ser estimulados e modulados apropriadamente nos casos de lesões, alterações e perdas cognitivas. Dessa forma, é preciso evidenciar que, manejados isoladamente, tanto o potencial de neuroplasticidade, como as novas tecnologias utilizadas para estimulação cognitiva não irão favorecer o trabalho de reabilitação do paciente. Portanto, percebemos o quanto é imprescindível a presença do profissional de psicologia para realizar o processo que envolve a reabilitação neuropsicológica. É ele que promove a conexão entre a capacidade do sistema neuronal do paciente e a estimulação cognitiva propiciada pelas novas tecnologias. Além disso, a empatia, o estabelecimento da aliança terapêutica e a escuta qualificada são aspectos que devem sempre fazer parte do atendimento psicológico, seja ele presencial ou remoto. E, certamente, contribuem para o bom resultado do processo de reabilitação do paciente.

As considerações acima mostram o quanto é imprescindível nos adaptarmos às novas formas de atendimento à distância, na avaliação e reabilitação neuropsicológica. Para atingirmos este objetivo, se faz necessária a realização de novas pesquisas e estudos, para que possamos dar continuidade a esse tipo de intervenção, com segurança e eficácia, mesmo diante de cenários imprevisíveis, como este da pandemia.

BIBLIOGRAFIA

AMERICAN TELEMEDICINE ASSOCIATION (2009, October) **Practice guidelines for videoconferencing-based telemental health.** Retrieved February 24, 2010, Acesso em março de 2020 em: http://www.americantelemed.org/files/public/standards/PracticeGuidelinesforVideoconferencingBased%20TelementalHealth.pdf

AMERICAN PSYCHOLOGICAL ASSOCIATION. **Recommendations/Guidance for Teleneuropsychology (TeleNP) in Response to the COVID-19 Pandemic**. Acesso em março de 2020 em: https://www.vapsych.org/assets/docs/COVID19/Provisional%20%20Recommendations-Guidance%20for%20Teleneuropsychology-COVID-19-4.pdf

BARTON C, MORRIS R, ROTHLIND J, YAFFE K. Video-telemedicine in a memory disorders clinic: Evaluation and management of rural elders with cognitive impairment. **Telemedicine and e-Health**. 2011; 17(10):789 -793. [PubMed: 22023458]

BRASIL. (2020). DIÁRIO OFICIAL DA UNIÃO. **Portaria número 356, de 11 de março de 2020**. Dispõe sobre a regulamentação e operacionalização do disposto na Lei nº 13.979, de 6 de fevereiro de 2020, que estabelece as medidas para enfrentamento da emergência de saúde pública de importância internacional decorrente do coronavírus (COVID-19). Acesso em 15 de abril de 2020, de http://www.in.gov.br/en/web/dou/-/portaria-n-356-de-11-de-marco--de-2020-247538346.

BRASIL. (2020). MINISTÉRIO DA SAÚDE. **Portaria número 188, de 03 de fevereiro de 2020**. Declara Emergência em Saúde Pública de importância Nacional (ESPIN) em decorrência da Infecção Humana pelo novo Coronavírus (2019-nCoV). Acesso em 15 de abril de 2020, https://www.in.gov.br/en/web/dou/-/portaria-n-188-de-3-de-fevereiro-de-2020-241408388,DeclaraEmergenciaemSaudePublica,Coronavirus(2019CoV)

BREARLY, TW et al. Neuropsychological Test Administration by Videoconference: A Systematic Review and Meta-Analysis. **Neuropsychol Rev.**, 2017, Jun, 27(2): 174-186.

CONSELHO FEDERAL DE PSICOLOGIA (BRASIL) **Cartilha De Boas Práticas Para Avaliação Psicológica Em Contextos De Pandemia**. [recurso eletrônico]/ Conselho Federal de Psicologia e Comissão Consultiva em avaliação Psicológica. Brasilia: CFP, 2020. Dados eletrônicos (pdf). Acesso em 17 jul. 2020: https://site.cfp.org.br/wp-content/uploads/2021/02/Cartilha-Boas--Pra%CC%81ticas-na-pandemia.pdf

CONSELHO FEDERAL DE PSICOLOGIA. (BRASIL), 2020. **Resolução CFP número 04 de 26 de março de 2020**. Dispõe sobre regulamentação de serviços psicológicos prestados por meio de Tecnologia da Informação e da Comunicação durante a pandemia do COVID-19. Acesso em 10/04/2020 em: https://atosoficiais.com.br/cfp/resolucao-do-exercicio-profissional-n--4-2020-dispoe-sobre-regulamentacao-de-servicos-psicologicos-prestados-por-meio-de-tecnologia-da-informacao-e-da-comunicacao-durante-a-pandemia-do-covid-19

CONSELHO FEDERAL DE PSICOLOGIA. (BRASIL). **Resolução CFP 11/2018 Comentada orientações sobre a prestação de serviços psicológicos por meio de tecnologia de informação e comunicação.** Acesso em março de 2020 em: https://e-psi.cfp.org.br/wp-content/uploads/2018/11/Resolucao-Comentada-Documento-Final.pdf.

CONSELHO FEDERAL DE PSICOLOGIA. (BRASIL). **Oficio-Circular nº 63/2020/GTec/CG-CFP**. Acesso em março de 2020 em: https://site.cfp.org.br/wp-content/uploads/2020/05/SEI_CFP--0221879-OfIcio-Circular.pdf

CONSELHO FEDERAL DE PSICOLOGIA. (BRASIL). **Nota Técnica CFP n.º 07/2019/GTEC/ CG. Substitui a Nota técnica n.º 5/2019. Orienta psicólogas(os) sobre a utilização de testes psicológicos em serviços realizados por meio de tecnologias de informação e da comunicação**. Acesso em 17 jul. 2020 em: https://satepsi.cfp.org.br/docs/NotaTecnicaCFP072019.pdf

CONSELHO FEDERAL DE PSICOLOGIA. (BRASIL). **Resolução CFP n.º 09/2018. Estabelece diretrizes para a realização de Avaliação Psicológica no exercício profissional da psicóloga e do psicólogo, regulamenta o Sistema de Avaliação de Testes Psicológicos - Satepsi e revoga as Resoluções n.º 002/2003, n.º 06/2004 e n.º 05/2012 e Notas Técnicas n.º 01/2017 e 02/2017**. Acesso em: 17 jul. 2020: https://atosoficiais.com.br/cfp/resolucao-do-exercicio-profissional-n-9-2018-estabelece-diretrizes-para-a-realizacao-de-avaliacao-psicologica-no-exercicio-profissional-da-psicologa-e-do-psicologo-regulamenta-o-sistema-de-avaliacao-de-testes-psicologicos-satepsi-e-revoga-as-resolucoes-no-002-2003-no-006-2004-e-no-005-2012-e-notas-tecnicas-no-01-2017-e-02-2017

CONSELHO FEDERAL DE PSICOLOGIA. (BRASIL). **Resolução CFP n.º 10/2005. Aprova o Código de Ética Profissional do Psicólogo.** Acesso em: 17 jul. 2020: https://site.cfp.org.br/wp-content/uploads/2005/07/resolucao2005_10.pdf

Conselho Federal de Psicologia. **Resolução CFP n.º 011/2018**. Regulamenta a prestação de serviços psicológicos realizados por meios de tecnologias da informação e da comunicação e revoga a Resolução CFP n.º 11/2012. Acesso em 20 de março de 2020: https://site.cfp.org.br/wp-content/uploads/2018/05/RESOLUCAO-11-DE-11-DE-MAIO-DE-2018.pdf

CULLUM, C.M. et al. (2014) Teleneuropsychology: Evidence for Video TeleconferenceBased Neuropsychological Assessment. **J Int Neuropsychol Soc**. 2014 November; 20(10): 1028–1033.

HARRELL, K.M.; WILKINS, S.S.; CONNOR, M.K.; CHODOSH, J. (2014) Telemedicine and the Evaluation of Cognitive Impairment: The Additive Value of Neuropsychological Assessment. **JAMDA**. 15(8), 2014: 600-606.

HILTY, D. M. et al., (2002). Telepsychiatry: An overview for psychiatrists. **CNS Drugs**. 16, 527–548.

LOH, P.K. et al. Development of a telemedicine protocol for the diagnosis of Alzheimer's disease. **Journal of Telemedicine and Telecare**. 2007; 13:90–94.

MARASCA, A. R. et al. (2020). Avaliação Psicológica On-line: considerações a partir da pandemia do novo coronavírus (Covid-19) para a prática e o ensino no contexto à distância. In Intergovernmental Panel on Climate Change (Ed.), **Revista Estudos em Psicologia (Campinas)**. Vol. Pré-print (pp. 1–24). https://doi.org/https://doi.org/10.1590/SciELOPreprints.492

MYERS, K.; TURVEY, C., editors. **Telemental health: Clinical, technical and administrative foundations for evidence-based practice**. London, Massachusetts, Elsevier, 2013.

WORLD HEALTH ORGANIZATION (WHO).The World Bank. **Relatório mundial sobre a deficiência**, tradução Lexicus Serviços Lingüísticos. São Paulo: Secretaria de Estado dos Direitos da Pessoa com Deficiência, 2012.

PARIKH, M. et al. Consumer Acceptability of Brief Videoconference-based Neuropsychological Assessment in Older Individuals with and without Cognitive Impairment. **The Clinical Neuropsychologist**, 27(5), 808–817, 2013.

PEUKER, A.C., ALMONDES, K.M. Recomendações para o exercício profissional presencial e on-line da psicologia frente à pandemia de COVID-19 (Tópico 5). **Sociedade Brasileira de Psicologia**, 2020. Acesso em 28/05/2020: https://www.sbponline.org.br/arquivos/To%CC%81pico_5_Tudo_em_um_documento_s%C3%B3_atendimento_online_volunt%C3%A1rio_presencial_e_hospitalar_durante_a_COVID-19.pdf

PRITCHARD, A. E., STEPHAN, C. M., ZABEL, T. A., & JACOBSON, L. A. Is this the wave of the future? Examining the psychometric properties of child behavior ratings administered on-line. **Computers in Human Behavior**, 70 (4), 518- 522, 2017.

SHORES M.M. et al. Identifying undiagnosed dementia in residential care veterans: Comparing telemedicine to in-person clinical examination. **International Journal of Geriatric Psychiatry**. 2004; 19(2):101–108.

TEMPLE, V., DRUMMOND, C., VALIQUETTE, S., JOZSVAI, E. A comparison on intellectual assessments over video conferencing and in-person for individuals with ID: Preliminary data. **Journal of Intellectual Disability Research**. 2010; 54(6):573–577.

Wadsworth, H.E. et al. Validity of Teleneuropsychological Assessment in Older Patients with Cognitive Disorders (2018). **Archives of Clinical Neuropsychology**, 33:1040–1045.

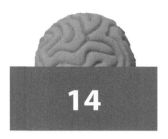

14

Novas técnicas e tecnologias no atendimento de pacientes com deficiências

Ana Clara Portela Hara
Luísa Moraes Nunes Ferreira
Valéria Dini Leite

Este capítulo tem por finalidade introduzir conceitos básicos sobre algumas técnicas de neuromodulação não invasivas, tais como a Estimulação Transcraniana por Corrente Contínua (ETCC) e a Estimulação Magnética Transcraniana (EMT). São técnicas com ampla abrangência de aplicação em doenças neurológicas, transtornos psiquiátricos e condições dolorosas. Essas técnicas possibilitam investigar os efeitos imediatos da interferência em estruturas corticais estimuladas em funções cognitivas específicas. Além disso, serão apresentados também o uso de aplicações tecnológicas e tecnologia assistiva utilizadas em pacientes com lesões encefálicas, como recurso no processo interventivo na recuperação, compensação ou treinamento das funções cognitivas.

NEUROMODULAÇÃO

A neuromodulação é definida por KRAMES et al. (2009) como um campo da ciência, da medicina e da bioengenharia que abrange tecnologias que podem ser elétricas, químicas, de dispositivos implantáveis ou não implantáveis, com o objetivo de melhorar a qualidade de vida e tratar doenças.

A neuromodulação cerebral envolve diferentes técnicas de neuroestimulação que podem ativar partes do sistema nervoso, podendo ser de forma invasiva por meio de

Estimulação Cerebral Profunda (ECP) ou não invasiva como a Estimulação Magnética Transcraniana (EMT) ou a Estimulação Transcraniana por Corrente Contínua (ETCC).

As técnicas de estimulação podem ser utilizadas para fins terapêuticos em psiquiatria, neurologia, reabilitação, e também são aplicadas em neurociência cognitiva para estudar o funcionamento do cérebro.

ESTIMULAÇÃO TRANSCRANIANA POR CORRENTE CONTÍNUA

O século XX foi um importante período para a neuromodulação como um todo. Estudos com maior rigor metodológico foram realizados e métodos de estimulação cerebral foram descobertos.

Pesquisadores e profissionais de saúde têm demonstrado interesse em explorar estratégias não farmacológicas para melhorar ou manter o funcionamento cognitivo em sujeitos saudáveis, bem como para o tratamento de doenças neuropsiquiátricas como a doença de Parkinson, epilepsia, depressão, dor neuropática, demências e sequelas de Acidente Vascular Cerebral (AVC).

Uma técnica de estimulação cerebral não invasiva que tem sido usada experimentalmente e na prática clínica de algumas doenças é a Estimulação Transcraniana por Corrente Contínua (ETCC). Esta técnica se baseia na alteração do potencial de repouso da membrana neuronal para induzir alterações da excitabilidade cortical (BRUNONi et al., 2012). Com eletrodos posicionados no escalpe do paciente, usando correntes elétricas de baixa intensidade, é possível modular a excitabilidade cortical.

Parâmetros e procedimentos na ETCC

Utilizando apenas dois eletrodos: um anodo e um cátodo que, dispostos em diferentes montagens, criam um fluxo de corrente elétrica contínua de baixa intensidade (1 mA ou 2 mA), modulando a região alvo do córtex cerebral de acordo com a polaridade. A estimulação anódica induz aumento da excitabilidade por despolarização da membrana neuronal, enquanto a estimulação catódica tem efeito oposto de diminuição da excitabilidade em função da hiperpolarização da membrana (NITSCHE & PAULUS, 2000).

Uma grande vantagem no contexto experimental, é o fato da ETCC permitir a estimulação placebo ou simulada (sham) em protocolos experimentais.

Mecanismos de ação da ETCC

O uso da ETCC para modular a função cerebral pode ser definido pelo mecanismo de aumento da excitabilidade cortical na área de interesse ou de inibição das redes neuronais em determinada região do cérebro, a fim de promover o equilíbrio do funcionamento cerebral.

Devido à baixa intensidade das correntes utilizadas para modular a atividade cerebral e seus efeitos prolongados sobre a excitabilidade cortical, o uso da ETCC tem crescido em estudos e pesquisas.

Para BRUNONI et al. (2012) e CAVENAGHI et al. (2013), diferente de outras técnicas de estimulação, como por exemplo a Estimulação Magnética Transcraniana (EMT), a ETCC não deflagra diretamente potenciais de ação, mas, sim, altera o ambiente da rede neuronal, modificando a atividade cortical de uma determinada região cerebral.

ESTIMULAÇÃO MAGNÉTICA TRANSCRANIANA

A Estimulação Magnética Transcraniana (EMT) é uma ferramenta de investigação e modulação não invasiva da excitabilidade cortical em humanos que utiliza o princípio da indução eletromagnética para produzir correntes em um condutor usando um campo magnético móvel ou variável no tempo. Este fenômeno foi descrito pela primeira vez por MICHEL FARADAY, em 1831, na Royal Instituition of Great Britain. Na era moderna, a EMT foi inaugurada pelos pesquisadores BICKFORD e FREMMING em 1965 com a estimulação do nervo facial. A verdadeira utilidade das bobinas de EMT foi observada em 1985 por ANTHONY BARKER et al. que conseguiram a primeira estimulação do córtex motor humano. A estimulação em córtex motor primário (M1) produziu uma resposta muscular breve e relativamente síncrona, chamada Potencial Motor Evocado (PME). A partir daí, ficou claro que tal achado seria extremamente útil para diferentes propósitos.

Desde 1985 houve uma rápida progressão dessa tecnologia e tem sido continuamente aperfeiçoada. É atualmente considerada uma ferramenta confiável e de baixo risco para pesquisa em seres humanos. Sua utilização na investigação da fisiologia e fisiopatologia do sistema nervoso tem assumido grande importância.

No campo da pesquisa das funções neuropsicológicas, essa técnica possibilita a geração, em pessoas saudáveis, de lesões temporárias virtuais ou, também, de um aumento da atividade das áreas estimuladas, permitindo o estudo do comportamento e da cognição de maneira mais estruturada e precisa (BOGGIO et al., 2006). Dessa forma, a EMT permite investigar as relações entre cérebro e comportamento humano, uma vez que essa técnica apresenta boa resolução espacial, temporal e funcional.

Parâmetros e procedimentos da EMT

A EMT pode produzir efeitos diferentes, dependendo da região do cérebro onde será aplicada, bem como a frequência, intensidade e ciclo de pulsos magnéticos gerados (SUEN & BRUNONI, 2019).

O aparelho de EMT é composto por uma unidade fixa que contém um ou mais capacitores de armazenamento, um alternador de carga e circuitos para modelar a forma do pulso e a recuperação de energia, além do painel de controle. Uma outra parte está composta por uma unidade móvel, formada pela bobina e pelo cabo que a conecta à parte fixa. Usualmente, existem dois tipos de bobinas: a bobina em forma de 8, cujo alcance é mais focal, e a circular, quando se deseja estimular uma área maior. Outros tipos de bobina, como a bobina em H e a em cone vêm sendo testadas para aumentar a profundidade de estimulação. A bobina deve estar posicionada paralelamente ao crânio do indivíduo, quando no momento do disparo surge um campo magnético perpendicularmente à bobina, que usualmente é da ordem de 1,5 a 2 tesla T (40.000 vezes o campo magnético da terra), que atravessa o escalpe e o crânio atingindo o tecido cortical. Um campo elétrico é induzido perpendicularmente ao campo magnético, e a voltagem deste campo magnético excita os neurônios (HALLET, 2007).

De modo geral, a EMT pode ser de pulso único, variado ou repetitivo. Para investigar o funcionamento do cérebro são utilizados a EMT de pulso único ou variados. Já para induzir mudanças na atividade cerebral que se estendem além do período de estimulação, utiliza-se a EMT de pulso repetitivo (EMTr) (KLOMJAI & LACKMY--VALLÉE, 2015). A EMTr é comumente usada para induzir efeitos excitatórios ou inibitórios de longa duração nos circuitos cerebrais, no tratamento de distúrbios neurológicos e/ou psiquiátricos cuja característica é a disfunção em redes neurais específicas (SUEN & BRUNONI, 2019).

A modulação da atividade cortical dependerá principalmente da frequência de estimulação. Ou seja, baixas frequências de estimulação (≤1 Hz) estão associadas a um efeito inibitório da excitabilidade do córtex motor, e altas frequências (5 Hz -20 Hz) estão associadas ao aumento da excitabilidade cortical (BERARDELLI et al., 1998; PASCUAL-LEONE et al., 1998).

Mecanismos de ação da EMT

A EMT funciona induzindo correntes elétricas de alta intensidade, breve e rapidamente variável, conduzida por meio de uma bobina de fio condutor, cuja intensidade máxima é de cerca de 5000 Amperes. Tal corrente gera um campo magnético de curta duração capaz de induzir uma corrente elétrica em qualquer tecido excitável. Aplicada ao crânio, a corrente induzida ao córtex despolariza o conjunto de neurônios localizados próximos à estimulação e gera efeitos fisiológicos ou comportamentais dependendo de sua função (VALERO-CABRÉ et al., 2011).

A intensidade do campo magnético varia de acordo com os parâmetros do equipamento utilizado, mas em geral é de aproximadamente 1,5-2,2 Tesla, nas proximidades da bobina. A intensidade máxima do campo magnético é atingida em cerca de 100 ms, caindo rapidamente após este intervalo de tempo (CONFORTO et al., 2003). A direção da corrente induzida é perpendicular à superfície da bobina, e sua intensidade é proporcional à intensidade da corrente original, mas atenuada por tecido, osso, ar, e modificada pelo líquido cefalorraquidiano ou alterações estruturais do córtex a uma profundidade de 1,5 cm -2 cm abaixo da superfície (WAGNER et al., 2009). A mudança rápida de intensidade do campo magnético promove, dentro do crânio, a indução de um novo campo elétrico, perpendicular ao campo magnético. O campo induzido no tecido cerebral é de cerca de 100 mV/mm. Quanto maior a intensidade do campo no córtex cerebral, maior a extensão da despolarização de membranas celulares e, consequentemente, maior a área de ativação neuronal (CONFORTO et al., 2003).

Estudos demonstraram que, sob certas condições, a EMT pode ter não apenas efeitos locais, mas também efeitos de rede, que podem utilizar vias de conexão, entre as áreas e estruturas do cérebro para provocar mudanças, e são fortemente influenciadas pela riqueza da conectividade anatômica entre as regiões do cérebro e o número de conexões sinápticas (VALERÓ et al., 2017).

Os efeitos comportamentais da EMT podem, portanto, ser o resultado do efeito na área cortical alvo, a manifestação do impacto nas regiões conectadas ou o efeito combinado de ambos, em função da conectividade da substância branca (QUENTIN et al., 2013; QUENTIN et al., 2015; QUENTIN et al., 2016).

É importante considerar que os objetivos das técnicas de neuromodulação (ETCC/EMT) aqui abordados não são os de restaurar a funcionalidade de componentes lesados, mas explorar as capacidades preservadas de modo a compensar déficits (MINIUSSI et al., 2008). Cabe lembrar que os protocolos de estimulação cerebral podem ser considerados como opções terapêuticas adicionais, e não como propostas de substituição de tratamentos convencionais (RODRIGUES e CARAMELLI, 2012).

A neuromodulação sem dúvida, é tema instigante e promissor, embora ainda sejam necessárias mais investigações na área da reabilitação.

Interface entre técnicas de neuromodulação não invasivas e o trabalho da Psicologia na área de reabilitação

Conforme pontuado anteriormente, as técnicas de estimulação podem ser utilizadas tanto para fins terapêuticos nas áreas de psiquiatria, neurologia e reabilitação, como aplicadas em neurociência cognitiva, em estudos sobre o funcionamento do cérebro.

No Instituto de Reabilitação, a Neuromodulação é uma das linhas de pesquisa do Centro de Pesquisa Clínica, cujas técnicas de estimulação cerebral não invasiva são utilizadas a fim de potencializar a recuperação, compensação e adaptação funcional dos pacientes em reabilitação.

Um ponto importante a se ressaltar é que, após uma lesão encefálica, há um grande esforço de todo sistema nervoso central para adaptar-se àquela injuria. Este esforço do cérebro não é só adaptativo, mas também compensatório a fim de se refazer e reequilibrar-se nesse novo cenário. Dessa forma, o uso das técnicas de neuromodulação nos transtornos neurológicos, pode contribuir para a restauração do equilíbrio adaptativo pois, além de atuarem como moduladoras da atividade cortical, ainda apresentam poucos efeitos colaterais.

RIBEIRO (2017), em sua tese de doutorado, aponta como benefício do uso destas técnicas não só a diminuição de efeitos colaterais como também os resultados promissores. A autora discorre sobre a importância do uso dessas técnicas diante do aumento da prevalência de transtornos neuropsiquiátricos e neurológicos, do alto custo dos tratamentos farmacológicos, e do aumento do número de pacientes refratários aos tratamentos convencionais. A pesquisadora elucida que a Estimulação Magnética Transcraniana (EMT), encontra-se voltada também para o tratamento da depressão e, mais recentemente, para a epilepsia e a Doença de Parkinson (DA). Cita ainda que transtornos de ansiedade, doenças do sistema nervoso central como Acidente Vascular Cerebral (AVC), demências e distúrbios cognitivos (doença de Alzheimer), e dor, entre outros quadros, têm se beneficiado tanto com o tratamento da EMT como com a Estimulação Transcraniana por Corrente Contínua (ETCC).

A potencial eficácia nas práticas clínicas de diversas especialidades, observada em vários estudos que envolveram as técnicas de neuromodulação não invasivas, revela um cenário positivo e promissor em relação ao trabalho que pode ser desenvolvido pelo profissional da psicologia.

Assim, considera-se que é possível estabelecer trabalhos voltados para a estimulação cognitiva e reabilitação neuropsicológica de pacientes com acometimentos cerebrais. Nesses casos, a ETCC mostra-se como uma ferramenta interessante no âmbito das Neurociências, pois possibilita o estabelecimento de relações entre atividade motora, sensorial e cognitiva e as áreas corticais que podem, como comentado anteriormente, ser estimuladas ou inibidas.

Da mesma forma, pode-se viabilizar estudos e trabalhos direcionados aos transtornos neuropsiquiátricos, com possibilidade de se alcançar resultados positivos em casos de depressão, ansiedade e dos efeitos psicológicos e comportamentais decorrentes de quadros de dor crônica.

Ao psicólogo apresenta-se um novo desafio no exercício de sua profissão. Cabe a este profissional aprofundar os estudos sobre as técnicas de neuromodulação não invasivas, a fim de verificar a eficácia destas no que diz respeito à reabilitação de aspectos psíquicos, emocionais, comportamentais e cognitivos dos pacientes.

USO DE FERRAMENTAS TECNOLÓGICAS E ATIVIDADES COMPUTADORIZADAS

As técnicas em reabilitação estão em constante desenvolvimento e aprimoramento. Com o avanço tecnológico da medicina, o uso de novas ferramentas em reabilitação vem se expandindo tanto no que se refere às questões motoras quanto nos aspectos cognitivos.

Além das técnicas de modulação não invasivas, tem ganhado espaço na reabilitação o uso de novas ferramentas tecnológicas e tecnologias assistivas, como o uso de realidade virtual e os treinos cognitivos informatizados.

UEHARA e WOODRUFF (2016) descrevem a reabilitação neuropsicológica como "um processo complexo, interativo e de mão dupla, onde o paciente é um dos agentes". Ela está inserida num processo de reabilitação integral do indivíduo, envolvendo não só aspectos cognitivos, mas também questões comportamentais, emocionais e psicossociais, uma vez que as lesões encefálicas podem causar grande impacto emocional, social e familiar, além de interferir na adesão do paciente na reabilitação.

Um dos elementos da reabilitação neuropsicológica é a reabilitação cognitiva, que se utiliza de técnicas compensatórias e estratégias cognitivas como estimulação, treino e exercícios cognitivos, como forma de minimizar os déficits apresentados pelo paciente, atuando na otimização dessas funções, com impacto na prevenção de futuros declínios, no restabelecimento funcional de uma estrutura comprometida e/ou na reorganização das redes neurais, compensando funções alteradas (UEHARA e WOODRUFF, 2016). Dada a complexidade do processo de reabilitação, é fundamental que ele envolva não só o paciente, como a equipe terapêutica, os familiares e, possivelmente, membros da comunidade em geral, como ressaltam ABRISQUETA-GOMEZ E MARTINS DA SILVA (2016).

Sendo a reabilitação um processo integral, que envolve todas as áreas da vida do ser humano, a reabilitação cognitiva deve ser aplicada com o objetivo de preparar o paciente para reassumir seus papéis sociais, familiares e ocupacionais. Dessa forma, o uso de tecnologias virtuais permite aos terapeutas utilizarem estratégias que realizem não só treinos de habilidades específicas, como também simulações da realidade, de forma a aproximar a reabilitação da vida cotidiana do indivíduo. Daí a importância de se utilizar ferramentas que o auxilie nos treinos de atividade de vida diária.

Além das técnicas e treinos já conhecidos, aplicações tecnológicas e tecnologia assistiva na reabilitação de pacientes com lesão encefálica podem ser usadas como recurso complementar no processo de recuperação, amplificando a compreensão e favorecendo a compensação dos déficits, além de realizar treinamento intensivo das funções cognitivas e das funcionalidades deficitárias.

O uso desses tipos de recursos tem se ampliado tanto na prática clínica quanto em estudos controlados, como forma de avaliar seu impacto como ferramenta complementar de tratamento. Nesses estudos, são utilizados diversos programas e plataformas, avaliando o impacto da sua utilização na melhora das alterações cognitivas, além da percepção do engajamento e motivação no processo de reabilitação.

Existem diferentes vantagens em relação a essas estratégias de reabilitação. Entre elas, está o fato de serem divertidas, esteticamente atraentes, proporcionando um ambiente multissensorial, dinâmico e interativo; podem criar um ambiente semelhante à realidade, o que torna a tarefa envolvente e desafiadora, aumentando a motivação e engajamento dos indivíduos. Além disso, essas ferramentas podem ser usadas à distância, utilizando-se do formato de telerreabilitação, dando possibilidades de que as atividades sejam realizadas fora do consultório.

Adicionalmente, esse formato fornece *feedback* imediato ao paciente, ajustando-se automaticamente às suas demandas de forma personalizada. Além disso, geram resultados objetivos e relatórios aos terapeutas, com armazenamento das informações em nuvem, impactando em maior facilidade do uso de dados para pesquisas clínicas.

UEHARA e WOODRUFF (2016) apontam que, entre os benefícios dessas técnicas, estão a redução de custos financeiros, maior acurácia de dados, registro e armazenamento automático de respostas emitidas pelo mouse ou pelo teclado, pontuação e medidas de tempo de reação e emissão de relatórios, além da maior usabilidade e acessibilidade do instrumento por uma ampla gama de pacientes e patologias.

Como possíveis desvantagens relacionadas ao uso de técnicas computadorizadas na reabilitação, estão a possível dificuldade de acesso dos pacientes a equipamentos adequados, como telefone celular, computadores ou iPads, e acesso à internet. Além disso, pode existir um receio dos terapeutas em relação ao seu papel nesse novo formato, uma vez que a interação frente a frente com o paciente pode ser reduzida. Quanto a isto, salienta-se que, em muitos dos novos softwares e plataformas, cabe ao terapeuta planejar as sessões, consultar os exercícios e revisar os resultados, mantendo-se como profissional de referência no tratamento do paciente.

Outro ponto importante é que, para demonstrar o funcionamento e eficácia destes treinos, é importante investigar os processos relativos à generalização e transferência dos ganhos para a vida diária e a manutenção desses ganhos ao longo do tempo, o que torna de suma importância a realização de estudos controlados nessa área.

Outra possível dificuldade, como apontam UEHARA e WODRUFF (2016), está em relação ao uso de tecnologias em populações específicas, como os idosos. Quanto a isto, PARK et al. (2020), por exemplo, investigaram os efeitos do treino associando aspectos cognitivos e motores através de realidade virtual em idosos com comprometimento cognitivo leve, utilizando software de simulação de atividades de vida diária associada a tarefas cognitivas, como atenção, memória, resolução de problemas e funções cognitivas, demonstrando que esse treino aumentou a motivação e teve impacto positivo nos aspectos cognitivos dessa população.

Já VERHELST et al. (2020) demonstram que o treino cognitivo informatizado foi realizado com adolescentes com Traumatismo Cranioencefálico (TCE) acarretou melhora das alterações cognitivas desses pacientes, quando comparado ao grupo controle. Os resultados obtidos indicam os efeitos positivos do uso do programa BrainGames no funcionamento cognitivo e fornece indícios de evidência da relação entre neuroplasticidade e evolução cognitiva após intervenção em TCE. Os autores ressaltam que, entre adolescentes, o dano cerebral causado por lesões encefálicas tendem a ser mais nocivos do que em cérebros mais maduros. Por outro lado, dada a flexibilidade do cérebro mais imaturo, a neuroplasticidade nessa população tende a ser mais extensa.

Em outro estudo, YOO et al. (2015) avaliaram pacientes com AVC, em programa de internação, randomizados. Foram realizadas sessões de RehaCom, 30min/dia, 5×/

sem, durante cinco semanas. Os resultados apontam que o treino cognitivo é eficaz na melhora cognitiva em pacientes com prejuízo cognitivo após AVC, quando combinado ao programa de reabilitação convencional.

Ainda em relação ao RehaCom, JIANG et al. (2016) avaliaram a eficácia do tratamento de acupuntura combinada ao treino cognitivo em pacientes com alterações cognitivas pós-AVC, em tratamento ambulatorial. Verificaram que a combinação dos tratamentos produz efeitos terapêuticos mais evidentes do que os tratamentos realizados de forma isolada. Neste caso, o treino cognitivo foi realizado 30min/dia, 5× / sem, totalizando 60 sessões ao longo de três meses.

Por outro lado, WENTINK et al. (2016) não observaram evolução significativa em relação ao funcionamento cognitivo em pacientes com AVC, submetidos a 600 min de treino, através de uma sessão diária de aproximadamente 15 a 20 min, ao menos 5× /semana, através de acesso domiciliar a programa de treino cognitivo (Lumosity Inc.®), indicando baixa adesão dos pacientes ao treino domiciliar sem a supervisão frequente de um terapeuta especializado.

VAN DE VEN et al. (2016) realizaram uma revisão sistemática que incluiu 20 estudos sobre os efeitos do treino cognitivo computadorizado para funções executivas pós-AVC. Destes, apenas dois apresentavam alto nível de qualidade, por serem ensaios clínicos randomizados. Nestes, os grupos que sofreram intervenção não apresentaram desempenho melhor, quando comparados aos grupos controle. Segundo os autores, todos os outros estudos sofrem por importantes limitações metodológicas, indicando cautela em relação à interpretação dos resultados.

Já em relação ao uso de treino cognitivo informatizado em pacientes com TCE, FERNANDEZ et al. (2018) chegam à conclusão de que, embora os dois grupos avaliados – pacientes realizando treino cognitivo informatizado utilizando o software Rehacom, comparados a pacientes realizando estimulação cognitiva tradicional – apresentem evolução do ponto de vista cognitivo, o grupo que recebeu treino computadorizado apresentou melhor desempenho, no que se refere à atenção e memória.

Como se pode observar, existe atualmente uma evolução em relação aos softwares disponíveis, no sentido de aprimorar a qualidade dos treinos cognitivos informatizados. Cada vez mais, utilizam-se de ambientes que simulam as situações cotidianas vividas pelos pacientes, associando treinamento cognitivo e motor, além de sua tecnologia envolver algoritmo que se adapta automaticamente ao nível dos usuários.

LÓPEZ e ANTOLÍ (2020) descrevem que as intervenções baseadas em treinos computadorizados se fundamentam em treinos de múltiplos domínios, ou seja, cujo alvo são diferentes domínios cognitivos, como memória, funções executivas ou memória operacional, ao longo da intervenção. Por outro lado, intervenções de domínio único são focadas em uma única função cognitiva durante todo o treino. Os autores ressaltam que os treinos computadorizados podem ser associados a outras estratégias compensatórias, como forma de melhorar a performance dos pacientes nas tarefas propostas.

É possível observar que a atividade informatizada, envolvendo tarefas da vida diária e interação corporal, promove maior motivação, engajamento e envolvimento desses indivíduos. Além disso, essas atividades tendem a promover grande envolvimento e participação dos terapeutas nessa atividade, tornando o treino das funções cognitivas uma experiência lúdica, segura e realista.

Dada a escassez de trabalhos utilizando treino cognitivo informatizado na população brasileira, esperam-se novos estudos que apontem para os benefícios desse tipo de treino na reabilitação, de modo a incorporar essa estratégia complementar na reabilitação neuropsicológica dos déficits cognitivos.

BIBLIOGRAFIA

ABRISQUETA-GOMEZ, J.; MARTINS DA SILVA, K.K. Fundamentos da Reabilitação Cognitiva. In: MALLOY-DINIZ, L.F.; MATTOS, P.; ABREU, N.; FUENTES, D. (org.) Neuropsicologia: Aplicações Clínicas. Porto Alegre: Artmed, 2016.

BERARDELLI, A. et al. Facilitation of muscle evoked responses after repetitive stimulation in man. **Exp. Brain Res**. 1998; 122:79-84.

BOGGIO, P. S. **Efeitos da estimulação transcraniana por corrente contínua sobre memória operacional e controle motor** 2006. Tese (Doutorado) - Universidade de São Paulo, São Paulo, 2006.

BRUNONI, A.R.; PINHEIRO, F.S; BOGGIO, P.S. Estimulação Transcraniana por Corrente Contínua. In: FREGNI. F.; BOGGIO, P.S. **Neuromodulação Terapêutica – Princípios e Avanços da Estimulação Cerebral não Invasiva em Neurologia, Reabilitação, Psiquiatria e Neuropsicologia**. São Paulo, Savier, 2012, pp. 65-75.

CAVENAGHI, V.B. et al. Estimulação Cerebral não invasiva na prática clínica: atualização. **Arq Med Hosp Fac Cienc Med Santa Casa São Paulo**. 2013; 58: 29-33

CONFORTO, A. B.; MARIE, S. K. N.; COHEN, L. G.; SCAFF, M. (2003). Estimulação magnética transcraniana. **Arquivos de Neuro-Psiquiatria**. 61(1), 146–152.

FERNANDEZ, E. et al. Effectiveness of a Computer-Based Training Program of Attention and Memory in Patients with Acquired Brain Damage. **Behavioral Sciences**. 2018; 8(1): 4.

LÓPEZ, R.F.; ANTOLÍ, A. Computer-based cognitive interventions in acquired brain injury: A systematic review and meta-analysis of randomized controlled trials. **PLoS One**. 2020 Jul 9; 15(7):e0235510.

HALLETT, M. Transcranial magnetic stimulation: a primer. Neuron. 2007 Jul 19;55(2):187-99.

JIANG, C. et al. Clinical Efficacy of Acupuncture Treatment in Combination with RehaCom Cognitive Training for Improving Cognitive Function in Stroke: A 2 × 2 Factorial Design Randomized Controlled Trial. **JAMDA**. 17(12): 1114-1122, 2016.

KLOMJAI, W.; KATZ, R.; LACKMY-VALLÉE, A. Basic principles of transcranial magnetic stimulation (TMS) and repetitive TMS (rTMS). **Ann Phys Rehab Med**. 2015, 58(4):208-13.

KRAMES, E.S.; PECKHAM, P.H.; REZAI, A.R. 2009. What is neuromodulation In: KRAMES, E.S.; PECKHAM, P.H.; REZAI, A.R. **Neuromodulation.**, first. ed., Academic Press, Chapter 1.

MINIUSSI, C. et al. Efficacy of repetitive transcranial magnetic stimulation/transcranial direct current stimulation in cognitive neurorehabilitation. **Brain Stimul**. 2008; 1:326-336.

NITSCHE, M.A.; PAULUS, W. (2000). Excitability changes induced in the human motor cortex by weak transcranial direct current stimulation. **The Journal of Physiology**. 527 Pt 3(Pt 3):633-639.

PARK, J.S.; JUNG, Y.J.; LEE, G. Virtual Reality-Based Cognitive-Motor Rehabilitation in Older Adults with Mild Cognitive Impairment: A Randomized Controlled Study on Motivation and Cognitive Function. **Healthcare (Basel)**. 2020 Sep 11; 8(3): E335.

PASCUAL-LEONE, A. et al. Study and modulation of human cortical excitability with transcranial magnetic stimulation. **J Clin Neurophysiol**. 1998; 15:333-343.

QUENTIN, R. et al. Frontotectal white matter connectivity mediates facilitatory effects of non-invasive neurostimulation on visual detection. **Neuroimage. 2013,** 82, 344–354.

QUENTIN, R.; CHANES, L.; VERNET, M.; VALERO-CABRE, A. Fronto-parietal anatomical connections influence the modulation of conscious visual perception by high-beta frontal oscillatory activity. **Cereb. Cortex**. 2015, 25: 2095–2101.

QUENTIN, R. et al. Visual contrast sensitivity improvement by right frontal highbeta activity mediated by contrast gain mechanisms and influenced by frontoparietal white matter microstructure. **Cereb. Cortex**. 2016, 26: 2381–2390.

RIBEIRO, A.M.I. Contribuições ao estudo dos efeitos da neuromodulação não-invasiva sobre parâmetros neuropsicológicos normais e em distúrbios neuropsiquiátricos. 2017. viii,147 f. Tese (Doutorado em Ciências do Comportamento) — Universidade de Brasília, Brasília, 2017.

RODRIGUES, A.C.; CARAMELLI, P. Neurologia e Neuromodulação - Distúrbios Cognitivos. In: FREGNI. F.; BOGGIO, P.S. **Neuromodulação Terapêutica – Princípios e Avanços da Estimulação Cerebral não Invasiva em Neurologia, Reabilitação, Psiquiatria e Neuropsicologia**. São Paulo, Savier, 2012, pp. 162-176.

SUEN, P. J. C. & BRUNONI, A. R. Non-invasive brain stimulation therapies. **Revista De Medicina**. 2019, 98(4), 279-289.

UEHARA, E.; WOODRUFF, E. Treino Cognitivo Informatizado. In: MALLOY-DINIZ, L.F.; MATTOS, P.; ABREU, N., FUENTES, D. (Org.) **Neuropsicologia: Aplicações Clínicas**. Porto Alegre, Artmed, 2016, pp. 318-323.

VALERO-CABRÉ, A. et al. (2017). Transcranial magnetic stimulation in basic and clinical neuroscience: A comprehensive review of fundamental principles and novel insights. **Neuroscience & Biobehavioral Reviews**. 83, 381–404. 2017.

VAN DE VEN, R.M.; MURRE, J.M.J.; VELTMAN, D.J.; E SCHMAND, B.A. Computer-Based Cognitive Training for Executive Functions after Stroke: A Systematic Review. **Front. Hum. Neurosci**. 10:150, 2016.

VERHELST, H. et al. Cognitive Training in Young Patients With Traumatic Brain Injury: A Fixel-Based Analysis. **Neurorehabil Neural Repair**. 2019, 33(10):813-824.

WAGNER, T. et al. Transcranial direct current stimulation: a computer-based human model study. **Neuroimage** [S.I.], 35(3): 1113-24, 2007.

WENTINK, M.M. et al. The effects of an 8-week computer-based brain training programme on cognitive functioning, QoL and self-efficacy after stroke. **Neuropsychol Rehabil**. 2016, 26(5-6):847-65.

YOO, C.; YONG, M.; CHUNG, J.; YANG, Y. Effect of Computadorized Cognitive Rehabilitation Program on Cognitive Function and Activities of Living in Stroke Patients. **J. Phys. Ther. Sci**. 27: 2487-2489, 2015.

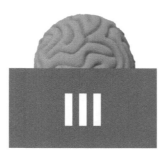

O ATENDIMENTO DE PACIENTES COM LIMITAÇÕES E DEFICIÊNCIAS TRANSITÓRIAS

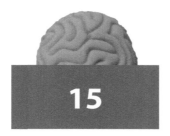

O atendimento ao paciente com limitações e deficiências transitórias

Eliodora Tasis Fugikaha
Camila Morassi

INTRODUÇÃO

O conceito de deficiência tem passado por reformulações no decorrer do tempo em função de desafios e questões impostos pelas transformações e demandas sociais, científicas, governamentais e das próprias pessoas com deficiência. Tal definição assume diferentes contornos dependendo do contexto no qual é tratada.

Do ponto de vista legal, a deficiência é associada a quadros clínicos permanentes ou de longa duração que resultam não só em dificuldade para realizar atividades (incapacidade), mas também em obstáculos à inserção social e ao exercício de papéis/funções (desvantagem).

De acordo com a Política Nacional para a Integração da Pessoa Portadora de Deficiência, decreto nº 3.298 de 20/12/1999, a deficiência é "toda perda ou anormalidade de uma estrutura ou função psicológica, fisiológica ou anatômica que gere incapacidade para o desempenho de atividade, dentro do padrão considerado normal para o ser humano" (BRASIL, 1999, Art.3).

Embora não haja menção à causa ou duração, o mesmo decreto especifica critérios para que se conceba que um indivíduo tem uma deficiência, seja física, auditiva, visual ou mental. Parâmetros que também delimitam o campo daquilo que se considera deficiência, na medida em que, estipula perdas/alterações permanentes ou de longa duração específicas (sequelas).

Já a Lei Brasileira de Inclusão da Pessoa com Deficiência (lei nº13146 de 06/07/2015) considera:

> "pessoa com deficiência aquela que tem impedimento de longo prazo de natureza física, mental, intelectual ou sensorial, o qual, em interação com uma ou mais barreiras, pode obstruir sua participação plena e efetiva na sociedade em igualdade de condições com as demais pessoas" (BRASIL, 2015, Art.2).

Nota-se que, embora a ênfase recaia sobre as consequências do quadro clínico na vida da pessoa, sem delimitar tipos de lesões/alterações ou sequelas, a concepção de uma incapacidade ou desvantagem duradoura ainda está presente.

No que tange a esfera da saúde pública, o aumento na expectativa de vida e na incidência de doenças crônicas e suas consequências têm mobilizado a necessidade de rever as definições de incapacidade e deficiência, visto que, o número de pessoas com limitações tende a crescer e que a necessidade de se instituir medidas de promoção da saúde mais eficazes para essa população se impõem (DI NUBILA e BUCHALA, 2008).

Verificam-se condições clínicas de caráter transitório que, por não resultarem em limitações extensas, permanentes e/ou duradouras, muitas vezes não têm sua importância reconhecida, embora possam levar a incapacidade e desvantagem, especialmente se não forem devidamente tratadas.

Pensando nessas questões, o Instituto de Reabilitação oferece tratamento de reabilitação a pessoas que apresentam dificuldades para realizar atividades básicas e instrumentais de vida diária em função de sequelas permanentes, mas também àquelas que possuem limitações transitórias associadas a quadros como doenças osteomioarticulares ou lesões do sistema nervoso periférico.

No que se refere a estas últimas, uma queixa/sintoma frequente entre os pacientes é a dor, concebida, por muitos deles, como o principal obstáculo ou impedimento para a realização de atividades cotidianas (por exemplo, tarefas domésticas, trabalho, atividades de lazer etc.).

Apesar de gerar incapacidades transitórias, a dor é um quadro clínico importante dada sua prevalência e possibilidade de cronificação.

Atualmente, três das quatro Unidades do Instituto de Reabilitação oferecem tratamento especializado e multiprofissional para essa população. Considerando o segundo semestre de 2019, só em uma das unidades, dentre os pacientes que foram encaminhados para tratamento no Instituto e que se submeteram ao processo de triagem (aproximadamente 230), cerca de 43% deles apresentaram como motivo do encaminhamento a dor. Destes, 13% conviviam com a dor há menos de seis meses, 20% de seis meses a um ano, 36% de um a cinco anos e 30% há mais de cinco anos.

Tendo em vista critérios da OMS, que considera crônica a dor contínua ou recorrente por mais de seis meses (MILANI e JACOB, 2019), a grande maioria dos pacientes triados no período já apresentava quadro crônico.

Como o hospital escola é referência para tratamento de pacientes que necessitam de acompanhamento de alta complexidade e a amostra mencionada é composta por pessoas que têm demanda por tratamento de reabilitação, não se pode extrapolar esses números para a população geral.

Entretanto, estima-se que cerca de 25% dos adultos no mundo sofram de dor e que, a cada ano, outros 10% recebam diagnóstico de dor crônica (GOLDBERG e MCGEE, 2010 apud CARVALHO et al., 2017).

No Brasil, resultados de uma pesquisa que contou com a participação de 723 pessoas de diferentes regiões do país mostram relato de dor com duração superior a seis meses em 39% dos entrevistados (SOUZA et al., 2017 apud GARCIA, MORAES e BARBOSA NETO, 2019).

Quanto às principais queixas de dor, no Brasil, são relativas a afecções do aparelho locomotor, cefaleias generalizadas e crônicas. A lombalgia e as dores musculoesqueléticas generalizadas estão entre as mais incapacitantes (TEIXEIRA e PIMENTA, 1994 apud TEIXEIRA e SIQUEIRA, 2009).

Pesquisa realizada em cidade brasileira de médio porte indica uma prevalência de lombalgia relatada no último ano de 50%, enquanto 21% dos participantes tiveram a realização de atividades cotidianas comprometidas devido à dor considerando-se o mesmo período (ZANUTTO, E. A. C. et al., 2015).

Em outro estudo, no qual participaram moradores de um município da região Nordeste do Brasil, cujo objetivo era verificar a prevalência de incapacidade para atividades diárias e sua relação com a Dor Musculoesquelética (DME) e fatores sociodemográficos, verificou-se uma prevalência para DME de 67,5%. A maioria queixou-se de dor na coluna, relatou intensidade forte e dor frequente (mais de quatro dias na semana) e comprometimento de, em média, três atividades do seu cotidiano (carregar objetos pesados, ficar em pé e subir escadas). Além disso, em 33% destes casos, a dor tornou-se crônica. No que se refere à dificuldade para a realização de atividades diárias, foi referida por 87,6% dos participantes, sendo que o comprometimento foi associado a dor, variando de acordo com intensidade, localização, frequência e duração; mas também à idade (MOTA et al., 2020).

Dessa forma, uma parcela considerável da população apresenta algum quadro de dor, o qual pode restringir atividades cotidianas e o exercício de papéis sociais. E ao afetar a posição ocupada pela pessoa em diferentes contextos, leva seus prejuízos para além do individual, atingindo seu núcleo familiar, trabalho e sociedade.

No que tange à sociedade, a dor crônica representa perdas financeiras importantes, visto que envolve custos diretos, como hospitalização, acompanhamento ambulatorial e equipamentos para melhora das atividades diárias; e custos indiretos, os quais incluem benefícios sociais e por afastamento do trabalho, diminuição da produtividade, absenteísmo e aposentadoria por invalidez (MILANI e JACOB, 2019).

Assim, a oferta de tratamentos eficazes é fundamental para melhor qualidade de vida do paciente no curto, médio e longo prazo, mas também para a saúde pública no geral. Porém, alguns quadros de dor crônica mostram-se complexos e refratários a tratamentos mais frequentemente utilizados, por exemplo, medicamentos.

No caso do Instituto de Reabilitação, na amostra já mencionada de pacientes triados no segundo semestre de 2019, aproximadamente 40% referiram estar fazendo uso de medicação sem melhora efetiva e quase 50% já tinham realizado algum tipo de terapia física de forma pontual (principalmente fisioterapia).

DOR CRÔNICA

A dor é um mecanismo fundamental para a proteção e preservação do organismo, na medida em que sinaliza danos. Ela pode se manifestar através de reações involuntárias, que são instintivas, e de reações voluntárias, que envolvem fatores biológicos, emocionais e culturais (BUDÓ, 2007). Contudo, algumas vezes, ela perde esse caráter de alerta e passa a ter efeitos nocivos tornando-se patológica, caso daquelas que se tornam crônicas (LIMA, 2008).

Do ponto de vista fisiopatológico, acredita-se que a dor crônica está relacionada a um processo de reorganização do Sistema Nervoso, que sofre a influência de fatores genéticos e dos mecanismos de sensibilização central e periférica (MILANI e JACOB, 2019).

Diante da lesão, o organismo dá início a um processo inflamatório no qual substâncias, como neurotransmissores e hormônios, são liberadas formando a chamada "sopa inflamatória", a qual estimula os nociceptores responsáveis por transformar o estímulo doloroso em potencial elétrico (MILANI e JACOB, 2019, p. 113). Este, por sua vez, é conduzido para o Sistema Nervoso Central (SNC) através da medula espinhal, pela via aferente, onde uma modulação é iniciada antes mesmo de atingir o SNC, local onde a detecção da dor acontece. Nesse processo, alterações periféricas e centrais (sensibilização periférica e central), que interferem na resposta do organismo ao estímulo doloroso, podem resultar na manutenção do quadro álgico para além do esperado (MILANI e JACOB, 2019).

Contudo, não são só fatores fisiológicos que podem contribuir para a cronificação da dor. Considera-se a dor como "uma experiência sensorial e emocional desagradável relacionada com o dano real ou potencial ou descrita em termos de tal dano" (MERSKEY e BOGDUK, 2017 apud GARCIA, MORAES e BARBOSA NETO, 2019). Dentro desta concepção, a dor tem um componente sensorial, mas também há o reconhecimento de uma experiência subjetiva inerente a ela, assim como a legitimação de dores que não têm origem em uma lesão concreta. A sensação dolorosa é mediada e modulada por componentes psicológicos e sociais, e a relação entre estes elementos irá marcar a vivência do dor, a forma como é exteriorizada e a resposta a ela, inclusive no que se refere à adesão ao tratamento proposto.

DOR E CONTRIBUIÇÕES DA PSICOLOGIA

Embora a dor possa ser iniciada por um estímulo nociceptivo ela só é interpretada como tal ao se tornar consciente. Percepção que gera sofrimento, dando origem a comportamentos que manifestam a sensação dolorosa, mas que também é importante para a avaliação de sua causa, localização, intensidade e organização de uma resposta que vise ao enfrentamento da dor.

Visto que a percepção é o processo através do qual os estímulos sensoriais são identificados e significados, não se pode dissociá-la de daquilo que serve de base para essa atribuição de sentido, ou seja, de questões culturais, vivências pessoais, dinâmica afetivo-emocional e aspectos cognitivos.

É frequente profissionais da saúde colocarem que a queixa de dor, assim como alguns comportamentos apresentados pelos pacientes (por exemplo, expressões faciais, alterações posturais etc.), parecem desproporcionais ao esperado tendo como base a avaliação clínica e/ou exames, a classificando como "psicológica". De fato, há pacientes que apresentam quadros psicogênicos, porém no Instituto de Reabilitação verifica-se a presença de muitos casos nos quais, apesar da origem orgânica da dor, ocorre uma sobreposição de questões psicológicas ou sociais, resultando em maior ou menor percepção dela, maior ou menor limitação funcional, maior ou menor participação no tratamento etc.

No que se refere aos aspectos sociais, por exemplo, em culturas nas quais a capacidade para suportar a dor é valorizada o indivíduo tende a tolerá-la mais do que aqueles que estão inseridos em contextos nos quais não há essa relação com a dor. Por um lado, esse valor social pode resultar em maior autocontrole e manifestações menos intensas, por outro, pode adiar a introdução de medidas protetivas e a busca por auxílio. Assim, a visualização desse cenário e de sua relação com a história contada contribui para a compreensão de comportamentos e da postura do paciente ante a sua dor, favorecendo o diálogo entre este e o profissional que o atende, fator importante para a o estabelecimento de uma relação de confiança que pode levar a melhores resultados no tratamento.

Mas, o papel da psicologia dentro do contexto da dor crônica e do seu tratamento vai além da compreensão da gênese e/ou manutenção do quadro álgico. O convívio com a dor que não cessa ou que insiste em voltar toda vez que o paciente tenta retomar suas atividades e com elas papéis sociais e partes de uma autoimagem abalada, resulta em sofrimento e "outros tipos de dores". No relato de pacientes, a presença de queixas, como irritabilidade, impaciência, desânimo, tristeza, sentimento de inutilidade, impotência etc., associadas a dor, suas limitações e a falta de resposta a tratamentos já realizados é significativa. Além disso, a referência à dificuldade para dormir quando a dor é intensa também se mostra frequente. Com um corpo dolorido e cansado e um estado emocional abalado, muitos pacientes tendem a evitar situações e movimentos que pioram ou "acordam" a dor e, assim, se isolam e se desconectam de atividades e de pessoas.

Entretanto, a dificuldade de participação não se restringe ao contexto familiar, social ou laboral, também se estende a tratamentos realizados. Embora o paciente tenha tido a iniciativa de procurar ajuda, os sentimentos mobilizados, a inabilidade para manejá-los e alterações de humor podem interferir na evolução do tratamento realizado.

A combinação entre doenças crônicas e alterações de humor é um fator de risco para menor adesão ao tratamento proposto e pior prognóstico do caso (DiMATTEO, LEPPER e CROGHAN, 2000). De acordo com BUSHNELl et al. (2015), estudos indicam que cerca de 50% dos pacientes que sofrem de dor crônica apresentam como comorbidade alterações de humor, como ansiedade e depressão.

Além disso, pesquisas também apontam alterações cognitivas em seu portador. Muitos pacientes com dor crônica têm dificuldade para se concentrar e para lembrar-se de informações, tendo desempenho abaixo do esperado em testes envolvendo memória e atenção (BUSHNELL et al., 2015).

No caso dos pacientes atendidos no hospital escola, no geral, inicialmente não há uma queixa espontânea em relação à memória, contudo em avaliação e no relato do paciente e da equipe multiprofissional percebe-se que alguns apresentam dificuldade, por exemplo, para lembrar-se do horário da medicação ou de consultas agendadas e para memorizar exercícios demonstrados durante as terapias físicas, o que afeta sua participação no tratamento e, consequentemente, seu resultado. Quanto à atenção, pacientes relatam dificuldade para se concentrar em atividades quando a dor é intensa, visto que sentem-se mais ansiosos e irritados. Tal aspecto pode prejudicar sua adaptação à procedimentos/atividades realizados nas terapias, mas também a consciência corporal. Capacidade fundamental para melhor manejo do quadro álgico na medida em que permite maior conhecimento do seu corpo, seu funcionamento e a percepção de sinais de alerta ou de mau funcionamento.

Alterações de humor e cognitivas em pacientes com dor crônica são frequentemente encontradas em pesquisas realizadas com essa população, porém a relação causal entre esses elementos parece complexa.

Resultados de estudos com ressonância eletromagnética mostram diminuição da substância cinzenta em áreas cerebrais envolvidas no processamento e regulação da dor, do humor e cognição. Podendo indicar que as alterações cerebrais presentes nos estados de dor crônica também contribuem para suas comorbidades afetivas e cognitivas (BUSHNELL et al., 2015). Contudo, o sofrimento causado pelo convívio com a dor por longos períodos e pelas perdas decorrentes desta, também pode justificar as alterações de humor, as quais, por sua vez, prejudicam o desempenho cognitivo do paciente em suas tarefas cotidianas. Assim como a dificuldade para dormir gera irritabilidade e afeta as funções cognitivas.

Apesar dessa teia de causas e consequências ser importante para a compreensão dos efeitos da dor crônica no indivíduo, no que se refere a sua vivência, o resultado é o mesmo: mais limitações, mais perdas, dificuldade em aderir ao tratamento, pior evolução e mais dor.

Nesse cenário, o conhecimento e a atuação do profissional da psicologia no atendimento de pacientes com dor crônica são importantes tanto para a avaliação dos fatores psicológicos e culturais envolvidos no processo doloroso, seja na sua gênese, manutenção ou exacerbação da sensação, quanto para seu tratamento.

De acordo com o modelo de avaliação preconizado pela International Association for the Study of Pain (IASP), o diagnóstico da dor deve contar não só com exame físico e uma anamnese detalhada, mas também com um exame psicológico, que englobe, por exemplo, aspectos cognitivos, comportamentais, psicossociais e emocionais associados à dor (SANTOS, 2014).

Quanto às intervenções psicoterapêuticas, existem diferentes abordagens, sendo que a escolha depende da demanda do paciente, do contexto no qual a intervenção é realizada e da formação do profissional (PORTNOI, 2001).

Neste capítulo, trataremos da atuação do psicólogo dentro de uma equipe multiprofissional no contexto da reabilitação. Mais especificamente, no programa de reabilitação do hospital escola.

DOR E REABILITAÇÃO: ATUAÇÃO DO PSICÓLOGO

Nos casos em que o manejo da dor crônica mostra-se complexo é indicada a associação entre tratamentos farmacológicos e não farmacológicos para que melhores resultados sejam atingidos.

Além disso, em muitas situações, o tratamento não promoverá uma remissão completa da dor, embora possa trazer melhor controle e diminuição dos efeitos da medicação (MILANI e JACOB, 2019). De forma que, o desenvolvimento de novas estratégias, como mudanças de hábitos, adaptações na rotina, introdução de atividades físicas, é um importante aliado no controle da dor, processo no qual, o atendimento de uma equipe multiprofissional que possa não só tratar, mas acolher e orientar, é fundamental.

O convívio com a dor persistente e intensa faz com que o paciente tenha de lidar com demandas que, muitas vezes, ultrapassam os recursos de que dispõe para enfrentá-la. No decorrer do tempo, ele pode abandonar ocupações e funções e, consequentemente, papéis familiares, atividades e projetos de vida, além de tornar-se dependente de terceiros. Cabe à equipe de reabilitação como um todo favorecer a organização de estratégias de enfrentamento mais eficazes e efetivas, as quais possam contribuir para a adaptação e maior funcionalidade do paciente (PORTNOI, 2001).

No Instituto de Reabilitação, após a triagem multiprofissional, que verifica a indicação e condições do paciente participar do tratamento de reabilitação, ocorre a avaliação do médico fisiatra, realizada a partir do relato e observação do comportamento do paciente, exame físico, histórico clínico, análise de outros exames e dados/solicitações da triagem. Também são levantadas informações sobre a rotina do paciente e limitações decorrentes do seu diagnóstico. A inter-relação entre esses aspectos vai servir de base para a definição do programa de reabilitação e prescrição de tratamentos, procedimentos e medicações.

Além do médico fisiatra, compõem a equipe multiprofissional do Instituto de Reabilitação fisioterapeutas, terapeutas ocupacionais, enfermeiros, fonoaudiólogos, nutricionistas, assistentes sociais, educadores físicos e psicólogos, os quais atuam junto ao paciente de acordo com suas necessidades e indicação.

O agendamento das terapias ocorre mediante solicitação do fisiatra, mas, a demanda pelo atendimento pode ser identificada em outras fontes, além da avaliação médica. No caso do serviço de psicologia, o psicólogo que participa do processo de triagem pode verificar a necessidade de avaliação/acompanhamento e fazer a indicação para o serviço médico; em outros casos, o(s) terapeuta(s) que acompanha(m) o paciente percebe(m) demanda e a discute(m) em reunião de equipe para que a solicitação de atendimento seja feita; e há ainda situações nas quais o próprio paciente apresenta, ao seu médico, queixas que podem ser avaliadas, atendidas ou encaminhadas pelo Serviço de Psicologia.

No geral, no caso dos pacientes com dor crônica, o motivo da solicitação tem relação com queixas de alteração de humor ou comportamentais e baixa adesão ao tratamento proposto.

Todos os pacientes encaminhados para o Serviço de Psicologia pelo médico fisiatra passam por uma avaliação a partir da qual é definida a modalidade de atendimento mais indicada e necessidade de outros encaminhamentos.

A avaliação é realizada através de entrevistas psicológicas semidirigidas e da aplicação de testes e/ou escalas e tem como objetivo a investigação da demanda apresentada, mas também verificar as condições psíquicas, cognitivas, a dinâmica afetivo-emocional, aspectos comportamentais e psicossociais do paciente. Além disso, também são avaliadas questões relativas ao quadro clínico e tratamentos realizados.

Conforme já mencionado, alterações cognitivas e de humor se fazem presentes em muitos casos de pacientes que convivem com dor crônica. Tais alterações também impactam seu desempenho na realização de atividades cotidianas, relacionamentos, adesão ao tratamento e são fonte de sofrimento psíquico. Além disso, características da dinâmica afetivo-emocional e padrões de comportamento marcam a relação do paciente com o diagnóstico e integram sua resposta a ele, podendo favorecer o enfrentamento das dificuldades vivenciadas ou contribuir para sua manutenção e agravo.

No que se refere às questões clínicas, é importante verificar o conhecimento, compreensão e fantasias sobre o diagnóstico e tratamento proposto, expectativas em relação a este, intensidade e frequência da dor, áreas da vida afetadas, comprometimento de atividades, medicações e procedimentos já realizados. Tais informações contribuem para a localização da dor na vida do paciente, a compreensão do seu significado, percepção de incongruências entre seu discurso, a avaliação clínica e (in)capacidade, e identificação da necessidade de esclarecimentos/orientações.

Visto que a expressão da dor é também definida pelo contexto cultural ao qual o paciente pertence e que a instalação de limitações, ainda que transitórias, pode implicar perdas de papéis e funções e gerar algum grau de dependência, é fundamental verificar não só aspectos psicossociais gerais, mas, principalmente, a dinâmica familiar e possível rede de apoio às suas necessidades e dificuldades.

A interação entre todos esses elementos delineia a postura do paciente ante a dor e seu tratamento e, consequentemente, afeta a evolução de ambos. A compreensão dessa relação estreita e complexa, permite que se identifique a necessidade de intervenções psicológicas e suas possíveis contribuições, o tipo de atendimento mais indicado, assim como seu foco, a necessidade de encaminhamentos, além de servir de base para orientações aos demais integrantes da equipe.

Após a avaliação, é realizada entrevista devolutiva com o paciente e definida a conduta com ele. Nos casos em que não há necessidade de seguimento no serviço, além da devolutiva são realizadas orientações pontuais durante alguns atendimentos, tendo em vista maior compreensão do quadro clínico e do tratamento de reabilitação, pois, os resultados deste dependem de sua participação e adesão a mudanças e adaptações propostas pelos profissionais que o acompanham.

Quanto aos pacientes que apresentam demanda por acompanhamento, este pode ser individual ou em grupo; a escolha é feita de acordo com características do paciente e com a possibilidade de organização de grupos naquele momento.

No caso do acompanhamento individual, este é breve e tem como foco as dificuldades e barreiras encontradas pelo paciente em sua convivência com a dor crônica e os fatores psicológicos que participam de sua gênese e/ou manutenção.

No processo, o objetivo é favorecer a compreensão dos mecanismos que interferem no quadro álgico (sentimentos, alterações de humor, comportamentos, pensamentos, aspectos psicossociais, atividades etc.), o desenvolvimento de estratégias de enfrentamento efetivas no controle da dor, a adoção de hábitos ou mudanças na rotina (adaptações) mais saudáveis, o ajuste de expectativas dirigidas ao tratamento tendo em vista resultados mais realísticos e a modificação de crenças ou pensamentos disfuncionais. Para tanto, além do acolhimento do sofrimento do paciente e da reflexão sobre tais aspectos, também é realizado um trabalho de orientação sobre o quadro clínico e de sensibilização quanto ao propósito das recomendações dadas pela equipe multiprofissional. Informações sobre sua condição clínica, tratamento proposto e seus alcances são importantes para que o paciente possa fazer escolhas mais conscientes no que tange ao seu papel no processo de controle da dor crônica.

Além dessas questões, no caso de alterações cognitivas, faz parte do processo promover a introdução de estratégias compensatórias e atividades que possam melhorar o desempenho cognitivo do paciente, dado o prejuízo potencial para sua funcionalidade e participação no tratamento.

Em relação ao atendimento em grupo, o trabalho é realizado através de grupos fechados, com número de atendimentos fixo e temas predefinidos, os quais abarcam diferentes questões da dor crônica (aspectos psicossociais, humor, estratégias de enfrentamento, expectativas quanto ao tratamento e evolução do quadro clínico, limites e técnicas de relaxamento). Através das aulas, compartilhamento de experiências, reflexões e vivências, os pacientes desenvolvem maior consciência do quadro clínico, de fatores que podem agravá-lo ou que podem promover maior controle dele e uma postura mais ativa no que se refere ao tratamento realizado. Também se verifica melhora do humor e na autoestima.

Nos casos em que o paciente apresenta demandas que ultrapassam os objetivos e proposta de intervenção do atendimento ofertado no Instituto de Reabilitação é feito encaminhamento para a comunidade, tendo em vista a possibilidade de se beneficiar de acompanhamento psicológico de longo prazo.

Além de realizar atendimento ao paciente, o psicólogo atua junto à equipe multiprofissional, cujas discussões são fundamentais para que esta possa definir melhores estratégias de intervenção e rever objetivos quando necessário. Neste processo, contribui para a compreensão dos aspectos psicológicos e sociais envolvidos no quadro álgico, no autocuidado e na relação do paciente com seu tratamento.

CONCLUSÃO

A dor é um fenômeno universal/fisiológico na medida em que pode ser sentida por qualquer um independentemente de sexo, idade, etnia; é individual/subjetiva, pois não pode ser acessada diretamente, apenas através do relato daquele que a sente, o qual é tecido com fios únicos tirados da sua história de vida, e é grupal/social visto que a maneira como esses fios são entrelaçados para dar forma a um discurso inteligível ao outro é definida por um código estipulado culturalmente. É neste contexto subjetivo e cultural que a intervenção psicológica se torna possível e necessária, não só para acolhimento do sofrimento do paciente, localização da dor para além do corpo biológico, mas também para o estabelecimento de uma relação com ela onde haja espaço para a percepção de limites e potencialidades mais realísticos, envolvimento em atividades, relacionamentos, planos futuros e participação ativa em seu tratamento com enfoque na sua qualidade de vida.

BIBLIOGRAFIA

BRASIL. **Decreto nº 3.298**, de 20 de dezembro de 1999. Dispõe sobre a Política Nacional para a Integração da Pessoa Portadora de Deficiência, consolida as normas de proteção, e dá outras providências. Disponível em: http://www.planalto.gov.br/ccivil_03/decreto/d3298.htm. Acesso em 20 jul. 2020.

BRASIL. **Lei nº 13146**, de 06 de julho de 2015. Institui a Lei Brasileira de Inclusão da Pessoa com Deficiência (Estatuto da Pessoa com Deficiência). Disponível em: http://www.planalto.gov.br/ccivil_03/_ato2015-2018/2015/lei/l13146.htm. Acesso em 20 jul. 2020.

BUDÓ, M. L. D. et al. A cultura permeando os sentimentos e as reações frente à dor. **Revista da Escola de Enfermagem da USP**. São Paulo, v. 41, n. 1, pp. 36-43, 2007. Disponível em: https://www.scielo.br/j/reeusp/a/9CdKKxFRH6CwwdQCSJhdKRx/?format=pdf&lang=pt. Acesso em 03 jun 2020.

BUSHNELL, M. C. et al. Effect of environment on the long-term consequences of chronic pain. **Pain**. Washington, v. 156, pp. S42-S49, 2015. Suplemento. Disponível em: https://www.ncbi.nlm.nih.gov/pmc/articles/PMC4367197/pdf/nihms648830.pdf. Acesso em 15 jul 2020.

CARVALHO, R. C. et al. Prevalence and characteristics of chronic pain in Brazil: a national internet-based survey study. **Brazilian Journal of Pain**, São Paulo, v. 1, n. 4, pp. 331-338, 2018. Disponível em: https://www.scielo.br/j/brjp/a/qWgvZ93FLqZ6GhyRLJPFLhL/?format=pdf&lang=en. Acesso em: 07 jul 2020.

DIMATTEO, M. R., LEPPER, H. S., CROGHAN, T. W. Depression is a risk factor for noncompliance with medical treatment: Meta-analysis of the effects of anxiety and depression on patient adherence. **Archives of Internal Medicine**, Chicago, 160: 2101-2107, 2000. Disponível em: https://jamanetwork.com/journals/jamainternalmedicine/fullarticle/485411. Acesso em: 12 ago 2020.

DI NUBILA, H. B. V.; BUCHALA, C. M. O papel das classificações da OMS – CID e CIF nas definições de deficiência e incapacidade. **Revista Brasileira de Epidemiologia**, Rio de Janeiro, v. 11, n. 2, pp. 324-35, 2008. Disponível em: https://www.scielo.br/j/rbepid/a/gsPFtVnbyDzptD5BkzrT-9Db/?format=pdf&lang=pt. Acesso em 12 ago 2020.

GARCIA, J. B. S.; MORAES, E. B.; BARBOSA NETO, J. O. Epidemiologia e taxonomia. In: SOCIEDADE BRASILEIRA DE ORTOPEDIA E TRAUMATOLOGIA. **Tratado de dor musculoesquelética**. São Paulo, Alef, 2019. pp. 15-24.

LIMA, M. A. G. Dor crônica: objeto insubordinado. **História, Ciências, Saúde – Manguinhos**. Rio de Janeiro, 15(1): 117-133, 2008. Disponível em: https://www.scielo.br/j/hcsm/a/5KDYHhL-6m7SjCXjnm6mPt3s/?format=pdf&lang=pt. Acesso em 20 nov 2019.

MILANI, B. J. J.; JACOB, M. T. J. Dor crônica. In: SOCIEDADE BRASILEIRA DE ORTOPEDIA E TRAUMATOLOGIA. **Tratado de dor musculoesquelética**. São Paulo: Alef, 2019. pp. 109-118.

MOTA, P. H. S. M et al. Impacto da dor musculoesquelética na incapacidade funcional. **Fisioterapia e pesquisa**. São Paulo, v. 27, n. 1, pp. 85-92, 2020. Disponível em: https://www.revistas.usp.br/fpusp/article/view/186969. Acesso em 18 jul 2020.

PORTNOI, A. G. Contribuições da psicologia para a reabilitação de doentes com dor musculoesquelética. **Revista de Medicina**. São Paulo, v. 80, pp. 256-261, 2001. Edição especial. Disponível em: https://www.revistas.usp.br/revistadc/article/view/69891/72548. Acesso em 20 nov 2019.

SANTOS, R. A. História e evolução das clínicas de dor. In: PORTNOI, A. G. **Psicologia da dor**. São Paulo: Guanabara Koogan, 2014.

TEIXEIRA, M. J.; SIQUEIRA, S. R. D. T. Epidemiologia da dor. In: ALVES NETO, O. e col. **Dor: princípios e prática**. Porto Alegre: Artmed, 2009. pp. 57-76.

ZANUTTO, E. A. C. et al. Prevalência de dor lombar e fatores associados entre adultos de cidade média brasileira. **Ciência & Saúde Coletiva**. Rio de Janeiro, v. 20, n. 5, pp.1575-1582, 2015. Disponível em: https://www.scielo.br/j/csc/a/Pt6ZKvSrcYq35XFbF36FPfm/?format=pdf&lang=pt. Acesso em 03 jun 2020.

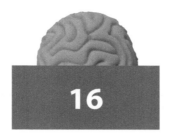

O atendimento ambulatorial de pacientes com amputação

Katia Monteiro De Benedetto Pacheco

O atendimento ambulatorial de pacientes com amputação geralmente acontece em meio um contexto de vida de uma pessoa que está em crise pela perda de parte do seu corpo. Ao chegar no ambulatório para pessoas com amputação, é muito comum que o paciente e/ou seu familiar tenham expectativas de que ao realizar o programa de reabilitação e treinar o uso da prótese, sairão com sua perda plenamente compensada pelo uso da prótese. Entretanto, o processo de reabilitação é mais complexo e quando, resumido apenas à adaptação protética, pode gerar dificuldades na qualidade de vida e reinserção social da pessoa.

Desse modo, o trabalho da psicologia com pessoas que sofreram uma amputação é muito amplo e complexo, pois é necessário contemplar várias necessidades e perdas objetivas e subjetivas pelas quais a pessoa passa em um momento de crise como o da amputação.

Dentre os aspectos afetivo-emocionais que podem ser observados na pessoa com amputação, destaca-se a alteração na imagem e no esquema corporal. O esquema corporal sofre uma alteração objetiva e concreta pela ausência de parte de um membro, esta é sentida e observada de forma mais concreta nas atividades cotidianas e em atividades que a pessoa fazia com independência desde sua infância, como: andar, tomar banho (nos casos de amputação de membros inferiores), ou escovar os dentes, pegar objetos (nos casos de amputação de membros superiores). As alterações na imagem corporal já são mais subjetivas, ligadas ao autoconceito que a pessoa tem de si, a sua identidade e valores, portanto, podem não ser tão facilmente observadas e tendem a ser negligenciadas pela rede de apoio e familiares da pessoa que passa por esse processo de luto diante da amputação. É possível que essa alteração apareça na forma de vergonha diante do olhar do outro, dificuldade em retornar as suas atividades sociais, laborais e até afetivas, gerando um impacto grande na qualidade de vida da pessoa.

Nesse contexto é frequente observarmos mudanças nos papéis familiares, o que pode resultar em mais uma perda à pessoa enlutada que terá de renunciar a determinado papel que desempenhava antes da instalação da deficiência, por exemplo. Toda essa dinâmica pode trazer conflitos importantes quanto a identidade do sujeito, seu papel no mundo e em como se reinserir neste mundo que lhe parece tão diferente do habitual.

É comum observarmos sentimentos de desesperança, em que a pessoa com amputação acredita que não será possível voltar a ter uma vida satisfatória, medo de não conseguir usar os meios auxiliares necessários como: muletas, cadeira de rodas ou a prótese, e até mesmo frustração nas primeiras tentativas de uso destes meios auxiliares. O próprio preconceito que a pessoa tinha com relação a pessoas com deficiência, pode voltar para si próprio, o que pode interferir ainda mais no processo de elaboração do luto e valorização da autoimagem.

Toda essa dinâmica pode criar dificuldades em aceitar os limites impostos pela amputação. Neste caso o indivíduo tende a realizar atividades que o coloquem em risco, o que também não é adequado. Por outro lado, se a pessoa não entra em contato com seu corpo amputado, terá mais dificuldades em reconhecer seu potencial, tendendo a não realizar atividades que poderia retornar de forma adaptada após a amputação. Dessa forma, considera-se muito importante que a pessoa com amputação possa reconstruir sua imagem corporal, apresentando maior conscientização de seus limites e de seu potencial remanescente, para um agir mais consciente sobre as possibilidades desse corpo com amputação que lhe é diferente do corpo intacto anterior. Esse processo só é possível quando o indivíduo se propõe a olhar para seu próprio corpo, testar suas habilidades anteriores e treinar novas habilidades. Para tanto, é fundamental que tenha ao seu lado pessoas que o encorajem diante de seus desafios e o acolham diante das frustrações advindas desse processo.

No contexto de reabilitação, é frequente observarmos que essa fase de reconhecimento do próprio corpo, em que a pessoa vai testando suas capacidades, pode vir acompanhada de uma dificuldade em aceitar ajuda de terceiros. O auxílio de terceiros pode ser considerado muitas vezes como um indicativo de que a pessoa é incapaz e com isso a pessoa deixa de se beneficiar de um contato que pode ser propulsor de maiores habilidades.

Por outro lado, a prótese muitas vezes é superestimada, com expectativas elevadas ou até mesmo irreais com relação ao seu uso, sem considerar o período de adaptação, treinamento e mesmo as especificidades de cada caso (idade e condição física da pessoa que será protetizada, por exemplo). A prótese idealizada vai aos poucos dando lugar a prótese vista de uma forma mais realista, à medida que o indivíduo percebe o potencial, mas também as limitações deste meio auxiliar, tornando o seu uso mais efetivo.

Todo esse processo pode ser facilitado pelo atendimento psicoterápico da pessoa com amputação, visto que é um momento que pode ser marcado por muitas frustrações, medo e insegurança. Além disso, sem que haja um processo genuíno de elaboração do luto, a pessoa pode usar perfeitamente uma prótese, mas não se sentir segura para a retomada de sua vida social por exemplo. Desse modo reabilitação não é somente a protetização e/ou a retomada do indivíduo ao mercado de trabalho. Reabilitação é a possibilidade de a pessoa superar dificuldades de ordem física, psicológica, social e profissional com o objetivo de participar de maneira mais completa e ativa em sua vida.

Neste sentido, a reintegração corporal implica não apenas na incorporação da prótese à imagem corporal, mas na possibilidade de a pessoa com amputação aceitar-se com a prótese e sem ela. Isso pode ser facilitado por meio da psicoterapia, visto que é neste contexto que a pessoa poderá expressar seus sentimentos com relação a sua perda.

Muitas vezes a expressão de sentimentos no contexto familiar pode não ocorrer pela falsa crença de que falar sobre a deficiência aumentará a tristeza na pessoa com amputação. Da mesma forma, a falta de conhecimento sobre as possibilidades de uma pessoa com deficiência, pode fazer com que a família também se sinta insegura com relação ao futuro da pessoa com amputação, prejudicando a livre expressão de sentimentos de ambos os lados. Os relacionamentos afetivos podem estar significativamente alterados e conflitos pregressos exacerbados.

Assim, a escuta qualificada de um psicólogo pode facilitar esse processo de elaboração ante as perdas vivenciadas e a reabilitação da pessoa.

O atendimento psicológico visa facilitar a elaboração da perda do membro amputado, bem como demais perdas a ela associada, para que o indivíduo possa enfrentar suas limitações e desenvolver/valorizar suas potencialidades, melhorando sua qualidade de vida.

O processo psicoterápico em reabilitação de pessoas com amputação pode ser dividido basicamente em quatro momentos que iremos descrever a seguir: avaliação psicológica, pré-protético, protético e pós-protético/alta.

A **avaliação psicológica** tem como objetivo verificar de forma mais abrangente as condições intelecto-cognitivas, afetivo-emocionais e sociofamiliar dos pacientes. Neste momento é realizada uma entrevista inicial em que são coletados dados desde a história pessoal do sujeito, seus relacionamentos interpessoais, familiares, funcionamento diante de situações de crise e elaboração do luto diante da instalação da deficiência física.

Os aspectos afetivo-emocionais são muito importantes de serem avaliados. Eles nos permitem seguir com os encaminhamentos e terapêuticas necessárias para o paciente diante de todo o quadro e possíveis alterações psicoafetivas que a amputação pode trazer ao indivíduo.

A aplicação de testes psicológicos avalia tanto os aspectos afetivo-emocionais, como também, aspectos cognitivos do paciente. Muitas vezes a avaliação cognitiva pode ser negligenciada em pacientes com amputação, pela falsa crença de que a deficiência é puramente motora, sem necessariamente um dano cognitivo. Entretanto, é muito comum a amputação ser ocasionada por problemas vasculares, que por sua vez também podem causar isquemias cerebrais, gerando dificuldades nas áreas da memória, atenção e outras funções cognitivas. Assim, a avaliação cognitiva é importante para avaliar entre outras funções, a condição de aprendizagem, que é tão solicitada no processo de reabilitação, tanto no treino com os meios auxiliares (cadeira, muletas, prótese), como na retomada de atividades em seu cotidiano. Afinal, a pessoa precisa reaprender como executar tarefas do seu cotidiano de uma forma adaptada a sua nova condição. Além disso, precisará aprender o funcionamento da prótese, recordando as orientações prestadas pelos profissionais de reabilitação. Desse modo, a avaliação cognitiva é fundamental para identificarmos a condição cognitiva da pessoa e qual a terapêutica necessária para otimizar seu aproveitamento durante o programa de reabilitação.

Após a avaliação, iniciamos o planejamento terapêutico singular ao paciente, levando em consideração suas necessidades, potenciais e limitações. O objetivo do atendimento psicológico é possibilitar a elaboração do luto vivenciado, modificando e dando significado à perda física, a fim de percebê-la de forma mais realista, além de elaborar estratégias produtivas para sua maior adaptação, participação ativa no processo de reabilitação e inclusão social. Para tanto, é fundamental que mesmo respeitando as necessidades individuais de cada um, alguns momentos tenham a atenção especial do psicólogo.

O **momento pré-protético** é aquele em que o paciente acaba de iniciar a reabilitação. Todos os aspectos afetivo-emocionais que descrevemos acima podem estar exacerbados neste momento inicial, visto que a pessoa muitas vezes teve pouco ou mesmo nenhum contato com outra pessoa com amputação anteriormente.

É natural sentirmos medo do que é desconhecido mesmo quando algo é considerado positivo em nossas vidas, como uma promoção no emprego, mudança de casa, nascimento na família etc. Afinal, o desconhecido nos tira da zona de conforto e implica um investimento interno importante para adaptação e resgate da homeostase. Quando o desconhecido é algo associado a uma perda, algo não desejado como a amputação, esse medo fica ainda mais evidente. Nossa reação natural de defesa diante do desconhecido é aproximar aquele objeto desconhecido a algo que já conhecemos. Entretanto, quando fazemos isso, negamos as particularidades do objeto real.

Assim, o que observamos frequentemente são as pessoas com amputação tentando aproximar a realidade de usar a prótese (desconhecida a eles muitas vezes), com outras mais conhecidas como se comprar uma prótese fosse como comprar sapatos em uma loja, por exemplo. Esta defesa pode ser útil por um breve momento, pois ameniza a ansiedade e o medo iniciais, entretanto a realidade logo se faz presente e, também necessária, para que a pessoa saiba o que de fato poderá esperar do processo de reabilitação. Enfim, a expectativa pelo uso da prótese pode estar exacerbada nesse momento; a ansiedade por sua chegada e início dos treinos também.

Diante desse contexto a abordagem psicoterápica nesse momento é de criar condições favoráveis para que o paciente possa expressar seus sentimentos em um espaço protegido, seguro, com uma escuta qualificada, em que seus sentimentos são legitimados, favorecendo a elaboração do luto vivenciado.

Como a psicoterapia ocorre concomitante a atuação de toda a equipe multiprofissional, é natural que aos poucos o indivíduo traga para a sessão suas descobertas sobre a reabilitação, o que por um lado traz dados reais para adequação de sua expectativa, mas por outro pode gerar frustrações e medo de não conseguir se adaptar às novas exigências de seu corpo. Assim, o processo psicoterápico pode auxiliá-lo na adequação de expectativas ante a reabilitação.

A adequação de expectativas com relação ao uso da prótese (quando indicado ao paciente), é muito importante pois possibilita que a pessoa já retome atividades que lhe são possíveis antes mesmo da protetização e apresente uma visão mais realista com relação a esta.

No período protético, o indivíduo passa por um treinamento nas terapias físicas de como preparar seu coto e utilizar a prótese. Neste momento, sentimentos de entusiasmo e alegria podem facilmente ser substituídos por frustrações, pois muitas vezes a pessoa pode não se sentir satisfeita, a prótese pode lhe parecer pesada e as primeiras tentativas de uso podem ser poucos efetivas. Aqui o acolhimento emocional é muito importante, pois através da legitimação desses sentimentos e do encorajamento, é possível favorecer uma visão mais realista da prótese, assim como a aceitação desta com seus ganhos e limitações.

O momento da alta também requer atenção especial no processo psicoterápico pois sentimentos ambíguos podem estar presentes. Por um lado, a felicidade pela meta alcançada de protetização, a realização pessoal de retomar atividades (com ou sem meio auxiliar) e o reconhecimento do outro, representado pela equipe multiprofissional, com relação as suas conquistas na reabilitação. Por outro lado, pode haver tristeza pela diminuição no convívio com pessoas que partilharam com o indivíduo momentos importantes de sua vida e a saída de um local em se sente acolhido e protegido. A abordagem psicoterápica neste momento está voltada ao preparo para alta, possibilitando que a pessoa possa resgatar e/ou reformular planos para o futuro, visando a inclusão social e qualidade de vida da pessoa com amputação.

Enfim, diante de um momento de vida de tantas mudanças como é o que se passa com a pessoa acometida por uma amputação, não há como pensar no cuidado e na saúde da pessoa sem levar em consideração sua saúde emocional. O espaço psicoterápico de escuta e reflexão sobre os sentimentos da pessoa com amputação, sem julgamentos ou imposição de valores, proporciona o fortalecimento egóico necessário para esta nova caminhada.

O questionamento de ideias pré-concebidas sobre a deficiência física em nossa sociedade, bem como a elaboração do luto e a atribuição de significado à perda física, é extremamente poderoso para o desenvolvimento pessoal da pessoa com amputação. Mesmo parecendo um longo e árduo caminho, o processo que possibilita a pessoa aceitar sua perda, traz uma riqueza inestimável para a pessoa com amputação: a possibilidade de voltar a se amar e a se identificar com o seu corpo, tendo uma participação ativa em sua reabilitação e inclusão social.

BIBLIOGRAFIA

ALVES, V.L.R. O Significado do discurso de risco na área de reabilitação. **Acta Fisiátrica**, 8 (2): 67-70, 2001.

BENEDETTO, K.M.; FORGIONE, M.C.R.; ALVES, V.L.R.; Reintegração corporal em pacientes amputados e a dor fantasma. **Acta Fisiátrica**, 9 (2), pp. 85-89, 2002

CROCHIK, J.L. **Preconceito, indivíduo e cultura**. São Paulo: Robe Editorial, 1995. 152 p.

CROCHIK, J.L. Manifestações de preconceito em relação as etnias e aos deficientes. **Boletim de Psicologia**, 3 (118), pp. 89-108, 2003.

DOLTO, F. **A imagem inconsciente do corpo**. 3ª ed. São Paulo: Perspectiva; 2015.

PACHECO, K.M.B. **O Processo de metamorfose da identidade do paciente amputado.** Dissertação (Mestrado). São Paulo: Universidade São Marcos; 2005.

PACHECO, K.M.B. **A organização psíquica da criança com má-formação congênita x imagem corporal.** Tese (Doutorado) São Paulo: Faculdade de Medicina da Universidade de São Paulo; 2019.

PACHECO, K.M.B.; CIAMPA, A.C. O processo de metamorfose na identidade da pessoa com amputação. **Acta Fisiátrica**, 2006;13 (3):163-7

PACHECO, K.M.B., ALVES, V.L.R. A história da deficiência, da marginalização à inclusão social: uma mudança de paradigma. **Acta Fisiátrica**, 2007, 14 (4): 242-8.

SCHEWINSKY, S.R. A barbárie do preconceito contra o deficiente- todos somos vítimas. **Acta Fisiátrica**, 11 (1), pp. 7-11, 2004a.

SCHILDER, P. **A imagem do corpo: as energias construtivas da psique**. São Paulo: Martins Fontes, 1980, 405 p.

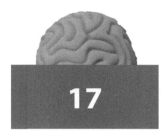

17

O atendimento ambulatorial de pacientes com lesão medular*

Valéria Dini Leite

INTRODUÇÃO

O objetivo principal deste capítulo é descrever a prática clínica do psicólogo no ambulatório de pacientes com lesão medular. Para melhor compreensão dessa prática e um conhecimento mais profundo e abrangente sobre o indivíduo que se defronta com a deficiência física decorrente da lesão medular, serão apresentadas as principais características desse diagnóstico e suas implicações físicas, funcionais, emocionais e sociais. Será discutido também o processo de reabilitação integral: sua importância para o alcance dos objetivos estabelecidos pela equipe multiprofissional e pelo próprio paciente e o favorecimento de autonomia e melhor qualidade de vida para este.

A multiplicidade de fatores que envolvem a lesão medular, como alterações clínicas, funcionais, psicoafetivas e psicossociais, representam, na maioria dos casos, uma ruptura no ciclo de vida do indivíduo e de sua família.

A magnitude desse evento justifica a necessidade da intervenção psicológica que se inicia na triagem e que, em geral, se mantém até a fase de pós-alta do programa

---

* Capítulo atualizado a partir de minha dissertação de mestrado intitulada: *Da experiência traumática a uma nova concepção de vida: um estudo sobre o processo de enfrentamento em indivíduos com lesão medular* (LEITE, 2016).

de reabilitação integral, período em que se espera a concretização da inclusão social do paciente.

Com a finalidade de deixar mais claro o tema abordado, apresento, a seguir, alguns dados relevantes referentes ao conceito de lesão medular.

LESÃO MEDULAR

A lesão medular é um dos mais graves acometimentos que pode afetar o ser humano, com enorme repercussão às esferas física, psíquica e social deste (BRASIL, 2015). Esse tipo de lesão é causado por injúria às estruturas contidas no canal medular (medula, cone medular e cauda equina), e podem levar a alterações motoras, sensitivas, autonômicas e psicoafetivas. Estas alterações apresentam-se como paralisia ou paresia dos membros superiores e inferiores, alteração de tônus muscular, alteração dos reflexos superficiais e profundos, alteração ou perda das diferentes sensibilidades (tátil, dolorosa, de pressão, vibratória e proprioceptiva), perda de controle esfincteriano, disfunção sexual e alterações autonômicas.

Etiologia

As lesões medulares podem ser de origem traumática ou não traumática. As primeiras respondem por 80% dos casos, sendo as causas mais frequentes os acidentes automobilísticos, ferimentos por projétil de arma de fogo, mergulho em água rasa, acidentes esportivos e quedas.

As causas de etiologia não traumáticas correspondem a cerca de 20% dos casos e compreendem várias patologias como tumores intramedulares e extramedulares, fraturas patológicas (como metástases vertebrais), deformidades graves da coluna, isquemia, infecções e doenças autoimunes, como, por exemplo, a esclerose múltipla (BRASIL, 2015).

Nível e grau de instalação da lesão medular

Para se determinar o nível da lesão medular utiliza-se a classificação preconizada pela American Spinal Injury Association (ASIA). LIANZA, CASALIS e GREVE (2007) referem que, em termos gerais, quanto mais alta for a lesão, maior será a perda das funções motora, sensitiva e autonômica e maiores serão as alterações metabólicas do organismo.

Caso a lesão ocorra em nível de região cervical, resultará em tetraplegia com acometimento de tronco, membros superiores e inferiores. Se ocorrer em nível torácico, lombar ou sacral, corresponderá à paraplegia, sendo que tronco e membros inferiores serão afetados.

Quanto ao grau, a classificação divide-se em completa e incompleta. Na primeira, ocorre perda total, tanto da parte sensitiva quanto da motora abaixo do nível da lesão, devido à interrupção completa dos tratos nervosos. Já na incompleta, grupos musculares e áreas sensitivas encontram-se preservados (LIANZA; CASALIS; GREVE, 2007).

Epidemiologia

A prevalência mundial da lesão medular é estimada entre 900 e 950 casos/milhão de indivíduos, enquanto a incidência anual varia entre 30 e 40 casos/milhão de indivíduos (SINGH et al., 2014).

O coeficiente de incidência de lesão medular traumática no Brasil é desconhecido, uma vez que essa condição não é sujeita à notificação. Porém, estima-se a ocorrência de cerca de 40 novos casos por milhão de habitantes, somando-se de 6 a 8 mil casos por ano. Além disso, a população mais afetada é a mesma que a encontrada em estudos norte-americanos: homens entre 18 e 40 anos (BRASIL, 2015).

O padrão epidemiológico, segundo BELLUCCI et al. (2015), tem mudado nas duas últimas décadas. Evidências crescentes têm demonstrado um aumento na média de idade de pacientes com lesão medular traumática. Além disso, a etiologia da lesão medular parece estar mudando, como foi recentemente evidenciado em um amplo estudo canadense, que demonstrou aumento na frequência de quedas e violência interpessoal. Essas mudanças, entretanto, podem ser específicas de certas regiões ou países, dependendo das condições socioeconômicas e culturais.

Esses pesquisadores afirmam ainda que as lesões medulares ocorrem mais frequentemente em jovens adultos. Em termos de gênero, grau e nível da lesão medular, não houve mudanças significativas ao longo do tempo.

Vale ressaltar que estudos também mostram uma diminuição da ocorrência por acidentes automobilísticos, sendo observado aumento apenas nos acidentes com motociclistas.

Vítimas de mergulho, projéteis de arma de fogo e acidentes de motocicleta e carro são mais jovens do que vítimas por queda, pedestres lesionados em acidentes de trânsito e outras causas. Baseados em estudos científicos, BELLUCCI et al. (2015) sugerem que pacientes mais jovens estão mais frequentemente envolvidos com traumas de alto impacto para a medula espinhal, incluindo tiros e acidentes com veículos automotores, e, consequentemente, apresentam a tendência a desenvolver um comprometimento neurológico mais grave.

Alterações físicas

Em geral, uma das primeiras preocupações do indivíduo que sofre a lesão medular é o fato de não poder andar. Entretanto, as demais alterações físicas também podem representar uma ameaça à qualidade de vida da pessoa.

Entre as principais alterações físicas encontradas nas pessoas com lesão medular, de acordo com LIANZA, CASALIS e GREVE (2007), estão o imobilismo, deformidades articulares, insuficiência respiratória nos casos de lesões mais altas, hipotensão ortostática, crise autonômica hipertensiva, alterações da função gastrintestinal, controle inadequado dos esfíncteres e infecções urinárias. Fenômenos como dor, espasticidade e úlceras de pressão também podem fazer parte das alterações físicas.

A sexualidade é uma parte importante da constituição total do indivíduo e continua a ocupar lugar de importância na vida das pessoas com lesão medular. Tanto o homem quanto a mulher, nessas condições, podem apresentar disfunções da libido causadas por problemas orgânicos ou psicossociais. Dados revelam que 80% dos homens apresentam alguma capacidade erétil. Entretanto, a duração e a totalidade da ereção ficam prejudicadas, o que interfere em demasia na capacidade masculina de ter relações sexuais. Na mulher, a relação sexual geralmente é possível, apesar da ausência ou alteração da sensibilidade. A capacidade reprodutiva de uma mulher com lesão medular, em geral, não fica comprometida (LIANZA; CASALIS; GREVE, 2007).

As diversas alterações físicas citadas acima resultam muitas vezes em sobrecarga emocional ao paciente e seu familiar/cuidador, sendo necessária, muitas vezes, a intervenção do profissional de psicologia.

Alterações emocionais

A maioria dos pacientes, ao sofrer uma lesão medular, **vê sua vida** modificar radicalmente. As alterações decorrentes desse quadro geram, invariavelmente, sofrimento psíquico e emocional, bem como importantes modificações funcionais, familiares e sociais

A fim de compreender amplamente o trabalho do profissional de psicologia no Ambulatório de Lesão Medular, é importante conhecermos, em detalhes, as reações emocionais e as adversidades decorrentes desse acometimento.

Logo após a lesão, ao tomar conhecimento sobre a gravidade e irreversibilidade do quadro, o paciente e sua família podem apresentar forte reação emocional. CEREZETTI et al. (2012) descrevem essa fase como sendo aguda, envolvendo manifestações como ansiedade, tristeza, raiva, sentimento de frustração, agitação, choro, autoacusação, desespero, entre outros. Os autores referem também que quadros confuso-oníricos, com sentimento de desrealização e impressão de pesadelo, sensação de anestesia global psíquica e física e insensibilidade podem estar presentes.

O luto relacionado à vida anterior à lesão medular envolve também o luto do corpo, de sua plena funcionalidade, potência e liberdade de transitar no mundo. Este processo, segundo CEREZETTI et al. (2012), pode gerar tanto momentos de negação e depressão, como aceitação gradual e progressivo interesse em outros aspectos da vida.

A angústia e a ansiedade podem ser aplacadas por meio de determinados mecanismos de defesa como negação, projeção, racionalização e evitação. Mas estes mecanismos, se utilizados de forma massiva, podem ser muito prejudiciais à saúde mental da pessoa e no aproveitamento do processo de reabilitação. Mecanismos de negação, por exemplo, podem interferir na adesão ao tratamento, levar a expectativas inadequadas em relação aos resultados da reabilitação e refletir em comportamentos de autonegligência e de riscos como o uso abusivo de substâncias lícitas e ilícitas, prejudicando, inclusive, o estado de saúde desses pacientes.

O sentido atribuído pelo paciente à experiência traumática e as reações apresentadas por este dependerão de fatores internos e externos, como bem referem Fechio et al. (2009). Os fatores externos se referem ao nível socioeconômico, à presença ou ausência de recursos e à cultura na qual a pessoa se encontra inserida. Dessa forma, indivíduos com poucos recursos socioeconômicos, inseridos em uma cultura voltada para a produção, tendem a perceberem-se como cidadãos incapazes e improdutivos e apresentam dificuldade em acessar questões de ordem subjetiva e afetiva. Os fatores internos, por sua vez, se relacionam à estrutura psíquica, a padrões de comportamento prévios à lesão e a características e traços pessoais necessários para o enfrentamento da lesão medular.

A incerteza do prognóstico, o alto senso de vulnerabilidade, o medo de novas lesões ou de quedas, a forte diminuição de atividades diárias e o aumento de tempo para pensar sobre si são fatores que contribuem para o aumento da ansiedade, condição prevalente nessa população. As respostas psicológicas à aquisição da lesão medular podem ser variadas como citado anteriormente. Muitos tipos de reações emocionais podem ser observados, como depressão, raiva, ansiedade e indiferença. Estima-se que entre 20% e 40% de indivíduos com lesão medular apresentam algum tipo de alteração psicológica, em comparação com, aproximadamente, 5% da população geral. Salienta-se que, em relação aos transtornos depressivos, 25% são encontrados nos homens e próximo a 50%, em mulheres. MOVERMAN (2010) faz referência a um estudo com 30 indivíduos com lesão medular cuja frequência de depressão foi maior naqueles com uma lesão completa, provavelmente devido às graves limitações que esse quadro representa. O risco de desenvolver um quadro depressivo também pode estar relacionado a fatores físicos como dor, fadiga, alteração do sono, mudanças metabólicas ou uso de determinadas medicações.

O evento da lesão medular geralmente é de origem traumática e representa forte ameaça à vida, sendo compreensível a presença de memórias perturbadoras e estressantes relacionadas ao evento traumático. Estudos afirmam que cerca de 14% das pessoas com lesão medular manifestam sintomas de estresse pós-traumático, sendo as mulheres as mais suscetíveis a desenvolver esse quadro. Além disso, abuso de substâncias e risco de suicídio são mais prevalentes em indivíduos com lesão medular. Índices de suicídio são cinco vezes mais altos entre estes do que o esperado na população geral nos Estados Unidos, Europa e Austrália (CRAIG; TRAN; MIDDLETON, 2009).

Embora sejam muitas as reações emocionais existentes após a ocorrência da lesão medular, fatores psicológicos e psiquiátricos pré-mórbidos apresentam-se em uma minoria dessa população. A presença de tais fatores pode prejudicar acentuadamente os resultados da reabilitação e a reintegração na sociedade. Uma pesquisa, realizada pelos autores acima citados, com indivíduos que apresentavam lesão medular resultante de tentativa de suicídio, constatou que muitos tinham múltiplas alterações psíquicas, tais como transtorno de personalidade (48%), esquizofrenia (28%), transtornos afetivos/depressão (43%) ou abuso crônico de álcool (18%). Aqueles que tentaram suicídio antes da lesão medular (8,5%) suicidaram-se em um período de até oito anos após a instalação da lesão medular. Esse estudo demonstrou que, nessa população, há maior probabilidade de suicídio em homens com transtornos esquizoides, narcisistas, depressivos, com história de abuso de álcool ou outras drogas e que apresentam sintomas significativos de depressão.

Outro ponto a ser salientado e que encontra respaldo no estudo realizado por CEREZETTI et al. (2012), diz respeito aos conflitos relacionados à autoimagem e que se refletem na estrutura emocional da pessoa. Novamente identificamos que essas respostas emocionais irão variar de indivíduo para indivíduo, de acordo com suas características de personalidade, idade, momento emocional, condições familiares e socioculturais. Em determinados casos, a deficiência pode ser assumida como uma punição. Muitos pacientes também revelam sentimento de culpa e reações de agressividade e, ainda, sentimento de estar sendo injustiçado. A dificuldade ou incapacidade para a realização de movimentos físicos poderá ser percebida de forma muito negativa. Isso provavelmente ocorrerá caso o sujeito apresente dificuldade em perceber suas outras capacidades, potenciais e alternativas, por meio das quais poderia obter, novamente, a satisfação de suas necessidades e anseios.

A aceitação ou a recusa do uso de meios auxiliares na reabilitação (como a cadeira de rodas) nos permite inferir sobre o grau de percepção e elaboração da deficiência. É muito mais difícil haver a incorporação da cadeira de rodas na representação que o indivíduo faz de si, já que este instrumento evidencia a deficiência e contraria o esperado e natural conceito de "andar por meio das próprias pernas." Entretanto, conforme discorrem FECHIO et al. (2009), a percepção do sujeito torna-se positiva quando o instrumento for utilizado para sustentar a imagem com a qual o sujeito passa a se identificar; por exemplo, quando a cadeira de rodas permite o acesso de desportistas às atividades físicas.

As dificuldades que envolvem o indivíduo com lesão medular repercutem de forma intensa em seu meio familiar. Nessa esfera, adaptações e redistribuições de responsabilidades são muitas vezes necessárias. Em determinados casos, a contratação de uma equipe de *home care* ou de um cuidador formal é necessária, e a família pode sentir-se invadida em sua privacidade. Muitas vezes, o cuidador principal pode desenvolver um quadro de estresse ante as demandas de cuidados diários da pessoa com lesão medular. O trabalho psicológico com a família nesses casos passa a ser de fundamental importância, haja vista a necessidade de expressar seus diferentes sentimentos em relação às mudanças ocorridas em seu contexto de vida. O suporte emocional oferecido à família tem como objetivo torná-la menos sobrecarregada e mais bem preparada para dar o apoio que o paciente precisa em seu processo de reabilitação.

Entre pessoas com lesão medular, preocupações acerca de aspectos sexuais são muito presentes. A insatisfação em relação ao funcionamento sexual é frequentemente citada nessa população. Entre pacientes de sexo masculino, a mudança no desempenho sexual representa um grande desafio. Segundo MOVERMAN (2010), novos padrões e métodos para descobrir o prazer requerem flexibilidade, autoconfiança e atitudes de maior complacência em relação a possíveis acidentes relacionados à eliminação vesical e intestinal.

Outro aspecto importante, que pode ocasionar conflitos, se refere a alta do paciente do programa de reabilitação. A finalização deste processo faz com que a pessoa se depare com o desafio de enfrentar um novo estágio de vida. As demandas da realidade diária, agora sem o suporte constante do centro de reabilitação, apresentam-se ao indivíduo e à sua família. As barreiras arquitetônicas e o uso permanente da cadeira de rodas podem gerar, nessa fase, sentimento de insegurança diante de sua nova realidade, ao contrário do período em que o paciente podia contar com a segurança oferecida pelo tratamento de reabilitação e com a convivência com pessoas em situação semelhante à sua. Outra mudança significativa diz respeito à diminuição da atenção de familiares e amigos após um determinado tempo transcorrido ao evento da lesão medular. MOVERMAN (2010) refere que o retorno ao convívio social e a possibilidade de vivenciar o preconceito por parte do outro podem gerar sentimentos de vergonha, insegurança, baixa autoestima e medo.

Em uma sociedade que supervaloriza o belo e tende a rejeitar a pessoa com deficiência, torna-se muitas vezes difícil para esta enfrentar o olhar do outro. Muitos ainda olham o deficiente físico como incapaz de levar sua vida adiante, estando assim fadado ao confinamento. Diante dessa constatação, é fundamental que os aspectos sociais também sejam trabalhados durante o processo de reabilitação. Quanto maior for o suporte e a rede de apoio social, maior será a adaptação do paciente às adversidades, à sua nova realidade e à retomada de sua vida, na medida do possível.

As complexas alterações psíquicas, emocionais e sociais referidas acima representam um grande desafio não só à pessoa com lesão medular, mas também ao familiar e/ou cuidador e ao profissional de reabilitação, que acompanha o seu tratamento. Dessa forma, torna-se imprescindível a elucidação sobre o conceito, trabalho, finalidade e dinâmica envolvida no processo de reabilitação.

PROCESSO DE REABILITAÇÃO

Segundo ALVES (2001), a reabilitação é um processo de duração limitada, realizado por meio da atuação de uma equipe multiprofissional que pratica um conjunto de ações de atenção à saúde, que visam um grau ótimo de desenvolvimento físico, mental, funcional e/ou social, permitindo ao indivíduo alcançar metas estabelecidas. A autora enfatiza a importância da relação médico-paciente, da comunicação e da escuta terapêutica nesse processo.

O conceito de reabilitação, definido por ARAÚJO (2007, p. 63), complementa o exposto acima:

> Tradicionalmente identificada como um nível específico de ação em saúde, a reabilitação envolve muitos desafios conceituais, metodológicos e técnicos para seus profissionais e pesquisadores. Concebida como um processo de aprendizagem e desenvolvimento, com ênfase no aprimoramento das habilidades pré-existentes, busca propiciar a melhor capacidade física, mental e social possível, apesar das limitações impostas pela deficiência ou pelo dano. De caráter essencialmente multiprofissional e interdisciplinar, suas intervenções visam à inserção social e à autonomia da pessoa deficiente. (ARAÚJO, 2007, p. 63)

A autora salienta a visão contemporânea de reabilitação, que está fundamentada em quatro conceitos básicos, descritos a seguir:

- Intervenção centrada no paciente.
- Ênfase no processo (interação, negociação, comunicação, educação e troca de informações).
- Atuação fundamentada em um modelo que integra aspectos de autocuidado, produtividade, recreação e socialização, resultantes dos componentes físico, sociocultural, mental/emocional e filosófico/espiritual.
- Responsabilidade do cliente na resolução dos problemas, estabelecimento de planos, incluindo até a orientação do meio social na execução dos cuidados.

Dessa forma, podemos afirmar que o tratamento de reabilitação, voltado para pacientes com lesão medular, tem como objetivo principal o desenvolvimento da pessoa até o seu mais completo potencial físico, psicológico, social, profissional e educacional, conforme suas possibilidades atuais. Reabilitar deve se constituir em um ato de transformação social para além do indivíduo. Essa prática deve possibilitar a participação efetiva do paciente no seu processo, o que significa o resgate do autoconceito, da independência, da inclusão social e, por fim, da autonomia de decisão de vida.

FECHIO et al. (2009) afirmam que a reabilitação, enquanto processo construtivo de adaptação ao longo da vida, deve ser encarada como única, pessoal, dinâmica e em relação com o meio social.

Uma das características fundamentais do processo de reabilitação é o trabalho desenvolvido por uma equipe multidisciplinar, que deve agir de maneira integrada e interdisciplinarmente para alcançar resultados efetivos com o paciente.

Segundo MENDES, LEWGOY e SILVEIRA (2008, p. 25), entende-se interdisciplinaridade como uma necessidade intrínseca de referenciar as práticas que integram saberes, possibilitam diversidade de olhares e permitem o reconhecimento da complexidade dos fenômenos, o que reforça a necessidade de coerência na materialização da integralidade.

Na equipe, cada especialidade tem o seu papel, mas todos têm como objetivo comum a inclusão social do paciente, propiciando melhora e adequação das expectativas e consequente aumento da sua qualidade de vida. O vínculo do paciente com a equipe é uma ferramenta importante, que deve ser bem cuidada e trabalhada. Cabe à equipe de profissionais cuidar do paciente de forma acolhedora e com respeito as suas questões, preocupações, valores e crenças.

Atuação do psicólogo no processo de reabilitação

O psicólogo, como integrante da equipe de profissionais que cuida do processo de reabilitação integral, colabora principalmente com o processo de elaboração do paciente ante as perdas e mudanças significativas em sua vida, decorrentes da lesão medular

De acordo com FECHIO et al. (2009), a elaboração possibilita ao indivíduo a ressignificação de sua existência e faz com que perceba possibilidades, faça escolhas, trace metas e crie assim o seu próprio futuro.

Muitos pacientes iniciam a reabilitação com várias dúvidas e expectativas inadequadas. A condição de extrema dependência do outro e o imperioso desejo de voltar à condição anterior ao ocorrido são aspectos que podem fragilizá-los emocionalmente. No início do processo de reabilitação, os pacientes dificilmente irão criar estratégias e planos para lidar com seus conflitos.

À medida em que se tornam mais conscientes de sua condição, poderão experimentar diferentes graduações de angústia, tristeza, medo e ansiedade. Caberá ao psicólogo estar atento à estrutura de personalidade e à forma de reação de cada indivíduo. Após alguns meses de reabilitação e, em especial, após o processo psicoterápico, podem-se observar mudanças relativas à condição emocional dos pacientes. Estes passam a utilizar defesas egoicas mais adequadas, o que favorece uma percepção mais apropriada de seus limites, a adoção de expectativas mais realistas, a utilização de um melhor repertório de estratégias de enfrentamento e a elaboração de novos projetos de vida.

Ao realizar o processo de avaliação psicológica é essencial, primeiramente, estabelecer um contato empático com o paciente. Ao reconhecer suas perdas, experiências e contexto atual de vida, com sentido e significado únicos, é possível criar um vínculo de confiança entre paciente e profissional. Esta percepção singular do paciente é igualmente importante quando se trata do processo de elaboração do luto vivido por ele.

Com técnicas próprias de avaliação, direcionadas ao paciente com lesão medular, o psicólogo contribui com a elaboração de um programa individualizado e adequado às condições e necessidades do paciente.

Os dados psicológicos já obtidos por meio da triagem são aprofundados no momento da avaliação inicial, que visa à compreensão do funcionamento psíquico, emocional e comportamental do paciente. Esta é iniciada com a entrevista inicial, semidirigida, por meio da qual se privilegia a escuta analítica dos aspectos psicoafetivos do paciente. A seguir, é realizada a aplicação de escalas e testes projetivos que fazem parte de um protocolo elaborado pelo Serviço de Psicologia. Os resultados da entrevista e dos instrumentos psicológicos utilizados contribuem para o pleno entendimento do significado da lesão medular para o paciente. Seu histórico de vida e as características anteriores de personalidade irão influenciar significativamente na maneira como ele lida com a instalação da deficiência física. As alterações do estado mental ou de humor e a presença de sinais significativos de ansiedade elevada, depressão e/ou de outras alterações psicopatológicas precisam ser averiguadas para que se possa fazer um encaminhamento apropriado para avaliação e tratamento psiquiátrico, se necessário.

O rastreio de funções cognitivas do paciente mostra-se necessário também, uma vez que tais aspectos podem estar alterados quando se trata de lesão medular ocasionada por acidentes automobilísticos ou quedas que podem resultar em traumatismo cranioencefálico. A presença de tais alterações precisa ser identificada e abordada, a fim de não prejudicar o aproveitamento do processo de reabilitação pelo paciente.

Mais importante do que mapear limitações e fraquezas, importa conhecer as forças e os recursos psicológicos do paciente, pois estes poderão promover um tipo de enfrentamento bem-sucedido à lesão medular. A avaliação realizada pelo psicólogo permite também definir o tipo de atendimento psicológico mais adequado a ser realizado com o paciente em questão.

O atendimento psicoterápico breve poderá ser individual e/ou grupal. No primeiro caso, são trabalhados os conflitos emergentes e o fortalecimento dos recursos egoicos para que o paciente possa fazer um melhor enfrentamento dos conflitos e das mudanças ocorridas na vida. A abordagem individual tem também o objetivo de auxiliar o paciente na elaboração das perdas sofridas, na ressignificação de suas vivências e no estabelecimento de projetos de vida. Em relação à intervenção grupal, destaca-se a troca de experiências que ocorre entre os membros do grupo. Essa troca, em geral positiva, facilita e otimiza o processo de reabilitação. É importante ressaltar que nos dois tipos de abordagem considera-se essencial oferecer suporte e apoio emocional ao longo do tratamento.

Uma das funções principais da psicologia no processo de reabilitação é tornar o paciente agente de sua própria saúde. Para isso acontecer, desde o primeiro dia de atendimento, é necessário manter o paciente informado sobre seu quadro, conscientizando e sensibilizando-o para suas necessidades, dificuldades e potencialidades. O trabalho desenvolvido busca levar o indivíduo com lesão medular, bem como sua família e/ou cuidador, a uma participação ativa no processo de reabilitação, preparando gradativamente o paciente para a alta do programa de reabilitação. Visa ainda facilitar a viabilização de potencialidades e recursos, desenvolvendo as suas capacidades para, assim, contribuir com a sua inclusão na comunidade.

O sofrimento e desconforto psíquico claramente são prejudiciais tanto ao paciente quanto aos seus próximos. Dessa forma, o tratamento de reabilitação também é direcionado aos familiares e cuidadores da pessoa com lesão medular. Como membros integrantes do mundo do paciente, de modo intrínseco, exercem forte influência na vida deste e vice-versa.

Portanto, cabe ao psicólogo, quando necessário, realizar acompanhamento e orientação familiar, individualmente ou em grupo. O trabalho com a família e/ou cuidador é de extrema importância à reabilitação pois, quando seus membros são orientados e esclarecidos, podem apresentar expectativas mais realistas em relação às limitações e possibilidades do paciente. Essa intervenção pode contribuir com a resolução de conflitos, pois torna o meio familiar mais funcional e propício às necessidades básicas e emocionais do paciente.

Aspectos pertinentes à vida social do paciente e à sua rede de apoio também são trabalhados pelo psicólogo. Esses fatores são elementos essenciais para a reabilitação e adaptação à lesão medular. Em artigo de revisão, MURTA e GUIMARÃES (2007) destacam o suporte social como um dos preditores de adaptação bem-sucedida.

A sexualidade é um dos principais temas que mobiliza e preocupa muito as pessoas com lesão medular, embora haja, muitas vezes, desconforto para falar sobre essa área, tanto da parte dos pacientes quanto dos profissionais da equipe de reabilitação. A sexualidade, justamente por mobilizar intensamente aspectos como autoafirmação, autoimagem e autoestima, também é um tema abordado ao longo do acompanhamento psicoterápico. Entretanto, o profissional da psicologia deve estar atento ao momento adequado para trabalhar esse tema, respeitando a vontade e o interesse do paciente em falar sobre este aspecto. Muitas vezes existe a necessidade de incluir o companheiro (a) nos atendimentos voltados para este tipo de abordagem.

Outro aspecto trabalhado pelo psicólogo diz respeito ao aconselhamento profissional. De acordo com Fechio et al. (2009), muitas vezes, o indivíduo que sofre uma lesão medular passa por uma ruptura de sua identidade ocupacional. Este tipo de aconselhamento poderá favorecer a retomada profissional quando esta se mostrar possível.

Salienta-se que outra atribuição desse profissional é participar de reuniões de equipe e realizar interconsultas, com o objetivo de propiciar aos profissionais de outras áreas informações relevantes sobre as condições psicoafetivas e psicossociais dos pacientes. De modo recíproco, o psicólogo deve ser receptivo às informações da equipe, configurando, assim, um processo bem integrado e dinâmico. O conhecimento mais amplo sobre o paciente permite à equipe lançar mão de atitudes que respeitem as limitações e valorizem o potencial do indivíduo, favorecendo a participação deste na reabilitação.

CONSIDERAÇÕES FINAIS

A avaliação psicológica, com técnicas específicas direcionadas ao paciente com lesão medular, resulta na elaboração de um programa individualizado e adequado às condições e necessidades do paciente e de sua família e/ou cuidador.

Sem a intenção de enfatizar apenas os fatores de risco e vulnerabilidades, considera-se que a incursão pelos conteúdos tratados nos leva, inevitavelmente, a refletir também sobre as várias perdas sofridas pela pessoa que apresenta uma lesão medular. As mudanças de vida decorrentes das perdas sofridas, levam o indivíduo a um processo de luto. Este percurso precisa ser trilhado para que o paciente possa ressignificar suas vivências após a instalação da deficiência física. Essas perdas, em geral, implicam um intenso sofrimento psíquico e sentimento de desamparo.

O atendimento psicológico individual e/ou grupal busca oferecer suporte emocional e favorecer a conscientização do paciente sobre suas limitações e potencialidades; a adaptação ao seu novo contexto de vida e, principalmente, a elaboração do luto decorrente das perdas ocorridas após a instalação da deficiência física.

A construção de novos projetos de vida e de expectativas mais realistas em relação aos resultados do tratamento de reabilitação também fazem parte dos objetivos do psicólogo que atende o paciente com lesão medular.

O paciente, ao buscar um sentido para o seu sofrimento, torna possível o enfrentamento mais positivo das mudanças sucedidas em sua vida. O impacto traumático, aqui representado pelo evento da lesão medular, carrega um novo potencial e, baseado nessa premissa, é que se desenvolve o trabalho psicológico na área da reabilitação integral.

BIBLIOGRAFIA

ALVES, V. L. R. O significado do discurso de risco na área de reabilitação. **Acta Fisiátrica**, São Paulo, v. 8, n. 2, pp. 67-70, 2001.

ARAÚJO, T. C. C. F. Psicologia da reabilitação: pesquisa aplicada à intervenção hospitalar. **Revista da Sociedade Brasileira de Psicologia Hospitalar**, Rio de Janeiro, v. 10, n. 2, pp. 63-72, 2007. Disponível em http://pepsic.bvsalud.org/pdf/rsbph/v10n2/v10n2a08.pdf. Acesso em 6 jul. 2016.

BRASIL. Ministério da Saúde. Secretaria de Atenção à Saúde. **Diretrizes de Atenção à Pessoa com Deficiência Medular**. Brasília, DF, 2015.

BELLUCCI, C. H. et al. Contemporary Trends in the Epidemiology of Traumatic Spinal Cord Injury: Changes in Age and Etiology. **Neuroepidemiology**, Basel, v. 44, pp. 85-90, 2015.

CEREZETTI, C. R. N. et al. Lesão Medular Traumática e estratégias de enfrentamento: revisão crítica. **O Mundo da Saúde**, São Paulo, v. 36, n. 2, pp. 318-32, 2012.

CRAIG, A.; TRAN, Y.; MIDDLETON, J. Psychological morbidity and spinal cord injury: a systematic review. **Spinal Cord**, [S. l.], v. 47, pp. 108-114, 2009.

EKMAN, L. L. **Neurociência**: fundamentos para a reabilitação. 3. ed. Rio de Janeiro: Elsevier, 2008.

FECHIO, M. B. et al. A repercussão da lesão medular na identidade do sujeito. **Acta Fisiátrica**, São Paulo, v. 16, n. 1, pp. 38-42, 2009.

LEITE, V. D. **Da experiência traumática a uma nova concepção de vida: um estudo sobre o processo de enfrentamento em indivíduos com lesão medular** – São Paulo: PONTIFÍCIA UNIVERSIDADE CATÓLICA DE SÃO PAULO – PUC-SP, pp. 178, 2016.

LIANZA, S; CASALIS, M. E. P.; GREVE, J. M. D. A. A Lesão Medular. In: LIANZA, S. **Medicina de reabilitação**. 4. ed. Rio de Janeiro: Guanabara Koogan, 2007. pp. 322-345.

MENDES, J.M.R; LEWGOY, A.M.B.; SILVEIRA, E.C. Saúde e interdisciplinaridade: mundo vasto mundo. **Revista Ciência & Saúde**, Porto Alegre, v. 1, n. 1, pp. 24-32, 2008.

MOVERMAN, R. A. Psychological Factors in Spinal Cord Injury. In: LIN, V. (Ed.). **Spinal Cord Medicine**: Principles and Practice. 2. ed. New York: Demos Medical Publishing, 2010. pp. 1014-1021.

MURTA, S. G.; GUIMARÃES, S. S. Enfrentamento à lesão medular traumática. **Estudos de Psicologia**, Natal, v. 12, n. 1, pp. 57-63, 2007.

SINGH, A. et al. Global prevalence and incidence of traumatic spinal cord injury. **Clinical Epidemiology**, [S. l.], v. 6, pp. 309-331, 2014.

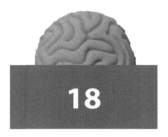

18

O atendimento psicológico em ambulatório de reabilitação infantil

Harumi Nemoto Kaihami

O processo de reabilitação é dinâmico, e o Serviço de Psicologia procede a avaliação verificando as capacidades e dificuldades da pessoa com deficiência, de forma a promover a melhora da funcionalidade, bem como propiciando a construção de estratégias de enfrentamento, o que favorece a inserção social, educacional e laboral, numa perspectiva integral. Podemos entender a integralidade referenciando todos os níveis de atenção, sendo que visamos a prevenção, tratamento e reabilitação, favorecendo a saúde e bem-estar.

Ao tratarmos do Ambulatório Infantil, temos de ressaltar a importância do cuidado integral e multiprofissional mencionada pelo Ministério da Saúde em 2004 na Agenda de Compromissos para a Saúde Integral da Criança e Redução da Mortalidade Infantil. O cuidado perpassa por prestar a atenção em todos os níveis, da promoção à saúde até a assistência mais complexa.

Dessa forma, faz-se importante iniciarmos com a avaliação do desenvolvimento da criança e acompanharmos as mudanças promovidas pelo processo de reabilitação implementado pela equipe multiprofissional e em particular pelo Serviço de Psicologia. A contínua estimulação favorece a aprendizagem e, portanto, o desenvolvimento aqui compreendido como um processo dinâmico que considera aspectos físicos, cognitivos, psíquicos e sociais.

É importante considerar ainda que o Fórum Nacional de Saúde Mental Infantil, ocorrido em 2004, colocou luzes sobre a necessidade de atentar-se nos Serviços de Saúde para a prevenção, promoção e acolhimento quanto à saúde mental nessa faixa etária. Assim, os profissionais podem olhar a criança como possuidora de direitos e numa perspectiva de cuidados integrais.

Atendemos pacientes com diagnósticos variados, como paralisia cerebral, amputação congênita, mielomeningocele e outros, o que implica um olhar individualizado para cada usuário e suas necessidades específicas. A maior demanda no Ambulatório Infantil é por pacientes com diagnóstico de paralisia cerebral.

Paralisia cerebral descreve um grupo de desordens permanentes do desenvolvimento do movimento e postura, que causa limitações na funcionalidade da pessoa, atribuído a um distúrbio não progressivo que ocorre no desenvolvimento do cérebro fetal ou infantil. A desordem motora na paralisia cerebral pode estar acompanhada por distúrbios sensoriais, perceptivos, cognitivos, de comunicação e comportamental; por epilepsia, e por problemas musculoesqueléticos secundários (ROSENBAUM; PANETH; LEVITON; GOLDSTEIN; BAX, 2007). Considera-se que se concentra nos 2 a 3 primeiros anos de vida, a faixa etária mais importante que pode resultar em paralisia cerebral.

Segundo ZANINI et al. (2009), estima-se que a incidência de PC nos países em desenvolvimento seja de 7:1000 nascidos vivos, sendo que esta prevalência pode estar relacionada às más condições de cuidados pré-natais e perinatais ao atendimento primário às gestantes.

A criação da Classificação Internacional de Funcionalidade Incapacidade Saúde(-CIF) em 2001, uma ferramenta da Família de Classificações Internacionais da Organização Mundial de Saúde, resultou em novos modelos de classificação, instrumentos de avaliação funcionais e tratamentos que visam à pessoa de forma global, considerando a questão física, emocional e cognitiva, além de sua inserção em determinado ambiente social, educacional e laboral.

Em 2007 foi aprovada a Classificação Internacional de Funcionalidade, Incapacidade e Saúde, versão para Crianças e Jovens. Esta avalia os mesmos domínios relacionados à saúde existentes na CIF, contemplando as especificidades relativas a infância e adolescência, abordando o contexto familiar, o atraso no desenvolvimento, as condições ambientais que possibilitam a estimulação tanto física, quanto emocional e social.

Dessa forma podemos dimensionar a atenção à pessoa com paralisia cerebral sob outra ótica, especialmente no tocante a reabilitação, apoiando as famílias no enfrentamento de suas necessidades visando ao desenvolvimento da criança/adolescente.

Em 2012, o Conselho Nacional de Saúde (CNS) determinou a inserção da CIF no âmbito do Sistema Único de Saúde (SUS), inclusive na Saúde Suplementar, e ela vem ocorrendo de forma gradual e em pequenas experiências.

Ao pensarmos na inserção de um Serviço de Psicologia em uma Instituição de Medicina Física e Reabilitação precisamos entender as possibilidades de atuação e os procedimentos existentes no Ambulatório Infantil.

AVALIAÇÃO PSICOLÓGICA

A avaliação tem por objetivo traçar perfil psicológico do paciente, abrangendo aspectos afetivo-emocionais, comportamentais ou adaptativo-social, intelecto-cognitivos, em sua dinâmica com o meio familiar e social, a fim de subsidiar o atendimento em assistência psicológica no programa de reabilitação, bem como informar/sugerir à equipe estratégias e abordagens mais adequadas ao paciente no momento.

Avaliação psicológica "é entendida como o processo técnico-científico de coleta de dados, estudos e interpretação de informações a respeito dos fenômenos psicológicos resultantes da relação do indivíduo com a sociedade, utilizando-se, para tanto, de estratégias psicológicas como métodos, técnicas e instrumentos (entrevistas, observações, testes projetivos e/ou psicométricos, material lúdico e outros)." (CFP, 2013)

Os resultados devem considerar os condicionantes históricos e sociais e seus efeitos no psiquismo, com a finalidade de servirem como instrumentos para atuar não somente sobre o indivíduo, mas na modificação desses condicionantes que operam desde a formulação da demanda até a conclusão do processo de avaliação psicológica" (CFP, 2013).

O intuito da avaliação é poder tomar a decisão mais apropriada tendo em vista o processo de reabilitação integral e a atuação do Serviço de Psicologia, indicando abordagens psicoterápicas mais apropriadas para o paciente e para a sua família no momento.

A avaliação consta de entrevista, anamnese com pais/cuidador, observação lúdica, testagem formal e hora lúdica. A Entrevista Familiar Estruturada foi idealizada pelo Serviço de Psicologia do Instituto de Reabilitação. Utilizamos ainda testes ecológicos considerando as possibilidades motoras, de linguagem apresentadas pelas crianças e de conhecimento no cotidiano destas. Podemos ter a concorrência de brinquedos pedagógicos como livros, jogos educativos/interativos, instrumentos musicais e outros. Ao considerar os testes utilizados, considera-se relevante estarem qualificados pelo Sistema de Avaliação Psicológica do Conselho Federal de Psicologia (SATEPSI).

Em relação as conclusões suscitadas pela avaliação ressaltamos que "... o comportamento humano é resultado de uma complexa teia de dimensões inter-relacionadas que interagem para produzi-lo,... (sendo difícil) prever deterministicamente" (CFP, 2013). Assim, a avaliação é contínua possibilitando mudanças de direção no tratamento conforme desenvolvimento da criança.

PSICOTERAPIA INFANTIL

A psicoterapia infantil tem por objetivo promover o desenvolvimento da criança nos aspectos afetivo-emocionais, intelecto-cognitivos, familiares e sociais, instrumentalizando-a para o enfrentamento da deficiência, e para percepção de suas capacidades e limitações.

Em relação à família podemos favorecer a reflexão e o conhecimento necessários aos pais para lidarem com a situação de deficiência da criança, dando a ela o devido acolhimento, estímulo e tratamento para o seu desenvolvimento, bem-estar e inclusão social.

Dessa forma, quando houver necessidade será efetuado atendimento conjunto da criança e sua família visando lidar com tema específico, como, por exemplo, ciúmes dos irmãos e a dificuldade dos pais.

GRUPO DE ORIENTAÇÃO INFANTIL

O Grupo de Orientação Infantil tem por objetivo auxiliar os pacientes que estão aguardando programa de reabilitação ou não são elegíveis no momento (idade igual ou maior que 6 anos 11 meses e 29 dias, deficiência intelectual grave, alterações comportamentais graves) para o programa, de forma que seus familiares possam adquirir informação/conhecimento e perceber a deficiência do paciente, bem como as limitações e potencialidades, favorecendo a adesão às orientações em domicílio, evitando deformidades e objetivando melhora na qualidade de vida. Os retornos podem ser mensais ou bimensais, dependendo da necessidade da criança/família, bem como o acompanhamento ocorrerá durante o período acordado pela equipe e discutido com a família.

GRUPO DE ORIENTAÇÃO INTENSIVA

O Grupo de Orientação Intensiva visa promover orientações mais abrangentes aos familiares de crianças com comprometimento grave nos aspectos afetivo-emocional, cognitivo e comportamental/ adaptativo. Compõe-se de quatro atendimentos realizados no período de um mês. As orientações são pontuais de acordo com necessidade detectada durante a triagem e avaliação inicial. Posteriormente são encaminhadas....

GRUPO DE ESTIMULAÇÃO PRECOCE

O Grupo de Estimulação Precoce (GEP) visa promover o desenvolvimento do paciente de zero a 2 anos nos aspectos afetivo-emocionais, cognitivos e sociais, através de atividades direcionadas e de orientações aos pais, favorecendo o conhecimento e a percepção destes a respeito da deficiência do paciente, bem como de suas limitações e potencialidades, para estimular a criança efetivamente. O atendimento é realizado por período de três meses, uma vez na semana, totalizando 12 atendimentos. Quando necessário, após alta do GEP a criança poderá ser enquadrada em Programa de Reabilitação.

CURSO DE CUIDADORES

O curso de cuidadores, no que tange ao Serviço de Psicologia, oferece informações e orientações ao cuidador sobre as alterações dos aspectos afetivo-emocionais, cognitivos e comportamentais do paciente, desencadeadas com a instalação da deficiência, bem como ensinar estratégias compensatórias para lidar com as limitações e incapacidades do paciente, ao longo do programa de reabilitação.

A sensibilização do cuidador para as dificuldades, limitações e incapacidades sofridas pelo paciente ante a condição de deficiência, poderá favorecer o tratamento reabilitacional, tornando-o mais apto para oferecer os cuidados necessários a esse paciente.

Essa modalidade de atendimento favorece também o cuidador a cuidar de sua própria saúde. Estar bem, saudável para cuidar do outro e replicar o que aprendeu. A troca entre familiares e entre outros cuidadores é um facilitador nesse processo.

Grupo de cuidadores

O Grupo de Cuidadores promove espaço de acolhimento aos pais/cuidadores(as) de pacientes atendidos em programa de reabilitação no ambulatório infantil, visando trabalhar sentimentos e expectativas em relação aos filhos com deficiência, bem como proporcionar uma rede de suporte e troca de experiências entre os pares. Os atendimentos são semanais com duração de uma hora cada. É importante que os temas a serem trabalhados sejam predefinidos a partir das demandas trazidas pelos participantes do grupo, uma vez que tais demandas podem ser diferentes de acordo com os participantes e o momento vivido por eles no programa de reabilitação.

É mister ressaltar que utilizamos folders, para serem entregues aos pais, nos quais elencamos em cada um deles pontos levantados nos atendimentos ao longo da instituição no atendimento a essa população, tais como estimulação em casa, relacionamento pais-filhos e outros. Assim, podem retomar questões já discutidas, ou levantar dúvidas para serem esclarecidas.

Para que possamos trabalhar sinergicamente em prol da criança, não podemos esquecer de mencionar as reuniões de equipe multiprofissional efetuadas semanalmente para discussão das crianças atendidas, pois favorece o alcance de resultados comuns, possibilitando resolução das necessidades apresentadas pelas crianças/responsáveis, considerando as diversas intervenções preconizadas. Assim, temos uma articulação entre os diferentes serviços e comunicação efetiva entre os profissionais, possibilitando uma atenção integral.

BIBLIOGRAFIA

Brasil. Ministério da Saúde. Secretaria de Atenção à Saúde. Departamento de Ações Programáticas Estratégicas. **Diretrizes Brasileira de Atenção à Pessoa com Paralisia Cerebral** / Ministério da Saúde. Secretaria de Atenção à Saúde. Departamento de Ações Programáticas Estratégicas. – Brasília: Ministério da Saúde, 2012. http://bvsms.saude.gov.br/bvs/publicacoes/diretrizes_atencao_paralisia_cerebral.pdf Acesso em 12/02/2020.

CASTRO, G.G., NASCIMENTO, L.C.G., FIGUEIREDO, G.L.A. Aplicabilidade da CIF-CJ na avaliação de crianças com deficiências e o apoio familiar: uma revisão integrativa da literatura **Rev. CEFAC**. 2020; 22(1): e11518 https://www.scielo.br/pdf/rcefac/v22n1/pt_1982-0216-rcefac--22-01-e11518.pdf Acesso em 26/03/2020.

SILVA, M.S. et al. São duas vidas em uma só: a rotina do cuidador da pessoa com paralisia cerebral **Enfermagem Revista** v.22, n.2, 2019 http://periodicos.pucminas.br/index.php/enfermagemrevista/article/view/21075 Acesso em 10/02/2020

SILVA, J. M. & ARAUJO, T. C. C. F. (2019). Reabilitação pediátrica: Suporte social e estresse em casos de paralisia cerebral. Psicologia: Teoria e Prática, 21(1), 119-136. http://pepsic.bvsalud.org/pdf/ptp/v21n1/pt_v21n1a06.pdf Acesso em 12/02/2020.

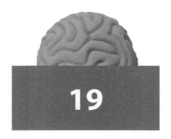

Atuação do serviço de psicologia na equipe multiprofissional do ambulatório de síndrome de Down

Harumi Nemoto Kaihami
Vanessa do Nascimento Gardenal
Vera Lúcia Rodrigues Alves
Maria Helena Delanesi Guedes

INTRODUÇÃO

No atendimento a pessoas com Síndrome de Down (SD), atua integrado com a equipe multidisciplinar, tendo como objetivo oferecer subsídios psicológicos ao atendimento da pessoa com SD, seus responsáveis e profissionais envolvidos, através da avaliação e atendimento psicológico com vista a estimulação global, melhora da qualidade de vida e favorecendo a inclusão em todos os âmbitos: social, educacional e laboral.

De acordo com BEE e BOYD (2011), a SD é a trissomia mais comum, afetando aproximadamente 1 em cada 700 – 800 bebês. Entre as características inerentes ao quadro ressaltamos que, geralmente, apresentam retardo mental.

DÉA, BALDIN e DÉA (2009), afirmam que, de acordo com a ciência, a SD causa limitações no desenvolvimento físico e intelectual. No entanto, como estes limites ainda não foram definidos é preciso oferecer oportunidades a essas pessoas de desenvolver e descobrir suas potencialidades.

No Ambulatório de Síndrome de Down, são atendidos, preferencialmente, pacientes de 0 a 18 anos, e os atendimentos são subdivididos de acordo com a faixa etária:

- Estimulação global: crianças de 0 a 3 anos.
- Desenvolvimento infantil: crianças de 4 a 11 anos.
- Adolescentes: jovens de 12 a 18 anos.

A inserção no ambulatório ocorre depois que foram verificadas as condições do cliente e de sua família sob o ponto de vista de todos os profissionais que compõem a equipe e de acordo com os critérios de elegibilidade da instituição. Dessa forma podemos estabelecer uma direção de tratamento, em que a pessoa poderá ser atendida por toda a equipe, ou, pelos Serviços necessários.

A atuação do Serviço de Psicologia, no processo de reabilitação de crianças e adolescente com SD, ocorre em várias etapas do programa, de acordo com a fase do desenvolvimento que o paciente se encontra e com as necessidades apresentadas como a primeira infância/estimulação, escolarização, atividades ocupacionais, preparação para a vida independente, autonomia e outros. Durante os atendimentos, são realizadas orientações aos pais, a fim de favorecer o desenvolvimento das funções parentais, tendo em vista a deficiência do filho, e a qualidade de vida de todos os familiares.

No Serviço de Psicologia, após a triagem/impressão diagnóstica a pessoa com SD, normalmente, passa por uma avaliação psicológica para melhor compreensão do seu funcionamento global, bem como do entendimento dos aspectos afetivo-emocionais, comportamentais, cognitivos e sócio-históricas do paciente até o presente momento. Como nos coloca o Conselho Federal de Psicologia (2010):

> A avaliação psicológica é um processo de construção de conhecimentos acerca de aspectos psicológicos, com a finalidade de produzir, orientar, monitorar e encaminhar ações e intervenções sobre a pessoa avaliada, e, portanto, requer cuidados no planejamento, na análise e na síntese dos resultados obtidos. (p.16)

Teceremos, portanto, algumas considerações acerca da avaliação psicológica no Ambulatório de Síndrome de Down.

AVALIAÇÃO PSICOLÓGICA

A avaliação inicial possibilita a compreensão global do funcionamento biopsicossocial do paciente e família, neste momento visando à orientação e ao estabelecimento do programa de reabilitação.

O Título I, artigo 2º, da Resolução do CFP n.º 003/2007 define diagnóstico psicológico como (CRPSP, 2008, p.16):

> (...) o processo por meio do qual, por intermédio de Métodos e Técnicas Psicológicas, se analisa e se estuda o comportamento de pessoas, de grupos, de instituições e de comunidades, na sua estrutura e no seu funcionamento, identificando-se as variáveis nele envolvidas.

ALVES et al. (1992) colocam que os principais objetivos da avaliação psicológica no processo de reabilitação são: averiguar a dinâmica afetivo-emocional, o desempenho intelecto-cognitivo, os déficits das funções neuropsicológicas e a dinâmica familiar.

Nesta avaliação, frequentemente são utilizadas entrevistas e aplicação de testes e instrumentos psicológicos. Caso o paciente apresente algum distúrbio de linguagem e de acordo com a capacidade cognitiva, é necessário complementar a entrevista com familiares, modificar a forma de comunicação e adequar o material utilizado, usando instrumentos pertinentes.

De acordo com ZANUZZO, ALVES e MOTA (1994), a avaliação psicológica no contexto da reabilitação visa uma descrição e compreensão global do indivíduo e de seu grupo familiar, numa abordagem sócio-histórica. Assim, além de analisar o desenvolvimento global do indivíduo, sua dinâmica de personalidade e constelação familiar, cabe ao psicólogo avaliar seu atual momento psicológico, procurando compreender como este se relaciona com sua doença (modos de expressar e sustentar a doença, seus significados e impacto na vida), bem como as soluções que ele busca e expectativas para o programa de reabilitação.

No psicodiagnóstico infantil é necessário realizar a entrevista com os pais ou responsáveis, com o objetivo de obter informações abrangentes sobre o histórico e condições atuais da criança. Com a criança, o profissional desempenha um papel passivo ou ativo de acordo com a situação e objetivos que espera obter, em contexto semidirigido. Segundo ABERASTURY (1992), a criança é capaz de representar através dos brinquedos, seus conflitos básicos, suas principais defesas e fantasias de doença e de cura, evidenciando assim, seu funcionamento mental.

De acordo com CASARIN (1999), na avaliação psicológica da pessoa com SD, os pais devem ser entrevistados, independentemente da idade do filho, devido à dependência existente entre eles e considerando a deficiência intelectual presente na pessoa que apresenta aquela condição genética. Nas entrevistas, os relatos livres dos pais, pontuados pelo entrevistador, podem mostrar o tipo de ligação afetiva e relacionamento com o filho. Considerando que a estrutura familiar e o tipo de interação que a família possui com criança/adolescente podem influenciar no seu desenvolvimento e comportamento, bem como no aproveitamento do programa de reabilitação proposto.

Segundo a autora, não há instrumentos específicos para avaliação psicológica de pessoas com SD, de maneira que o processo de avaliação é o mesmo realizado com outras pessoas. O diferencial desta avaliação é a interpretação dos dados colhidos, em que devemos considerar as alterações presentes nessa condição.

Na avaliação psicológica inicial realizada no Instituto de Reabilitação, as sessões, num total de quatro, têm duração de uma hora. Nelas através de entrevista com os pais ou responsáveis, utilizando questionário semiaberto, visamos compreender a queixa e a dinâmica familiar, complementando com a observação e a utilização de instrumentos para verificar as condições atuais do desenvolvimento da pessoa.

Considere-se que para compreendermos a complexidade do sujeito, os testes psicológicos nos auxiliam, pois possibilitam mensurar características e processos psicológicos, nas áreas: cognitiva, afetivo-emocional, comportamental e da personalidade. A avaliação reflete a condição do sujeito em uma situação específica.

Os instrumentos utilizados na avaliação psicológica devem ser elencados em consonância com a Resolução CFP nº 09/2018, a qual regulamenta a atuação do psicólogo na avaliação e também com o Sistema de Avaliação de Testes Psicológicos (SATEPSI), cujo objetivo é avaliar a qualidade técnico-científica dos instrumentos psicológicos para uso profissional.

AVALIAÇÃO OCUPACIONAL

Os pacientes com SD que apresentam demanda para orientação ocupacional passam pelo mesmo processo de avaliação, orientação, encaminhamento e acompanhamento, sendo realizados da mesma forma que para as demais pessoas e de acordo com a necessidade ou interesse identificados.

Os instrumentos são selecionados e os resultados interpretados qualitativamente, considerando as possibilidades e características próprias de cada um, visando obter dados que auxiliem nesse processo para melhor direcionamento e alcance dos objetivos. Quanto à aplicação, promovem-se adaptações e apoios que se mostrem necessários para possibilitá-la.

Os testes utilizados nessa avaliação são os mesmos usados com pessoas que não apresentam essa característica e se prestam a verificar aspectos relacionados à personalidade, interesses, capacidade intelectual, funções cognitivas e habilidades específicas, com vistas a verificar condições para desenvolver atividades ocupacionais, de geração de renda e/ou profissionais, considerando as características individuais.

Retomando a avaliação psicológica como um todo, reportamo-nos a SILVA e DESSEN (2002), que referiu acerca do quociente de inteligência, cujo declínio ocorre nas crianças com SD na medida em que aumenta a idade. Segundo as autoras, há que se considerar que "essas pessoas podem tornar-se independentes ao longo da vida, apesar de apresentarem um desenvolvimento mais lento e de haver diferenças de criança para criança". (p.168)

Para complementar essa avaliação, também é importante ter conhecimento dos relatórios de outras instituições que a criança/adolescente já tenha frequentado.

A análise dos dados coletados nas entrevistas, dos instrumentos aplicados, dos relatórios e observações efetivadas possibilita traçar um perfil de funcionamento psíquico/comportamental do sujeito, para elaborarmos uma proposta de atendimento no Serviço e colaborarmos com o programa global de reabilitação junto à equipe multiprofissional.

Quanto às informações fornecidas à equipe interdisciplinar, importante lembrar as questões éticas do exercício da profissão de psicólogo. O sigilo no exercício profissional tal como expresso no Art. 9º do Código de Ética Profissional do Psicólogo traz algumas diretrizes práticas. Em primeiro lugar, o sigilo profissional sustenta que apenas as informações necessárias para a tomada de uma decisão que afete o usuário ou beneficiário devem ser transmitidas a quem de direito, isso quando houver necessidade. (CRPSP, 2008) Desta maneira, de acordo com o Conselho Regional de Psicologia de São Paulo: "apenas as informações necessárias ao cumprimento dos objetivos do trabalho" devem ser registradas no prontuário e/ou compartilhadas com os outros profissionais em reuniões clínicas (CRPSP, 2008, p. 16).

O entendimento adequado dessas diretrizes e da relevância do trabalho em equipe com vistas à compreensão global do paciente e a necessidade e direito a ter tratamento personalizado de acordo com limitações e potenciais de cada indivíduo, favorecem uma comunicação técnica, ética e produtiva entre todos os seus participantes. Assim, como se faz necessário ter uma forma de comunicação objetiva e clara junto aos familiares e/ou responsáveis durante o programa de reabilitação, para que eles possam compreender o diagnóstico e suas consequências, o prognóstico e o potencial existente a ser trabalhado no programa oferecido propiciando a adesão.

Tendo em vista a importância da família no processo de avaliação e no programa de reabilitação, vejamos a seguir como ocorre o impacto do diagnóstico e as consequências.

A família e a criança com síndrome de Down

O nascimento de uma criança com SD causa forte impacto sobre a família, em especial aos pais. PRADO (2004) coloca que a decepção diante do nascimento de uma criança com deficiência poderá ter magnitudes diferentes, dependendo da capacidade de lidar com sentimentos de culpa; do relacionamento do casal; do preconceito em relação à deficiência, e da expectativa em relação ao filho. Manifestações que podemos observar junto aos nossos usuários no Instituto de Reabilitação, em maior ou menor grau, de acordo com a fase de vida que se encontram.

A autora reporta-se a BUSCAGLIA (1993) para colocar a importância de se aceitarem como pessoas primeiramente, depois como pais e somente depois como pais de uma criança deficiente, de forma a poderem se desenvolver como pais, o que de maneira geral é inerente a todas as pessoas.

Segundo HENN, PICCININI e GARCIAS (2008), o nascimento é um grande marco na vida familiar, que exige mudanças e reestruturação nos papéis de cada membro, especialmente dos pais e mães. A paternidade representa uma mudança na dinâmica familiar, modificando o equilíbrio entre trabalho, amigos, irmãos, pais e mães. Dessa maneira, ao receberem o diagnóstico para alguma síndrome ou etiologia que represente um atraso/prejuízo no desenvolvimento do bebê, os pais, devido a fatores emocionais e sociais, frequentemente enfrentam períodos difíceis, sobretudo relacionados à interação com seus bebês.

Dentro desse contexto, o nascimento de uma criança com SD, exige da família um processo de adaptação muito maior, visto que o bebê apresenta atraso em seu desenvolvimento e limitações em suas aquisições, precisando de mais tempo para desenvolver habilidades tais como andar, controlar esfíncteres e falar, entre outros. Assim, cada momento do desenvolvimento da criança terá suas peculiaridades, acarretando diferentes impactos sobre a família. Lembrando ainda que geralmente a mãe é a pessoa responsável pelos cuidados a esse novo membro da família. Dessa forma, ela mantém uma proximidade maior com a criança e pode sentir-se sobrecarregada, aumentando o estresse, visto que o pai, em geral, mantém-se mais distante e voltado ao suporte econômico, embora espera-se que ele auxilie e apoie a mãe nessa nova fase.

CASARIN (2003), em seus estudos relata que o diagnóstico torna-se um marco na vida da família e que nesse momento é desencadeado um processo que se assemelha ao luto. A autora descreve cinco estágios previsíveis a essa situação. No primeiro estágio a reação é de choque, em que a resposta é de perplexidade e insegurança, sendo difícil compreender o que está acontecendo, visto que a imagem que os pais formam da criança irá depender dos significados atribuídos à deficiência. O segundo estágio é o de negação, em que os pais tentam acreditar num possível erro de diagnóstico ou procurar características que não se assemelham à SD. O terceiro estágio é de reação emocional intensa. Este é o momento em que podem ocorrer diversos tipos de emoções, como a raiva e a depressão. No quarto estágio, a ansiedade e insegurança diminuem; as reações do bebê ajudam a compreender melhor a situação e a "reconhecê-lo" como filho com suas peculiaridades e singularidades. O quinto estágio refere-se à organização familiar, com a inclusão da criança na família. Para conseguir se reorganizar, os pais precisam ressignificar à deficiência e encontrar respostas para suas dúvidas.

Podemos verificar outra forma de descrever as fases pelas quais os pais passam e as diversas reações, de acordo com SPROVIERI (1991, apud PRADO, 2004):

> 1ª. fase – choque: a família se revolta e pergunta: "Por que eu?" Muitas vezes busca culpados.
>
> 2ª. fase – negação: passa a racionalizar o acontecimento e busca ajuda técnica numa tentativa de engano de diagnóstico ou de cura, até as esperanças se esgotarem.
>
> 3ª. fase – cólera: afasta-se do mundo para viver o luto e vê todas as pessoas como inimigas; qualquer atitude do grupo social as atinge. Reage cobrando direitos desse ser "doente"; desconfia da qualidade de tratamento e dos profissionais.
>
> 4ª. fase – convivência com a realidade: a instabilidade é presente, com oscilações entre aceitação e rejeição; facilidade e dificuldade na comunicação sobre o filho e os sentimentos. A família busca razões para esconder o filho, poupando a todos da instabilidade emocional.
>
> 5ª. fase – expectativa frente ao futuro: oscilações quanto a esse medo, à insegurança, sentimentos desvalorizantes, utópicos, evasivos, realistas e outros. (p.91)

Essas fases não ocorrem de forma sequencial única, assim os pais passam por elas de modo singular. PRADO (2004) ressalta que a "a aceitação do fato depende, em grande parte, da história particular de cada família, de suas crenças, preconceitos, valores e experiências anteriores" (p. 86)

CASARIN (2003) relata que as reações da família mudam a cada etapa do desenvolvimento criança, já que à medida que a criança com SD cresce as diferenças em relação às outras crianças sem essa condição de saúde, podem se tornar maiores. Assim, as preocupações dos genitores se tornam diferentes de acordo com o ciclo vital em que a família se encontra.

Segundo a autora, após receberem o diagnóstico, os pais vivenciam a fase do luto, tal como já mencionado pelos autores anteriores, no qual a família precisa ressignificar a síndrome para permitir a construção de um relacionamento saudável com o filho com SD. A reação de cada membro varia de acordo com os significados sociais e as crenças dos pais e mães a respeito da deficiência. Da mesma forma que o momento e o modo como diagnóstico é comunicado, é considerado fundamental para o decorrer das primeiras relações entre os pais e mães e seu bebê.

Em relação aos pais e mães de crianças pequenas, que passam pela etapa das aquisições, a maior queixa apresentada refere-se ao relacionamento do casal e dúvidas quanto ao melhor tipo de educação e escolarização para a criança.

No período da adolescência, a autora menciona um decréscimo da satisfação com a vida percebida pelas mães, associado a um declínio na satisfação com o apoio social recebido e a uma tendência a perceberem efeitos negativos do filho com SD sobre a família.

PRADO (2004) refere que em geral as famílias com um membro deficiente

"cumprem seu papel quanto ao pertencimento do indivíduo, mas falham enquanto sistema que possibilita a diferenciação. Em geral, essas famílias desenvolvem mecanismos depressivos ou superprotetores, que provocam no filho com deficiência condutas infantilizadas e de dependência, impedindo-o de crescer e ter autonomia." (p.95)

CASARIN (2007) ressalta a importância de perceber que os pais tendem a valorizar as capacidades e realizações, mesmo que modestas de seus filhos, enquanto os profissionais tendem a focalizar as limitações, buscando trabalhar com os limites existentes. Assim, pode ocorrer uma dissonância entre os pais e os profissionais, sendo relevante perceber as capacidades e limitações da pessoa com SD, tal como enfatizamos no Instituto de Reabilitação, para que a estimulação e consequente desenvolvimento seja eficaz.

Torna-se importante no atendimento a essas famílias que possamos trabalhar com as questões aqui levantadas para que a evolução tanto da família, quanto de cada membro individualmente possa ocorrer. Dessa forma, veremos a seguir como podemos proceder à orientação familiar.

Orientação familiar

A orientação familiar é de fundamental importância quando nos propomos a trabalhar com indivíduos com SD, pois os pais/responsáveis é que irão efetivamente possibilitar o desenvolvimento de nossas ações.

O profissional que trabalha com crianças que apresentam atraso no desenvolvimento, como nos fala VOIVODIC e STORER (2002), precisam promover a relação afetiva positiva entre os pais e a criança, que possibilita o desenvolvimento cognitivo e afetivo desta, respeitando a organização familiar, a presença de irmãos, favorecendo a interação entre todos.

SILVA e DESSEN (2002) ressaltam que o ambiente familiar é o primeiro "universo de socialização da criança" (p.170). Dessa forma, este ambiente precisa aprender a lidar com a criança com deficiência, bem como construir o significado de ser uma família com uma criança com SD.

VOIVODIC e STORER (2002) ressaltam que a orientação familiar objetiva a mobilização dos membros da família para que possam modificar posturas e referenciais, estabelecendo novas formas de interação, conseguindo perceber as capacidades e potenciais da criança com SD e poder incluí-la no grupo familiar. A partir de então podem engajar-se nas tarefas que possibilitem o desenvolvimento de todos os membros e da família como um todo.

Nesse sentido, SILVA e DESSEN (2002) referem que a intervenção deve focar nas interações e relações familiares, bem como a importância de focalizar a família como um todo, colocar em relevância a competência e capacidade da criança e da família e incluir a rede social.

Corroborando essa ideia, CASARIN (2003) pontua que independente da etapa de desenvolvimento da criança a comunicação entre os membros da família deve ser observada, o tipo de interação da família com e sem a pessoa com SD. Assim, ao observar aspectos que necessitem ser trabalhados, o profissional ajuda a família a lidar com essas dificuldades e reconhecer as capacidades e limitações da pessoa com deficiência.

ALVES e OLIVEIRA (2011) ao citar AMIRALIAN (1997) pontuam a necessidade de o psicólogo conhecer as implicações que a deficiência trará para desenvolvimento e ajustamento de uma criança que apresenta uma condição diferente. O conhecimento das implicações das perdas em suas relações sociais e pessoais de pessoas com deficiência ajuda a compreender as limitações impostas pela deficiência e as condições afetivas ou emocionais que a acompanham.

Como nos lembra NUNES e DUPAS (2011) face à criança com SD temos que pensar junto com a família como organizar o tempo dedicado a esse filho, para que os outros membros não sejam negligenciados.

Uma das questões que as famílias nos trazem é quanto à busca da independência funcional (cuidados pessoais, atividades práticas do dia a dia) da criança, necessitando de estimulação constantemente. Assim, a família busca todo tipo de tratamento para que o filho seja atendido e possam adquirir novos conhecimentos, que favoreçam o desenvolvimento e um futuro melhor.

LIPP, MARTINI e OLIVEIRA-MENEGOTTO (2010) referem que podemos encontrar mães que apostam no desenvolvimento do filho, ou mães que podem mantê-lo ocupado para não se confrontar com ele, ou ainda mães que empenham-se em tratamentos diversos, para que as diferenças se minimizem. Assim, podemos estar diante do reconhecimento do filho real com suas possibilidades, ou estar diante de alguém buscando tamponar o próprio sofrimento face ao real. É nesse contexto que o psicólogo pode atuar, favorecendo uma atitude de investimento no futuro do filho.

A comunicação entre as famílias que têm filhos com SD pode favorecer a troca de experiências, com diferentes formas parentais, beneficiando o desenvolvimento desses filhos rumo à independência.

Vejamos, então, a seguir os principais aspectos focados no nosso trabalho nas diferentes faixas etárias de acordo com o programa de reabilitação no Instituto de Reabilitação, visando ao desenvolvimento global.

PRINCIPAIS CARACTERÍSTICAS DO DESENVOLVIMENTO MENTAL

Faremos uma divisão do desenvolvimento, compreendendo o cognitivo, o emocional e o social, apenas como forma de facilitar a compreensão, visto que eles ocorrem simultaneamente e concomitantemente, embora em graus diferentes, assim como o faremos de forma sucinta e nos reportando a autores que entendemos como facilitadores dessa explanação. Apresentaremos as características de desenvolvimento de uma pessoa sem SD e de uma pessoa com SD, para que possamos tecer paralelos e compreender o que ocorre em cada faixa etária.

Desenvolvimento de 0 a 3 anos

Desenvolvimento cognitivo da criança sem SD

Em relação ao desenvolvimento cognitivo PAPALIA (2010) afirma que o desenvolvimento cognitivo da criança na primeira infância refere-se à capacidade de aprender e lembrar. Neste período se desenvolvem a capacidade de usar símbolos e de resolver problemas. Bem como o desenvolvimento da compreensão e da linguagem.

No primeiro mês o bebê pode aprender por condicionamento ou habituação. Ele presta mais atenção a estímulos novos do que os familiares.

É o início do período sensoriomotor, descrito por Jean Piaget, que compreende o período de zero a 2 anos.

Por volta dos primeiros seis meses o bebê repete comportamentos que lhe trazem resultados agradáveis. É capaz de repetir o comportamento já aprendido, se lembrar do contexto original. Dos 6 aos 12 meses, o bebê se emprenha em realizar um comportamento para alcançar uma meta. Consegue distinguir diferença entre pequenos grupos de objetos. O bebê começa a imitar e colocar em prática comportamentos aprendidos. Dos 12 aos 18 meses a criança se envolve em jogos construtivos e procura objetos nos locais que os viu anteriormente. No período de 18 a 30 meses, a criança inicia o uso de representações mentais e símbolos, bem como a permanência de objeto. Adquire a capacidade de formar conceitos e categorias.

Ao redor dos dois anos inicia-se o estágio pré-operacional, que se estende até os 6 anos de idade. É nesse período que se apropria da linguagem, em que percebemos o lidar com o simbólico. O pensamento é egocêntrico, havendo dificuldade em compreender o ponto de vista do outro. Em geral, a linguagem e o pensamento estão atrelados ao momento presente e aos acontecimentos concretos.

Dos 30 a 36 meses, a criança inicia o processo de contagem e conhece palavras relativas às cores básicas. Entende semelhanças sobre itens conhecidos e consegue explicar relações causais familiares.

Desenvolvimento cognitivo da criança com SD

Quanto ao desenvolvimento cognitivo, SCHWARTZMAN (2003) relata que o bebê com SD possui atraso considerável na exploração do ambiente. Por volta dos 6 meses tenta pegar um círculo colocado próximo a ele, atraso estimado em cerca de dois meses em relação a crianças sem essa condição genética. Passa um brinquedo de uma mão para outra por volta dos 8 meses; puxam um barbante por volta dos 11 meses; acham um objeto escondido por um pano ao redor dos 13 meses; coloca três ou mais objetos numa xícara aos 19 meses; constrói uma torre de cubos ao redor 20 meses.

Para esse autor, as habilidades cognitivas descritas, dependem da competência motora da criança para que sejam desempenhadas.

VOIVODIC e STORER (2002) referem que na criança com SD observa-se menor interatividade, sendo menos responsivo. Isto faz com que a mãe não lide adequadamente com as necessidades de estimulação de seu filho, face à falta de reação da criança.

Segundo CASARIN (2003), no decorrer do primeiro ano a hipotonia diminui o que faz com que as resposta motoras da criança aumente, fase em que ela se mostra alerta, receptiva e comunicativa. Concorde com VOIVODIC e STORER (2002), a autora refere que mecanismos de atenção estão desenvolvidos, mas não o controle da atenção, o que faz com que a criança se disperse com facilidade em suas próprias tarefas.

BISSOTO (2005) em seus estudos sobre o desenvolvimento cognitivo e o processo de aprendizagem em pessoas com SD, cita BUCKLEY e BIRD (1994), que descrevem alguns aspectos do desenvolvimento cognitivo e linguístico. Para estes autores, devido ao vocabulário mais reduzido crianças com essa condição genética não conseguem se expressar da mesma forma em que compreendem o que é falado, o que algumas vezes leva a serem subestimados em seu desenvolvimento cognitivo. Essas mesmas alterações linguísticas podem afetar outras habilidades cognitivas, já que acarretará maior dificuldade em usar os recursos da linguagem para pensar, raciocinar e relembrar informações.

Os autores também pontuam que a memória auditiva de curto prazo é mais breve, o que causa dificuldade na criança em acompanhar a instrução que lhe é dada. Já a memória visual e habilidade de processamento apresentam-se mais desenvolvidas do que a memória auditiva. Corroborando essa ideia, CASARIN (2003) afirma que, devido ao desenvolvimento da pessoa com SD ser mais lento, ela não acompanha o ritmo de desenvolvimento cognitivo. Assim, ela apresenta dificuldade em conservar a informação que lhe é transmitida. Esta dificuldade de retenção por sua vez, prejudica também a produção e o processamento da linguagem. Em relação à memória de longo prazo, o déficit pode interferir na elaboração de conceitos, generalização e planejamento.

Enquanto memória de longo prazo, SILVA e KLEINHANS (2006) referem que as crianças com SD podem adquirir habilidades de forma a realizar um bom trabalho manual, utilizando-se principalmente da memória visual. Temos de considerar ainda que o que essas aprendem, dificilmente esquecem.

Nesse sentido, recursos visuais, como figuras e/ou gestos para trabalhar informações pode beneficiar a criança na aprendizagem e desenvolvimento de novas habilidades.

Desenvolvimento emocional da criança sem SD

Segundo PAPALIA (2010), no primeiro mês de vida o choro geralmente sinaliza emoções negativas, as emoções positivas são mais difíceis de se detectar. Nos primeiros seis meses o bebê sorri e dá risada em resposta às pessoas e a imagens ou sons inesperados. Dos seis aos dozes meses emergem emoções básicas como: alegria, surpresa, tristeza, medo e raiva. Dos 12 aos 18 meses aparecem as referências sociais e surge um primeiro estágio de empatia. Dos 18 aos 30 meses emergem emoções autoavaliativas (constrangimento, inveja, empatia), bem como os precursores da vergonha e da culpa. Neste período começa o negativismo. Dos 30 a 36 meses a criança demonstra capacidade de "ler" as emoções, os estados mentais e as intenções dos outros. No período de 3 a 4 anos são comuns os acessos de raiva. A percepção do orgulho e da vergonha é pouco explícita.

Desenvolvimento emocional da criança com SD

MAHLER (1993, apud CASARIN, 2003) ao descrever o desenvolvimento da personalidade numa visão psicodinâmica referem que o início da vida do bebê é marcado por uma relação muito intensa com sua mãe,

"é uma fase simbiótica em que a mãe e bebê não se diferenciam; o próprio desenvolvimento traz um impulso para independência, facilitando a modificação da ligação com a mãe e o estabelecimento de vínculos com outros elementos do mundo exterior e, com isso, o desenvolvimento da individualidade". p. 276

RODRIGUES e ALCHIERI (2009), em seus estudos sobre a afetividade de crianças e adolescentes com SD descrevem que a criança com SD apresenta comportamentos semelhantes às crianças sem deficiência. Dessa maneira sua vida emocional é tão rica quanto à de outra criança.

Segundo os autores, ao citarem MARTINS (2002), SCHWARTZMAN (2003) e RODRIGUES (2004), pontuam que não há um padrão estereotipado de comportamento por ser uma criança com essa condição, pois também é necessário considerar as influências do meio em que vive. Dessa maneira, problemas emocionais e de comportamento podem estar relacionados à forma com que pais/responsáveis lidam com o filho. Vale ressaltar que a maneira como a criança é inserida na família influencia seu desenvolvimento.

Desenvolvimento social da criança sem SD

Em relação ao desenvolvimento social, PAPALIA (2010) refere que nos primeiros seis meses de vida do bebê, inicia-se o desenvolvimento da confiança básica. O bebê demonstra interesses por outros bebês através do olhar, sons, arrulho e do sorriso. Dos seis aos 12 meses se estabelecem os apegos. Neste período poderá surgir ansiedade perante estranhos e ansiedade de separação. Esta relação de apego, dos 12 aos 18 meses, pode afetar a qualidade das outras relações. Dos 18 aos 30 meses inicia-se a conquista da autonomia, período em que pode aumentar os conflitos com os irmãos mais velhos. A brincadeira com outras crianças são principalmente uma atividade paralela. Dos 30 a 36 meses a criança demonstra cada vez mais interesse por outras pessoas, especialmente crianças.

Quanto ao desenvolvimento moral, durante o primeiro ano de vida, os pais começam a fazer uso da disciplina para orientar, controlar e proteger o bebê. Dos 12 aos 18 meses surgem os primeiros sinais de consciência, através da obediência comprometida e situacional. Dos 18 aos 30 meses a criança pode apresentar um comportamento pró-social. Nesse sentido, os sentimentos de culpa, vergonha e empatia promovem o desenvolvimento moral. Podem surgir conflitos por causa de brinquedos e espaço, como já mencionado, relacionado também a conquista da independência. Dos 30 aos 36 meses a agressão torna-se menos física e mais verbal.

No período de 3 a 4 anos, aumenta o interesse em outras pessoas. Os jogos de faz de conta apresentam temas sociodramáticos. Momento em que são comuns os conflitos com irmãos por causa de propriedade. Nesta mesma fase, o altruísmo se torna mais comum, a motivação é ganhar elogios e evitar desaprovação. O julgamento moral é rígido.

Desenvolvimento social da criança com SD

Segundo SCHWARTZMAN (2003) o desenvolvimento social e emocional em crianças com SD são as áreas de menor comprometimento. O autor descreve que ao redor dos 2 meses o bebê sorri em resposta a fala do adulto e em torno dos 3 meses sorri espontaneamente e é capaz de reconhecer seus pais. Dessa maneira esses marcos no desenvolvimento são observados com um mês de atraso quanto a crianças sem deficiência.

Segundo CASARIN (2003), o desenvolvimento psicológico é observado desde os primeiros meses por meio das reações motoras, afetivas, olhar e vocalização. Na criança com SD, suas reações são mais lentas do que outras crianças sem essa condição, o que pode afetar seu desenvolvimento com o meio em que vive.

Para que a criança se relacione com o ambiente é necessário o uso da exploração, para formar experiências em se relacionar com o mundo. Na criança com SD o comportamento exploratório é mais impulsivo e desorganizado, o que faz com que tenham dificuldade em conhecer de maneira consistente seu ambiente. Segundo a autora, mães de crianças nessa condição passam a ser mais diretiva, não esperando que a criança explore ou responda a ação esperada.

De maneira geral, como aponta SILVA, FLABIANO, BÜHLER e LIMONGI (2010) na medida em que há participação ativa dos pais ou cuidadores, e efetiva adesão às orientações dadas na casa, observa-se melhores resultados no desenvolvimento da criança.

De acordo com CASARIN (2003), crianças com SD passam a maior parte do tempo brincando ou realizando outras atividades sozinhas. Para a autora, este fato pode estar relacionado às alterações em seu desenvolvimento. Já que primeiro ela necessita formar um quadro do mundo em que vive e como existir neste mundo. O lidar com as mudanças pode ser estressante para a criança e explicar sua preferência em estar sozinha ou a preferência por atividades nas quais ela não precisa adaptar-se as situações que não consegue controlar.

O déficit de atenção existente em algumas crianças com SD também pode prejudicar seu envolvimento com tarefas e relacionamentos sociais.

Desenvolvimento de 4 a 11 anos

Essa faixa etária compreende mudanças importantes no ciclo de vida da pessoa, com a entrada no ensino fundamental até o início das operações formais, e as consequentes alterações próprias da adolescência. Entendemos que crianças com SD não apresentam a mesma velocidade de desenvolvimento que crianças sem SD como veremos a seguir. Assim, optamos por manter essa faixa etária, principalmente pensando no atendimento psicológico e na proposta de reabilitação.

Desenvolvimento cognitivo da criança sem SD

Segundo PAPALIA (2010), a apropriação da linguagem possibilita à criança, entre 3 e 4 anos, a capacidade de entender símbolos. Isto, de acordo BEE e BOYD (2011), corresponde ao estágio pré-operacional (dos 2 aos 6 anos), proposto por PIAGET, quando a criança é capaz de usar símbolos para si mesma internamente. Assim, não há a necessidade do contato com o objeto, ou a pessoa ou o evento para pensar sobre este.

PAPALIA (2010) descreve que o desenvolvimento simbólico inicial ajuda à criança nesse período a fazer julgamentos mais precisos das relações espaciais. São capazes de entender o conceito de identidade, perceber a relação de causa e efeito com respeito a situações familiares, categorizar e entender contagens. Consegue fazer cálculos pictóricos envolvendo números inteiros e entende qualidades fracionais.

De acordo com BEE e BOYD (2011), nesse período a criança ainda não possui características cognitivas muito sofisticadas. Para PIAGET, a criança nesse período ainda é egocêntrica e rígida em seu pensamento. No entanto, as autoras pontuam que de acordo com a pesquisa sobre o funcionamento cognitivo de pré-escolares (2 a 6 anos), pode-se observar que são menos egocêntricas do que o proposto por PIAGET. Aos 4 anos, a criança já é capaz de distinguir entre aparência e realidade em várias tarefas.

Crianças na fase pré-escolar apresentam a teoria da mente sofisticada, sendo capaz de perceber como a mente de outras pessoas funciona. Isto favorece a capacidade de empatia. O desenvolvimento da teoria da mente é influenciado pelo desenvolvimento cognitivo e de linguagem geral, bem como, com a participação da criança em jogos de faz de conta, como menciona PAPALIA (2010), auxiliada pela memória autobiográfica.

No período proposto por Piaget como operações concretas, que ocorre dos 6 aos 12 anos, a criança adquire novos instrumentos mentais denominados de operações, tais como a reversibilidade. Por reversibilidade define-se: "o entendimento de ações físicas e operações mentais podem ser revertidas" (BEE e BOYD, 2011 p. 182). PIAGET também propôs que a reversibilidade é subjacente à capacidade da criança em idade escolar de usar a lógica indutiva, ou seja, quando ela é capaz de raciocinar do particular para o geral.

Segundo BEE e BOYD (2011), a criança nesse período, tem facilidade em lidar com coisas que vê ou manipula, ou seja, concretos ou reais; e possuem dificuldade em manipular mentalmente possibilidades ou ideias. Para PIAGET, o raciocínio dedutivo, que seria a capacidade da criança em raciocinar do princípio geral para algum resultado específico, desenvolve-se na adolescência, no estágio de operações formais.

Desenvolvimento cognitivo da criança com SD

PINTER et al. (2001, apud BISSOTO, 2005) referem que "O volume dos lobos frontais, também significativamente reduzido nos portadores de SD, parece ser o responsável pelos déficits cognitivo, incluindo a falta de atenção e a tendência a perseveração."(p.83)

Podemos pensar, então, nas consequências do desenvolvimento cognitivo. Nesse sentido MILLS (2007) enfatiza a importância de considerar a idade funcional da criança e não somente a idade cronológica, assim como em qualquer outra criança que não apresente esta condição genética.

Quanto à prontidão para aprendizagem, a autora afirma que ela depende dos processos cognitivos, sociais, afetivos e físicos. Dessa maneira, a aprendizagem está ligada a diversos fatores, entre eles a complexa integração dos processos neurológicos e da harmonia das funções específicas, entre as quais podemos mencionar: linguagem, percepção, esquema corporal, orientação temporoespacial e lateralidade.

Segundo MILLS (2007):

"o déficit de integração temporal, por si só, acarreta distúrbios em três das funções cognitivas: em certas formas de memória, especialmente a de curto prazo; na planificação prospectiva e no controle das interferências que envolvem a linguagem. Sem dúvida, a linguagem é a forma mais adequada de exercitar a integração temporal." (p. 247)

A autora menciona que crianças com SD apresentam déficits no desenvolvimento neuropsicológico, entre eles, dificuldade na tomada de decisão e iniciação de uma tarefa; elaboração do pensamento abstrato; em cálculos; seleção e eliminação de determinadas fontes informativas; bloqueio de funções receptivas (atenção e percepção); funções motoras, e alteração das emoções e afetos.

Refere, ainda, que essas crianças são capazes de realizar tarefas rotineiras em que foram treinadas. No entanto, sentem dificuldade em planejar uma nova ação ou resolução do problema quando necessário.

Dessa maneira, torna-se necessário uso de estratégias adequadas por parte dos pais e profissionais, tendo em mente a idade na qual a plasticidade cerebral garanta maior êxito. Segundo a autora, o trabalho de estimulação e aprendizagem, deve ser direcionado para ativar e executar tarefas e habilidades das áreas cerebrais responsáveis pelo déficit.

CORDAZZO e VIEIRA (2007), em seus estudos relatam a importância do brincar como um importante recurso para estimular o desenvolvimento infantil. Segundo esses autores, o brincar pode ser utilizado como um recurso para estimular déficits e dificuldades encontradas no desenvolvimento da criança. Dessa maneira, por meio do lúdico, a criança é capaz de aprender e adquirir novas habilidades em seu desenvolvimento.

Em relação ao brincar, SCHWARTZMAN (2003) afirma que as crianças com SD seguem o mesmo padrão das crianças de um modo geral. No entanto, pode-se observar que exploram menos o objeto. Demonstram uma atividade lúdica adequada a seu nível cognitivo, com exceção do brincar no faz de conta.

Nesse aspecto, a estimulação propiciada pelo meio em que vive facilita a criança ter uma atividade lúdica mais adequada e melhora em seu desenvolvimento global, considerando as particularidades e necessidades de cada criança.

Desenvolvimento emocional da criança sem SD

Segundo PAPALIA (2010), à medida que a criança cresce e desenvolve-se no aspecto cognitivo ela adquire conceitos mais complexos, o que permite ter maior compreensão e controle emocional. Dessa maneira, julgamentos sobre sua identidade tornam-se mais conscientes, reais e equilibrados à medida que forma sistemas representacionais, ou seja, autoconceitos amplos e inclusivos que integram os aspectos da identidade.

Por volta dos 7 ou 8 anos, torna-se consciente do sentimento de vergonha e orgulho, do mesmo modo que passa a diferenciar o sentimento de culpa e vergonha.

Nesse período, a criança já é capaz de entender algumas regras estabelecidas pelos pais. Aprendem também a diferenciar suas emoções e como expressá-las e adequar seu comportamento de acordo com a situação e o momento.

De acordo com a autora, a criança geralmente tende a se tornar mais empática e ter um comportamento pró-social nessa fase, o que demonstra um bom ajuste emocional. PAPALIA (2010) afirma que:

"pais que reconhecem os sentimentos de angústia dos filhos e os ajudam a resolver as causas do problema promovem empatia, desenvolvimento pró-social e habilidades sociais." (Byant, (1987); Eisenberg et al. 1996). Quando os pais respondem com desaprovação ou punição, emoções como raiva e medo podem tornar-se mais intensas e prejudicar o ajustamento social da criança. (Fabes, Leonard, Kupanoff & Martin, 2001) ou ela poderá tornar-se reservada ou ficar ansiosa em relação aos sentimentos negativos." (p. 360)

BEE e BOYD (2011) complementam que por volta dos 7 ou 8 anos a criança desenvolve a autoestima, e referem que:

"é moldada tanto pelo grau de discrepância entre os objetivos de uma criança e suas realizações quanto pelo grau de apoio emocional que ela recebe dos pais e do grupo igual". (p. 304)

Dessa maneira, a autoestima da criança desenvolve-se de acordo com as experiências que ela tem, sucessos e fracassos ocorridos, pelo valor que ela dá as atividades que realiza, e pelo retorno que tem de seu meio, como os pais e seus pares.

Em relação à saúde emocional dessa faixa etária, PAPALIA (2010) relata que aproximadamente 5% das crianças de 4 a 17 anos apresentam dificuldades emocionais ou comportamentais, sendo que 80% desta amostra mostram-se suficientemente graves para interferir em sua rotina e qualidade de vida.

BEE e BOYD (2011) compartilhando esta ideia expõem que o transtorno psicológico na infância e adolescência constitui um aspecto importante a ser observado. Para essas autoras, o transtorno psicológico caracteriza-se por "um padrão de comportamento incomum na cultura de uma criança e interfere em seu funcionamento psicológico, social e/ou educacional". (p. 422)

De acordo com as autoras, esses transtornos podem ser categorizados como: problemas de atenção (transtorno de déficit de atenção / hiperatividade); problemas externalizantes (também descrito como transtorno de comportamento disruptivo), quando o compo de tratamento é dirigido para o exterior, e problemas internalizantes, em que o comportamento desviante é dirigido para o interior, ou seja, para si próprio.

Em relação aos "problemas externalizantes", PAPALIA (2010) concorda ao referir-se aos transtornos de conduta (comportamento agressivo, desafiador ou antissocial). A autora complementa que os transtornos emocionais mais frequentes na infância e adolescência referem-se a ansiedade ou transtorno de humor (sentimento de tristeza, depressão, rejeição, nervosismo, medo ou solidão, estes são os chamados "problemas internalizantes" descritos por BEE e BOYD. Alguns desses transtornos podem se relacionar a uma determinada fase da vida, podendo ou não ser passageiro. Exporemos alguns aspectos pontuais a serem observados para uma intervenção precoce.

Transtorno de comportamento

Acessos de raiva e comportamento desafiador, encrenqueiro, hostil ou irritante costuma ocorrer em crianças de 4 e 5 anos, sendo superados na terceira infância. Caso este padrão de comportamento continue até os 8 anos, a criança pode ser diagnosticada com o Transtorno desafiante Opositor (TDO). Entende-se o comportamento em que ocorre desafio, desobediência e hostilidade em relação a figuras de autoridade adultas, pode durar no mínimo seis meses e vai além do limite do comportamento infantil esperado.

Algumas crianças com TDO podem também apresentar Transtorno de Conduta (TC), marcado por comportamentos agressivos e antissociais como cabular aulas, provocar incêndios, mentir, brigar, intimidar, roubar, uso de drogas e álcool. Determinadas crianças com TC podem apresentar Transtorno de Déficit de Atenção e Hiperatividade (TDAH).

Transtorno de ansiedade

Entre os transtornos de ansiedade, PAPALIA (2010) destaca a fobia escolar, que podemos definir como um medo excessivo da criança em ir à escola, sem motivos aparentes. A fobia escolar pode ser um tipo de transtorno de ansiedade de separação, caracterizada por um medo da criança em estar longe de casa ou de pessoas que a família se relaciona. Segundo a autora, a ansiedade de separação geralmente ocorre na infância, mas quando persistente em crianças mais velhas necessita de atenção especial. Crianças com esse tipo de ansiedade também podem desenvolver quadro de depressão.

A fobia escolar também pode estar relacionada à fobia social, ou ansiedade social: "medo excessivo e/ou repulsa a situações sociais. Crianças sociofóbicas são tremedamente tímidas e tendem a se prender aos pais". (p. 382)

De acordo com a autora, a fobia social tende a aumentar com a idade, já a ansiedade de separação pode diminuir com o tempo.

Outras crianças podem apresentar o transtorno de ansiedade generalizada. Este quadro não é específico de algum evento da vida, nele a criança se preocupa com a maioria das coisas por mais simples que seja. Tendem a ser envergonhadas, inseguras e preocupadas em atender as expectativas de outras pessoas.

PAPALIA (2010) menciona como um quadro menos comum na infância o Transtorno Obsessivo Compulsivo (TOC). Neste quadro a criança torna-se "obcecada por pensamentos, imagens ou impulsos intrusivos e repetitivos (geralmente envolvendo medos irracionais) ou podem apresentar comportamentos compulsivos, como lavar as mãos constantemente, ou ambos". (p. 382)

A autora refere que os quadros de ansiedade mencionados tendem a ser transmitidos na família, e são mais comuns em meninas. A autora afirma que tanto a ansiedade como a depressão, pode ter base neurológica ou surgir em vínculos inseguros de apegos, pais ou mães ansiosos ou deprimidos, ou vivenciar experiências em que sintam como se não conseguisse controlar o mundo ao seu redor.

Depressão infantil

De acordo com PAPALIA (2010) a depressão infantil caracteriza-se por um quadro que vai além da tristeza normal ou temporária. Dentre os sintomas desse quadro a autora descreve:

"incapacidade para se divertir ou concentrar, fadiga, atividade excessiva ou apatia, choro, perturbações do sono, alterações do peso, queixas sob a condição física, sentimentos de falta de valor, uma prolongada sensação de falta de amigos e desamparo ou pensamentos freqüentes sobre morte ou suicídio". (p. 383)

Segundo a autora, cinco desses sintomas persistentes por mais de duas semanas podem indicar depressão. Estudos mostram que a maioria das crianças com depressão vive em famílias cujos pais são depressivos, ansiosos, fazem uso de drogas ou apresentam comportamento antissocial.

PAPALIA (2010) mostra que crianças de 5 a 6 anos já descrevem sentimentos de depressão. Geralmente ela surge durante a transição para a segunda metade o ensino fundamental e pode se relacionar a pressões escolares. Costuma sobressair mais na adolescência.

Desenvolvimento emocional da criança com SD

MILLS (2007), pontua que a própria deficiência mental pode interferir na expressão do afeto, visto que pode estar vinculada ao grau em que a pessoa valoriza o acontecimento. Considere-se que a capacidade de interagir com outras pessoas está relacionada a capacidade cognitiva, linguística e emocional.

De acordo com CASARIN (2003), a hipotonia presente em pessoas com SD, interfere no desenvolvimento psicomotor, bem como na expressão afetiva de pessoas com essa condição genética. Desse modo há dificuldade em elaborar o evento com a rapidez necessária para expressar o que sentem. Devido a seu tempo de latência ser maior, demoram a processar a informação e responder a estímulos visuais e auditivos.

Corroborando essa ideia, RODRIGUES e ALCHIERI (2009), pontuam que a dificuldade da criança com SD em se comunicar com outras pessoas pode prejudicar suas relações com o meio, já que ela pode não conseguir se expressar e compreender com clareza.

Segundo CASARIN (2003) a limitação intelectual, alteração na atenção e memória e o esforço que realizam para aprendizagem, faz com que a criança tenha alterações de comportamento, sendo frequente na fase escolar queixas referentes à agitação, falta de limites e agressividade. Corroborando essa ideia, MILLS (2007), pontua que no caso de condições ambientais não apropriadas, é possível que surjam condutas inadequadas, como agressão, isolamento, apatia, ou outra forma de chamar a atenção.

WISHART (2001) refere que crianças com SD podem apresentar:

- Comportamentos de "fuga" ante a aprendizagem de novas habilidades, que podem relacionar-se a experiências anteriores negativas. Isto pode levar à baixa motivação diante de situações de aprendizagem.
- Dificuldade na iniciativa.
- Uma dependência do outro ou utilização inadequada das habilidades sociais em situações de solicitação cognitiva. BISSOTO (2005) exemplifica com comportamentos de demonstração exacerbada de afetividade, distração do grupo para outros eventos.

Em relação à autonomia da criança nessa faixa etária, CASARIN (2003) afirma que a atitude da mãe é fundamental para autonomia da criança. A autora, ao citar CUNNINGHAM (1995), afirma: "quando as mães optam pela independência para si mesma, favorecem esta atitude no filho". (p.280) Estudos mostram que mães dependentes e/ou inseguras, transmitem ansiedade e insegurança aos seus filhos. Fato que mesmo com estimulação adequada e o desenvolvimento de suas habilidades, pode fazer com que se tornem adultos muito dependentes e ansiosos.

Desenvolvimento social da criança sem SD

PAPALIA (2010) pontua que as interações sociais com adultos contribuem para a competência cognitiva, visto que, por intermédio de atividades compartilhadas as crianças são capazes de aprender novas habilidades, conhecimento e valores de sua cultura.

Deve-se considerar a importância da família para que possam adentrar no universo das regras sociais. Nesse sentido, também devemos nos reportar ao relacionamento com irmãos, em que se aprende a estar com o outro, resolver conflitos e o desenvolvimento do gênero.

Em relação ao estabelecimento e seguimento de regras, BEE e BOYD (2011) nos mostram que por volta dos 7 ou 8 anos, as crianças começam a entender as regras convencionais, regras que podem mudar de um grupo para o outro, e compreender o fato de segui-las ou não em diferentes situações. Existem também as regras morais, ou seja, aquelas que são consideradas universais para o ser humano. A autora explica que o descumprimento de uma regra moral, como, por exemplo, bater em outra pessoa é vista pela criança como mais séria de ser desconsiderada do que a regra convencional.

Nessa fase o grupo de amigos torna-se paulatinamente importante, influenciando na aquisição de habilidades, na socialização e na aquisição do senso de identidade. O grupo de amigos nos permite adequar as nossas necessidades ao outro, ceder e manter seus desejos. Isso propicia a sensação de segurança.

Nesse período é que se formam as amizades, em que há trocas, em que aprendem a comunicar-se e cooperar com o outro. Parte-se de uma posição mais egocêntrica em que a criança espera que o amigo faça o que ele faça, para o respeito às necessidades do outro.

Desenvolvimento social da criança com SD

Segundo CASARIN (2003), a criança com SD pode demorar mais tempo para interagir com o ambiente, e permanecer por mais tempo em brincadeiras solitárias. Em relação aos aspectos sociais, como representações de papéis, apresentam maior facilidade, já na utilização do jogo de faz de conta encontram maior dificuldade.

O déficit de atenção existente em crianças com SD, também pode comprometer seu envolvimento com outras pessoas e atividades. Em pessoas nessa condição, o déficit pode ser observado desde a infância até a idade adulta. Embora a estimulação e o ambiente possam amenizar esse déficit, há que se considerar os fatores neurológicos presentes, para que não se exija da criança mais do que ela é capaz de fazer.

Em relação ao aspecto escolar, CASARIN (2003) pontua que o tipo de escola que a criança com SD frequenta pode interferir no desenvolvimento e em sua integração social. Segundo a autora, estudos mostram que a partir do momento que as dificuldades e características da criança sejam atendidas e os pais tenham participação ativa na educação do filho, o desempenho da criança na escola tende a ser facilitado.

Dentro desse contexto, FREDERICKS (2011) pontua que no nível básico as prioridades curriculares consideram o desenvolvimento das habilidades de autoajuda, habilidades motoras e de conteúdo acadêmico. Segundo o autor, o ideal é que muitos dos comportamentos de autoajuda já tenham sido ensinados em casa, antes de a criança iniciar na escola, como o cuidado com a higiene pessoal, vestuário, alimentação etc. Caso esses comportamentos não tenham sido apropriados pela criança até o seu ingresso na escola é necessário que ela tenha uma atenção especial nesses aspectos. Também é necessário estimular o desenvolvimento da comunicação e da sociabilidade, considerando que todos são aspectos essenciais a vida de qualquer pessoa.

O autor menciona que a habilidade acadêmica é fundamental para o desenvolvimento da criança com SD. Em seus estudos, destaca a leitura como habilidade acadêmica mais importante e pontua que a maiorias das crianças nessa condição são capazes de desenvolver a leitura. Segundo FREDERICKS (2011), caso ocorra dificuldade no ensino formal da leitura, outras estratégias podem ser acrescentadas, como, por exemplo, a leitura de placas, ou outros meios necessários do cotidiano da criança que facilitem seu acesso à comunidade.

CASARIN, ao mencionar os estudos de WISHART (1988), pontua que a aprendizagem da criança com SD não se solidifica, ou seja, ela não utiliza o que aprendeu dificultando a fixação. O autor também afirma que o conteúdo a ser ensinado à criança deve ser num grau acima do desenvolvimento da criança, para que ela tenha capacidade de superar as dificuldades apresentadas. Geralmente em situações que não conseguem ou não querem realizar, essas crianças podem fazer uso de suas habilidades sociais para manipular a pessoa envolvida na tarefa, a fim de evitá-la.

É importante considerar que a interação que a criança desenvolve com o meio social possibilita o desenvolvimento cognitivo, sendo que a competência para resolver problemas cotidianos tanto no ambiente familiar quanto escolar pode ser estimulada através de um meio acolhedor e favorável.

Desenvolvimento de 12 a 18 anos

Desenvolvimento cognitivo do adolescente sem SD

Segundo BEE e BOYD (2011), PIAGET descreve um novo nível de pensamento que surge no início da adolescência, denominado de operações formais, pensamento que permite os adolescentes raciocinarem logicamente sobre conceitos abstratos. Esse novo tipo de pensamento permite que o adolescente pense logicamente em ideias que não estão ligadas ao concreto ou ao seu mundo real. Esse período é caracterizado pela capacidade do adolescente em aplicar operações básicas a ideias, possibilidades e objetos reais e pelo surgimento da solução sistemática de problemas e da lógica hipotético-dedutiva. Por lógica hipotético-dedutiva entende-se: "Raciocinar do geral para o particular, de uma regra para uma instância esperada ou de uma teoria para uma hipótese..." (BEE e BOYD, 2011, p. 182).

ELKIND (1984,1998, apud PAPALIA, 2010) refere que o adolescente pode manifestar imaturidade de pensamento através das seguintes características:

- Idealismo e criticismo: conseguem pensar no ideal e perceber a diferença com a realidade. Assim, pensam que têm melhores condições de dirigir o mundo e criticam os pais.
- Tendência a discussão: demonstram sua capacidade de raciocínio, construindo argumentos que levam a discussões intermináveis.
- Indecisão: percebem todas as alternativas e têm dificuldade em decidir, parecendo faltar estratégias para fazer a escolha adequada.
- Hipocrisia aparente: dificuldade em perceber a diferença entre defender um ideal e agir em função desse ideal.
- Autoconsciência: conseguem pensar sobre o próprio pensamento e dos outros. Entretanto, tendem a considerar que todos pensam como ele.
- Ser especial e invulnerabilidade: sente que não está sujeito às regras sociais. Assim, arriscam-se, pois sentem-se ímpares.

Há uma mudança importante na capacidade de processamento da informação e no aumento da quantidade de informação armazenada na memória de longo prazo. Dessa forma, temos mudanças na aprendizagem, no raciocínio e na tomada de decisões. Podemos entender que a imaturidade modifica-se para uma maturidade, possibilitando ao adulto a consistência de pensamento.

Apropriam-se da linguagem, como comenta PAPALIA (2010), utilizando-se das palavras de forma simbólica com múltiplos significados, podendo estabelecer metáforas, ironias e outras. É importante, a habilidade em entender o ponto de vista do outro, conhecer o outro e falar de acordo. Assim, utilizam expressões de acordo com o grupo em que está. Ao criar expressão como "irado", "fake" os adolescentes estabelecem um modo de vida particular, com seus valores e preferências.

Desenvolvimento cognitivo do adolescente com SD

BISSOTO (2005) ressalta que devido ao déficit na memória auditiva de curto prazo, há comprometimento do desempenho, não havendo relação com desatenção. A maior parte dos jovens apresenta dificuldade em participar de conversas e interações social, uma vez que algumas habilidades não estão desenvolvidas, como por exemplo, a linguagem.

É importante a convivência com seus pares, na medida em que tem boa capacidade de imitação, o que favorece a aprendizagem, vendo seus companheiros responderem aos problemas em diferentes situações. Assim, podemos pensar no que coloca VYGOTSKY acerca da zona de desenvolvimento proximal, remetendo às funções que estão em vias de amadurecerem, mas que ainda não amadureceram. Aqui se coloca a atuação assistida, ou seja, na presença de alguém mais experiente, possibilitando através da imitação o agir de forma superior às suas reais condições. (ZANELLA, 1994)

A capacidade de serem persistentes, repetitivamente num mesmo tipo de atividade, faz com que possam aprender a lidar com situações mais complexas envolvendo atividade motora.

Desenvolvimento emocional do adolescente sem SD

Segundo BEE e BOYD (2011), o adolescente de 12 ou 13 anos, está assimilando várias experiências, físicas, sociais e intelectuais. Neste processo o adolescente encontra-se num estado mais ou menos contínuo de desequilíbrio. É neste momento que o grupo de iguais se torna importante.

Nesse período, como diz PAPALIA (2010), pode haver um risco maior para conflito familiar, depressão e comportamento de risco do que em outras fases da vida. O conflito familiar pode estar relacionado à necessidade do adolescente demarcar sua independência, podendo situar-se nas questões rotineiras como horário de voltar para casa, trabalho de escola, e outros, e não situar-se em valores essenciais.

Em geral, temos um decréscimo dos conflitos ao final da adolescência, na medida em que há um ajuste nas relações de poder, uma renegociação entre os pais e os filhos. Nesse sentido, BEE e BOYD (2011) afirmam que dos 16 aos 18 anos, o jovem passa a fazer acomodações necessárias e adquirir uma nova identidade, bem como novas relações sociais, metas e papéis.

Em relação aos transtornos emocionais nessa faixa etária, BEE e BOYD (2011), citam a depressão como o problema mais frequente na adolescência. Estudos mostram que a depressão tende a ocorrer menos na infância do que na adolescência. As autoras definem como depressão clínica ou Transtorno Depressivo Maior (TDM), quando o humor depressivo persiste por no mínimo seis meses e acompanha sintomas, como transtornos do sono e alimentação e dificuldade de concentração. A depressão pode trazer consequências para o adolescente, como interferir em seu processo de aprendizagem, fazer uso de drogas ou até mesmo, em casos mais graves, chegar ao suicídio. Como causas para a depressão na adolescência, as autoras relacionam com algum tipo de disfunção na glândula pituitária, associada ao início da puberdade. Esta mesma disfunção pode tornar o adolescente mais sensível aos estressores ao seu redor do que em crianças pequenas.

Desenvolvimento emocional do adolescente com SD

CASARIN (2003), ao citar BUCKLEY e SACKS (1987), descrevem como principais problemas de comportamento de adolescentes e adultos com SD: "teimosia, ritualização, impulsividade, sexualidade, problemas para dormir e fobias". (p. 281)

Essa descrição quebra o estereótipo de que todas as pessoas com SD são dóceis, alegres e sociáveis. Uma vez que, independente de sua condição genética, elas mantêm seus traços familiares e sua individualidade, do mesmo modo, que sua personalidade diferencia-se de outras pessoas.

CASARIN (2003) explica que nessa fase o adolescente adquire maior independência e relações extrafamiliares, momento em que começa a definir sua identidade. Famílias de adolescentes com SD também passam por esse processo, com especificidades como veremos abaixo.

O tratamento dado pelos pais aos filhos com SD desde sua infância, em que a grande maioria alega que eles não sabem se defender sozinhos, pode dificultar a independência deles. Neste sentido a autora afirma:

> "A autodefesa é construída, e deve ser construída ao longo dos anos. Os pais devem começar muito cedo; a possibilidade de tornar-se independente começa assim que a criança começa a assumir, também, que independência e responsabilidade implicam alguns riscos, para os quais devem estar preparados." (p.281)

Pontua que a superproteção e segregação gera rejeição e insatisfação pelos pares. De acordo com essa mesma autora, foi observado que quando o adolescente se encontra num lugar onde a maioria das pessoas tem SD ou outra deficiência, sentem-se desconfortáveis, não sendo um grupo no qual gostariam de pertencer. Do mesmo modo, estando num grupo regular, de adolescentes sem deficiência podem se sentir frustrados devido ao seu atraso no desenvolvimento. Esses desconfortos podem ocasionar isolamento e a ação de falar sozinho. A autora explica que o isolamento ocorre quando há uma situação de desconforto e o falar sozinho refere-se é a maneira que encontram para suprir os contatos afetivos humanos.

Nesse aspecto o trabalho de estimulação de suas habilidades pode auxiliar o adolescente em sua integração social. Porém é importante que exista um sujeito que possa fazer uso delas, ou seja, tornem-se sujeitos de sua própria ação.

As maiores queixas em relação aos adolescentes referem-se a problemas de comportamento e sexualidade. Estas demandas, geralmente, são encaminhadas pelas escolas ou instituições que o adolescente frequenta aos pais e destes aos psicólogos. Torna-se importante considerar as regras sociais de convivência e a apropriação destas para que se possa haver adequação ao ambiente e ao contexto. Dessa forma, a possibilidade de pessoas com e sem SD se relacionarem no mesmo ambiente, favorece a inclusão, para todos poderem lidar com as diferenças, compondo regras sociais mais claras e precisas, como ocorre no Instituto de Reabilitação.

Desenvolvimento social do adolescente sem SD

Como nos coloca PAPALIA (2010), é na adolescência que os jovens buscam estabelecer sua identidade, a partir da escolha profissional, da escolha de valores para sua vida e o desenvolvimento da identidade sexual satisfatória.

Nesse período verificamos que os grupos de amigos tornam-se mais importantes do que a família. Há que se considerar que a família com relações mais afetivas e seguras com seus membros, permite ao adolescente experienciar a independência/autonomia e dar-lhe acolhimento nos momentos de tensão.

PAPALIA (2010) ressalta que em geral os adolescentes são bem ajustados, com bom relacionamento com seus pais, compartilhando opiniões semelhantes quanto a várias questões e com valores similares.

Compartilhando dessa ideia, BEE e BOYD (2011) relatam que os apegos com os pais ainda são fortes nessa fase, apesar do aumento de conflitos entre pais e filhos, da maior independência e a relação com grupos da mesma faixa etária. As amizades se tornam mais íntimas em seu grupo de iguais, em que os adolescentes compartilham mais seus sentimentos e segredos. Este grupo possibilita a passagem da dependência para a independência, além de se tornar fundamental para os relacionamentos sociais, principalmente nos primeiros anos do ensino médio. Grupos menores também são fundamentais, mudando gradualmente de grupos do mesmo sexo, para grupos mistos e pares de namorados. Estas mudanças acontecem de maneira gradual e costumam ocorrer de maneira mais rápida nas meninas.

Considerando as mudanças nos relacionamentos sociais, vale destacar aquela que, segundo as autoras, é a mais profunda, a mudança das relações de amizades para o namoro.

Além da importância social, esse tipo de relacionamento faz parte da preparação para assumir uma identidade sexual adulta. Segundo a autora, a sexualidade física é parte desse papel que está sendo formado, mas também é preciso considerar as intimidades com o sexo oposto para chegar a esse tipo de relacionamento, como o flertar, se comunicar e ler os sinais sociais da pessoa do sexo oposto, interagindo de forma mais apropriada e segura.

Desenvolvimento social do adolescente com SD

Verificamos que na atualidade, segundo CASARIN (2003), o desenvolvimento do adolescente com SD é adequado para atividades domésticas, no entanto a maioria não apresenta condições de independência e nem de assumir as responsabilidades da vida adulta.

Conforme CASTELÃO, SCHIAVO e JURBERG (2003, apud CASARIN, 2007), os pais tratam os filhos com SD num padrão infantil de comportamento, buscando assim protegê-los. Entretanto, com este comportamento no contexto escolar, os jovens com SD podem ter dificuldade em atender à solicitação de autonomia para a qual não foram preparados.

Os autores mencionam como a grande dificuldade nessa fase refere-se à comunicação, uma vez que apresentam dificuldades na linguagem, sua interação com outras pessoas fica prejudicada. Assim, a dificuldade da pessoa com SD de se expressar através da linguagem possibilita que pessoas que não fazem parte de seu convívio familiar e/ou social não a compreendam, o que pode ocasionar problemas de comportamento, como frustração e/ou isolamento. Outro fator importante nessa fase refere-se à baixa capacidade de interpretar e analisar acontecimentos externos, o que pode prejudicar seus relacionamentos interpessoais.

Em relação ao contexto escolar, FREDERICKS (2011) pontua que nesse período o adolescente com SD necessita ser incluído nas atividades extracurriculares, dando-lhe a oportunidade de estar com outros grupos de sua faixa etária. Dessa maneira, é necessário o ensino de habilidades sociais apropriadas para seu desenvolvimento, não esperando que ele aprenda apenas por imitação, necessitando assim de instrução adicional para que possa sentir-se à vontade dentro desse contexto social.

Continua o autor pontuando que a pessoa com SD no âmbito escolar necessita dominar muitas habilidades para apresentar um desempenho eficaz ao se relacionar com outras pessoas sem deficiência. Fato que exige atenção dos professores, pais e responsáveis para auxiliar nesse processo e no desenvolvimento do adolescente.

Na adolescência, outro aspecto que merece destaque refere-se à sexualidade da pessoa com SD. LEME e CRUZ (2008) em seus estudos com pais de pessoas com SD descrevem alguns pontos importantes a serem considerados:

"A ONU (Organização das Nações Unidas) proclamou, em 1975, a Declaração dos Direitos das Pessoas Deficientes, estabelecendo, entre outras, que a sexualidade independe de deficiência e envolve aspectos éticos que incluem conceitos humanos de dignidade e de direitos, ou seja, a pessoa com Síndrome de Down tem o direito de vivenciar sua sexualidade de modo gratificante, igualmente a outra sem deficiência". (p.36)

Por sexualidade, os autores definem como "um complexo formado por componentes biológicos, psicoafetivos e sociais". (p.31) Assim, sendo considerado de uma maneira mais abrangente, que envolve o flertar, o namoro, o sentimento, o prazer e o ato sexual.

De acordo com LEME e CRUZ (2008), a maioria dos pais entrevistados em seus estudos relacionou a sexualidade, principalmente aos aspectos genitais.

Corroborando esta ideia, CASTELÃO, SCHAIVO e JURBERG (2003, apud lipp, 1988) afirmam:

"a frequência da masturbação para o deficiente mental é vista como um reflexo da falta de atividades, sobretudo prazerosas, para ele realizar. Isto não significa, portanto que eles possuam necessidades sexuais exageradas, mas sim que são restritas outras fontes de prazer e alegria. Além disso, aqueles que são dependentes dificilmente chegarão a ter sexo, podendo a masturbação vir a ser a única forma de expressão sexual".

LEME e CRUZ (2008), relataram que pais de pessoas com SD consideram que sua sexualidade deve ser limitada. "A maioria dos pais permitiria o namoro com limites por eles impostos, consentiria em casamento sob supervisão, mas é contrária à procriação, mesmo com supervisão" (p. 36).

Os autores expõem a importância de fornecer educação sexual às pessoas com SD, situação que exige cautela por parte dos profissionais envolvidos, afim de não interferir nos valores familiares e religiosos. Neste sentido, é fundamental que a família seja trabalhada para discutir sobre o assunto e interagir com as escolas, contribuindo para um desenvolvimento mais satisfatório desses adolescentes.

Mills (2007) complementa que a educação sexual deve ser claramente explicada, a fim de auxiliar crianças e jovens a melhor conhecer seu corpo e ter formação pessoal que repercutirá em sua conduta social.

Outra área a ser destacada refere-se ao aspecto profissional, o trabalho. Neste sentido, FREDERICKS (2011), relata que a escolha do trabalho para a pessoa com SD acontece com mais dificuldade, visto que ela não consegue se imaginar em determinada profissão apenas por ouvir falar, fato que se relaciona ao seu menor nível de abstração.

Dessa maneira, para a escolha vocacional a pessoa necessita da oportunidade da vivência concreta nas áreas de maior interesse, a fim de refletir sobre sua escolha profissional, bem como habilidades sociais necessárias para o contexto vocacional.

Adultos

Desenvolvimento cognitivo do adulto sem SD

A vida adulta é uma das fases do desenvolvimento humano e, embora caracterizada por certa estabilização decorrente da evolução nas fases anteriores e maturidade alcançada configura-se, ainda, como um período evolutivo, podendo ocorrer novos aprendizados e transformações.

Papalia e OLDS, (2000) referem que é na infância que as mudanças são mais evidentes, mas que ocorrem durante toda a vida, porém, de forma gradual e, dessa maneira, o desenvolvimento se dá num processo global em que os aspectos biológicos, psicológicos e sociais ocorrem numa relação dinâmica indissociável e entrelaçada. Podemos observar essa dinâmica quando as pessoas precisam promover mudança de atitudes e comportamentos para se adequar às situações singulares conforme as exigências que se apresentam, seja na vida pessoal, profissional ou social abarcando os aspectos biopsicossociais.

Nesse período, como nos coloca PAPALIA (2010), surge o pensamento reflexivo, um tipo de pensamento lógico, em que há avaliação contínua das informações e crenças, considerando-se as evidências e implicações às vezes conflitantes. Assim, podemos relacionar vários dados de diversas áreas simultaneamente, por exemplo: o conceito de justiça tem relação com educação, relacionamento social, responsabilidade e outros, possibilitando mudar a visão de mundo a partir da mudança em um conceito.

A autora refere-se ainda ao pensamento pós-formal, caracterizado pela capacidade de lidar com a ambiguidade, incerteza, inconsistência, contradição, imperfeição e tolerância. Esta forma de pensamento opera no contexto social e emocional, em que as situações são menos estruturadas, como por exemplo em situações de conflito conjugal, em que há interpretações diferentes e sentimentos diferentes em cada um dos participantes.

Assim, podemos observar que os adultos aprendem a resolver os problemas cotidianos, bem como desafios relacionados ao trabalho que desenvolvem. Podem perceber as diferentes alternativas, utilizando-se da criatividade, e decidir-se por uma solução, sabendo que é relativo, portanto, depende das circunstâncias e pautado no pragmatismo.

Conhecer sobre o desenvolvimento humano pode possibilitar alcance do pleno potencial das pessoas sendo no início da vida adulta que se tomam importantes decisões relacionadas ao desenvolvimento posterior envolvendo saúde, habilidade cognitiva, relacionamentos, escolhas profissionais, podendo afetar sua felicidade e sucesso futuros (PAPALIA; Olds, 2000).

Desenvolvimento cognitivo do adulto com SD

CASARIN (2007) coloca, segundo WISNIEWSKY e BOBINSKI (1995), que a alteração genética da SD ocasiona mudança na estrutura e no funcionamento do sistema nervoso central. O peso do cérebro de uma pessoa adulta com SD pode situar-se entre 700 g e 1.100 g., comparativamente com um adulto típico que está entre 1.200% g e 1.500 g.

A autora ressalta ainda que os itens acadêmicos, por envolverem linguagem verbal, área em que as pessoas com SD apresentam comprometimento, dificultam o desenvolvimento cognitivo. Dessa forma, observamos prejuízo para o desenvolvimento do pensamento descrito no adulto típico, buscando apoiar-se em dados mais concretos e seguros. Configura-se, assim, uma dificuldade de aprendizagem que pode variar de um grau leve a grave, entretanto, a depender das oportunidades oferecidas, podem continuar a aprender e se desenvolver na vida adulta, ao contrário do que se acreditava no passado: que pessoas com SD atingiam um limite de aprendizado na adolescência.

A maioria dos estudos sobre o desenvolvimento mental de pessoas com SD usou como medida, testes de QI, entretanto, pode-se avaliar o desenvolvimento por área de habilidade, obtendo informações mais apuradas sobre a funcionalidade das habilidades na vida prática e orientar quanto ao uso na vida diária, como por exemplo preparar uma refeição, usar transporte público ou comportar-se socialmente.

A condição cognitiva da pessoa com deficiência intelectual não possibilita que, sozinha, consiga ter acesso a recursos e sistemas sociais que podem ser oferecidos por instituições e profissionais da área; por isso precisam de suportes que auxiliem a planejar, implantar e acompanhar o processo, considerando o momento específico de vida da pessoa.

SILVA e DESSEN (2002) referem, ainda, que é conhecida a relação entre a doença de Alzheimer e a SD, ocorrendo mais precocemente nesta população comparada com a população em geral. Temos que considerar também, como ressalta BISSOTO (2005), que o decréscimo nas funções cognitivas pode estar relacionado a fatores variados como na população em geral, como por exemplo déficit na acuidade visual, depressão e outros.

Desenvolvimento emocional do adulto sem SD

Com a saída do jovem, da casa dos pais, ocorre a separação física e emocional e, com ela, a redução do apego básico aos pais, cujo afastamento mostra-se importante para o seu desenvolvimento (BEE, 1997) à medida que fortalece outras relações, especialmente a amizade, como fonte de intimidade. (BERGER, 2003)

Na fase adulta se estabelece uma rede de relações incluindo a família, os amigos e o parceiro, solidificando-se as relações entre os membros da família como fontes de apoio (BRITO; KOLLER, 1999), apesar do declínio da importância dessas relações, quando comparada com etapas anteriores (BEE, 1997). Nesse sentido, o apoio emocional percebido pelo indivíduo proporciona segurança, não tendo relação com a quantidade de contato, mas sim com o sentimento de ter com quem contar.

A presença da família desempenha importante papel no desenvolvimento humano bem como o rompimento desse laço, cedendo espaço para novos relacionamentos sociais os quais adquirem elevada importância para a saúde e bem-estar na vida adulta. Nessa fase do desenvolvimento a amizade constitui-se como uma das formas mais comuns de iniciar um relacionamento afetivo, que é o foco central do desenvolvimento dos jovens adultos.

É nesse período que os relacionamentos íntimos são consolidados, possibilitando o compartilhar, a intimidade, a aceitação do outro e o respeito mútuo, para tanto é necessário empatia, capacidade de comunicar emoções, capacidade de resolver conflitos, capacidade de manter compromissos. Dessa forma é possível formar parcerias e casar.

A independência emocional é a marca desse período, em que ocorre o distanciamento dos pais. Isso possibilita construir uma relação afetiva, com a escolha de um parceiro, possibilitando construir uma nova família. Podemos pensar, como indica

PAPALIA (2010) que a forma como as pessoas lidam com o relacionamento familiar, revela como lidam com os relacionamentos com amigos, colegas e parceiros.

A teoria psicossocial de ERIKSON (1998) considera o senso de intimidade e solidariedade como a descoberta de si próprio e encontrar-se na relação com o outro, sendo alcançados na vida adulta, através de laços pessoais significativos e necessários para uma união conjugal estável e para relações sociais e de trabalho satisfatórias. (BIAGGIO, 2002)

Para a maioria dos adultos, o trabalho é uma importante fonte de satisfação e estima, uma vez que o prazer de uma profissão bem-sucedida ajuda a atender a necessidade de ser produtivo, sendo que este também é um meio de autoexpressão, uma fonte de *status* e um contexto de orientação (BERGER, 2003).

A teoria de ERIKSON (1998) considera a fase adulta muito prazerosa e enriquecedora com a vinda e criação de filhos e ressalta que, quando não se tem êxito nesse período, podem ocorrer sentimentos relacionados a fracasso e desajustamento social. Considera ainda que a falta dessas lembranças na velhice pode resultar em compensação através de total dedicação a arte, literatura ou estudos, embora essa dedicação também possa ser vivenciada, por alguns, de forma prazerosa (ERIKSON, 1998; PAPALIA; OLDS, 2000; BERGER, 2003).

A ocorrência de conflitos e dificuldades presentes nessa fase pode influir na saúde mental, em que a suscetibilidade tende a ser maior, como refere BEE (1997) ao colocar que a saúde mental nos jovens adultos é pior, estando mais propensos à depressão, ansiedade e solidão, havendo melhora com o decorrer da idade.

Desenvolvimento emocional do adulto com SD

Estereótipos instituem um padrão como sendo próprio de pessoas com SD, prejudicando sua imagem enquanto indivíduo em sua singularidade, desconsiderando suas diferenças de personalidade, de gostos e comportamentos. Por exemplo, nem todas as pessoas com SD são tranquilas, carinhosas ou alegres; algumas são extrovertidas e gostam de vida social intensa; outras são tímidas e preferem atividades mais reservadas, com vida social mais restrita.

Identidade e autoestima são construídas socialmente a partir do modo como somos tratados e de como respondemos à esse tratamento. A formação da imagem de si próprio é influenciada pelo que falam a nosso respeito, já que o desenvolvimento é um processo dinâmico, interativo e social, podendo ter efeitos positivos ou desastrosos sobre a compreensão de seu lugar no mundo.

A construção da identidade da pessoa com SD fica comprometida à medida que são igualadas por características consideradas próprias da síndrome e que determinam incapacidades, ao invés de se buscar descobrir suas potencialidades individuais e semelhanças com familiares. A marca da incapacidade fomenta atitudes de superproteção impedindo realizações e desenvolvimento possíveis, conduzindo à dependência e impedindo de fazer escolhas a partir de seus próprios desejos e opiniões. A mensagem é de que não se espera que desenvolva determinadas atitudes próprias de adultos, bastando um "bom comportamento" e que seja "obediente" fazendo o que lhe mandam. A baixa expectativa e falta de confiança em sua potencialidade se prestam como referência negativa à superação dessa ideia, comprometendo a identidade e elaboração de projetos futuros. Dessa forma limitam-se as oportunidades de experiências que poderiam contribuir para enriquecimento de suas relações pessoais e sociais, culminando num desenvolvimento incompleto.

O desejo de aprender e de se desenvolver está relacionado à autoestima, autoconfiança e expectativas dos outros, servindo de estímulo para o desenvolvimento para uma vida adulta.

Educar é transmitir normas, é deixar crescer, confiar, exigir e valorizar as realizações. À medida que a pessoa se sente acreditada em sua possibilidade de crescer e alcançar uma condição de adulto, acaba respondendo a essa expectativa.

Compartilhar um relacionamento adulto completo, incluindo sexualidade, afeto, cumplicidade é importante em todos os relacionamentos bem-sucedidos.

Ajudar a pessoa com SD a se descobrir, a se conhecer e se aceitar com suas dificuldades e capacidades contribui para sua identidade e autoestima promovendo bem-estar emocional.

GENTILE e HUBNER (2005, apud CASARIN, 2007) referem maior incidência de transtornos psiquiátricos, como depressão em pessoas com deficiência cognitiva que vivenciaram perdas significativas. Esses transtornos podem estar sendo subdiagnosticados devido à limitação e dificuldade de expressão verbal dessas pessoas. Pode ocorrer a dificuldade de compreender o conceito morte, mas experienciam o luto, sendo que às vezes não lhes possibilitam sua expressão ou mesmo a participação nos rituais de passagem.

Segundo CUNNINGHAM (2008), muitos adolescentes e adultos apresentam, ante as dificuldades vivenciadas nos relacionamentos, um declínio no contato social, assim o isolamento torna-se um importante problema nessa fase.

GAVIA (2012) expõe que pessoas com SD necessitam de apoio para integrar-se socialmente, para se aceitarem, se sentirem mais seguras e confiantes em suas realizações. Por isso, a autora enfatiza a importância de que desde cedo a família trabalhe com o filho suas capacidades e autonomia.

Desenvolvimento social do adulto sem SD

Segundo a teoria psicossocial de Erik Erikson, o desenvolvimento do ser humano ocorre dentro de um contexto social e abrange desde o nascimento até a velhice, buscando o equilíbrio entre os fatores maturacionais e ambientais (ERIKSON, 1998; BIAGGIO, 2002; KREBS; RAMALHO; MACHADO,1995).

O ser humano é moldado de acordo com a sociedade em que vive e seu desenvolvimento geralmente é impulsionado de acordo com os paradigmas e estruturações sociais da época vivida. O aumento da expectativa de vida tem promovido mudanças em relação às atitudes e comportamentos frente à vida, levando a uma extensão do tempo de participação social seja no aspecto econômico, cultural, profissional, de aprendizagem, dentre outros, configurando e motivando um processo de desenvolvimento contínuo.

SANTOS e ANTUNES (2007) referem que a vida adulta constitui-se na fase mais ativa e longa dentro da sociedade, vivenciando-se características particulares às situações de vida próprias de cada um e que a maioria tem atividade produtiva, trabalhando e do trabalho sobrevivendo, independentemente da realidade social, econômica e cultural.

O domínio psicossocial abrange o desenvolvimento das emoções, do temperamento e das habilidades sociais, incluindo as influências da família, dos amigos, da comunidade, da cultura e da sociedade em geral (BERGER, 2003).

Esse período também pode ser caracterizado por uma tarefa central que é a aquisição e aprendizado de três principais papéis na vida que são: parceiro/cônjuge, pais e profissional (BEE, 1997). O processo começa com a saída da casa dos pais, passando pela descoberta do parceiro, que será importante para sentir-se seguro emocionalmente. Quando a parceria é compromissada, pode acontecer o casamento, sendo importante haver estratégias positivas de comunicação.

Entre as relações sociais há que se considerar os amigos, além da família e o parceiro. As amizades podem proporcionar segurança e apoio.

Os papéis profissionais tornam-se preponderantes, pois é um período de ascensão profissional e consolidação da carreira a partir de fatores como: formação acadêmica, inteligência, *background*, valores e recursos familiares, personalidade, classe social, dentre outros. A opção profissional feita a partir de autoconhecimento, com base em características de personalidade, costumam proporcionar sentimentos de realização profissional. Entre os 30 e 40 anos os jovens adultos tornam-se mais independentes, mais confiantes, mais afirmativos, mais voltados para as conquistas, mais individualistas e menos governados por regras sociais, o que parece vir das mudanças partilhadas na personalidade (BEE, 1997).

GUEDES (2010) se refere ao trabalho como uma atividade que propicia relações sociais e de interesses tendo, na produção, o elemento mediador e que possibilita, ao indivíduo, interagir com o meio expressando seus objetivos, negociando alternativas segundo seus interesses, produzindo e reagindo às situações de ameaças. Refere também que o trabalho apresenta-se como possível mola propulsora do indivíduo na sociedade e que junto com a formação profissional constituem-se parte da identidade do ser humano, através da qual ele é apresentado e direcionado na sociedade.

ERIKSON ainda acredita que nessa fase do desenvolvimento o indivíduo dedica-se à tarefa de total participação na comunidade e começa a apreciar a vida com responsabilidades e liberdade adultas, além de mostrar facilidade e habilidade para compartilhar confiança mútua e regular ciclos de trabalho, procriação e recreação (GALLAHUE; OZMUN, 2005).

Desenvolvimento social do adulto com SD

FIAMENGHI Jr e MESSA (2007) reportam-se a HANSON (2003) para falar sobre a percepção dos pais quanto aos filhos adultos com SD, incluindo aspectos positivos referentes à facilidade na educação, longe de pensar em drogas, gravidez e também aspectos negativos, como rede social restrita, complicações médicas. Ressaltam que os conflitos familiares ocorrem em função da capacidade da família adaptar-se ou não à situação de ter uma pessoa deficiente.

As mães de filhos deficientes adultos continuam sentindo a responsabilidade pelo cuidado e pela vida dos filhos, ou seja, percebem como um cuidado sem fim, um papel vitalício de cuidadoras (MILTIADES e PRUCHNO, 2001).

No século passado a representação social da pessoa com deficiência intelectual era ancorada na imagem da "Eterna Criança" perpetuando o sujeito numa condição infantil e sem acesso às ações da vida adulta, como por exemplo a sexualidade e o mundo do trabalho (VIZELLI e MELLO, s/d, apud FUNDAÇÃO SÍNDROME DE DOWN)

Mudanças na conceituação da deficiência vêm ocorrendo a partir da CIF (2003) e da Convenção Internacional de Direitos da Pessoa com Deficiência (2006), ambas referindo-se à necessidade de participação do entorno social para minimizar as barreiras e possibilitar maiores chances de igualdade, de participação social e qualidade de vida para as pessoas com deficiência.

A Classificação Internacional de Funcionalidade, Incapacidade e Saúde (CIF) prioriza a funcionalidade como um componente da saúde e considera o ambiente como facilitador ou como barreira para o desempenho de ações e tarefas.

Indivíduos com SD têm os mesmos direitos e necessidades que outras pessoas. Seu desenvolvimento é influenciado pelos recursos que lhes são oferecidos como cuidado, educação, oportunidades de vivenciar experiências e pelas atitudes das pessoas com quem convive no meio social, refletindo em seus comportamentos e nas atividades que exerce.

Possuem as mesmas necessidades sociais, emocionais e de realização que outras pessoas. Quando adultos, desejam ter privacidade, independência, amigos, parceiros e desempenhar um papel útil em suas comunidades. Quando idosos precisam do mesmo cuidado e suporte que os outros idosos.

Cada indivíduo deve ser avaliado em sua singularidade a fim de se definir a medida do suporte que precisa para alcançar uma vida adulta satisfatória podendo variar de um suporte mínimo (amigos, vizinhos e família) até um suporte de profissionais, em tempo integral.

A pessoa com deficiência intelectual convive com preconceito, estereótipos em função de sua limitação cognitiva e/ou dificuldades de comunicação, interferindo em sua identidade. Atualmente busca-se superar essas interferências valorizando a pessoa, em vez da deficiência e ampliando sua participação em contextos sociais como família, escola, lazer, trabalho e outros.

CASARIN (2003) refere que atualmente a perspectiva é de que adultos com SD apresentem independência limitada no aspecto social e ocupacional. No entanto, a autora pontua que mesmo com limitações o adulto com SD deve ter mais independência do que geralmente lhe é permitido.

Adolescentes e adultos jovens costumam ter considerável progresso e mostrarem-se cidadãos responsáveis. Com uma expectativa de vida de 45 a 55 anos ou mais, é importante que sejam preparados para uma vida adulta útil e funcional na comunidade. Com o suporte na medida de suas necessidades podem, por exemplo, fazer compras, trabalhar, ir à escola, clube etc.

A identidade adulta está intimamente ligada ao mundo profissional. Entrar no mundo do trabalho representa entrar no mundo dos adultos. O trabalho, como atividade humana, se presta a atender necessidades pessoais, econômicas e relacionais, conduzindo a percepção de características profissionais nos adultos, de suas responsabilidades e direitos, fazendo parte da sociedade.

Com base em GUEDES (2010) a falta de trabalho e de dinheiro coloca as pessoas numa condição a margem social e econômica com grandes restrições grandes restrições quanto à participação social e planos futuros e submetidos a uma condição de dependência e benevolência de terceiros, gerando atitudes discriminatórias. No caso da pessoa com SD esta situação reforça a condição já existente e incrementa a ideia da falta de autonomia, dependência e incapacidade comprometendo a participação social, qualidade de vida, autoestima, cidadania e dignidade. Para isso é necessário preparar não só a pessoa com deficiência, mas, também, a sociedade para a inclusão e para a ressignificação dos conceitos de incapacidade atrelados à deficiência.

As atitudes de proteção por parte da maioria das pessoas, não lhes favorece construir uma identidade própria. Descobrir e reforçar as potencialidades numa relação pautada em confiança, exigências e responsabilidade visando um projeto de vida, requer muita dedicação e energia por parte da família, porém, favorece seu crescimento para tornar-se adulto e gozar de bem-estar emocional.

Os apoios são imprescindíveis para se alcançar esse nível de desenvolvimento. As pessoas com SD são muito vulneráveis e necessitam de suporte para se integrar socialmente; necessitam de confiança em sua capacidade de realizações para adquirir maior segurança.

O Emprego Apoiado pode ser uma boa forma de inserção profissional de pessoas com deficiência intelectual à medida que proporciona esses apoios para se integrar socialmente e profissionalmente.

Conforme GARCIA e VIEIRA (s/d), resumidamente pode-se dizer que o Emprego Apoiado consiste em preparar uma pessoa com deficiência para um posto de trabalho mediante a assistência pessoal de um técnico de Emprego Apoiado ou preparador laboral que procuram identificar os apoios necessários de acessibilidade universal, sejam arquitetônicos, ajudas técnicas ou produtos de tecnologia assistiva e outros apoios no posto de trabalho visando tornar mais fácil a realização do trabalho da pessoa com deficiência. A retirada do técnico de Emprego Apoiado é progressiva, até conseguir a autonomia da pessoa com deficiência no trabalho. Neste ponto, é necessário acompanhamento periódico, que ajuda a manter o posto de trabalho e a produtividade.

Os autores referem que a metodologia do Emprego Apoiado analisa o potencial e o perfil da pessoa com deficiência desempregada e os compara com as vagas e necessidades de trabalho de uma empresa, facultando encontrar ou criar uma vaga que beneficie os dois lados. Não se caracteriza pelo assistencialismo, ou seja, o empregador deve estar satisfeito com a qualidade e produtividade do trabalho oferecido pelo empregado, assim como este último deve estar satisfeito com a função exercida e com as condições do emprego, as quais deverão ocorrer em igualdade às de seus companheiros de trabalho.

PASTORE (2001) refere que depoimentos de pessoas com deficiência mostram considerar de elevada importância a percepção social das pessoas que os rodeiam, pois são elas que originam imagens, frequentemente distorcidas, não relacionadas às reais limitações, mas sim a falsas concepções, as quais passam a integrar a realidade social na qual as pessoas com deficiência desempenham seus papéis. A família desempenha importante papel para a desconstrução das imagens de incapacidade associadas à deficiência, predominantes no seu entorno e originadas no preconceito social, contribuindo para a reconstrução de sua identidade e autoestima, bem como para uma mudança na percepção social do potencial produtivo dessas pessoas a partir da credibilidade dentro da própria família.

CASARIN (2007) refere que a ocupação, independentemente de configurar-se como profissão e possibilitar renda, é importante, enquanto atividade produtiva, favorece a autoestima e a convivência com rede social ampliada. Dessa forma, a avaliação profissional possibilita a sondagem das habilidades dessa pessoa para o encaminhamento a atividade ocupacional ou profissional adequado com seu interesse, motivação e aptidão.

As pessoas com SD que se casam e saem de casa, ainda é um número pequeno, segundo CASARIN (2007). Casamento e reprodução causam preocupação para as famílias, visto a possibilidade de supervisão dos pais em relação ao casal e os netos, duplicando as tarefas da família.

Tendo em vista as considerações tecidas sobre a orientação familiar e sobre o desenvolvimento, veremos a seguir sobre o atendimento prestado a essas crianças, adolescentes e adultos com SD, tendo em vista o contexto em que vivem.

ATENDIMENTO PSICOLÓGICO INDIVIDUAL

O psicólogo ante este panorama, utiliza-se da técnica de Psicoterapia Breve, que tem como objetivo trabalhar com um foco, no caso a reabilitação e todas as implicações desta, na vida do paciente e sua família.

A Psicoterapia Breve pode ser indicada para indivíduos que estejam vivenciando uma situação de crise e ao considerar o limite de tempo disponível para atendimento dentro de uma instituição de saúde.

Durante o atendimento é importante que o psicólogo considere o momento de elaboração do luto em que a família se encontra, bem como o impacto que a deficiência teve em sua vida. Considere-se que em se tratando do filho com SD, o luto parece, como aponta LIPP, MARTINI e OLIVEIRA-MENEGOTTO (2010), ser revivido em cada fase de desenvolvimento, pois constantemente deparam-se com obstáculos e decepções.

Ainda, vale ressaltar a relevância de que o terapeuta apresente algumas características que contribuam para uma adequada aliança terapêutica, mantendo uma relação empática e flexível para lidar com uma ampla gama de pacientes. Também é necessário que ele mantenha um papel mais diretivo e docente a fim de se evitar a regressão, uma vez que se trabalha com as partes mais sadias e maduras da personalidade do paciente com o intuito de favorecer sua autonomia.

Atendimento psicológico infantil

O psicólogo no ambulatório de síndrome de Down tem como principal objetivo promover o desenvolvimento do paciente infantil nos aspectos afetivo-emocionais, cognitivos e sociais, principalmente em sua capacidade de lidar com suas limitações e trabalhar suas capacidades.

Também atua promovendo a reflexão e o conhecimento necessários aos pais e responsáveis para lidarem com a situação de deficiência da criança, dando a ela o devido acolhimento, estímulo e tratamento, para o seu desenvolvimento, bem-estar e inclusão social.

A psicoterapia infantil atua no tratamento por meios psicológicos, inclusive com utilização de técnicas específicas em que se utiliza brinquedos, desenhos e histórias, de problemas de natureza emocional e comportamental, com o objetivo de buscar soluções, promovendo o autoconhecimento, o desenvolvimento e a melhora na interação dos pais-criança e na qualidade de vida.

CASARIN (2003) relata que o desenvolvimento psicológico se processa a partir de uma diferenciação "eu" do "não-eu". Apesar do indivíduo viver em grupo, ele tem uma existência individual. Dessa forma o aspecto individual e o relacional estão ligados. Para o desenvolvimento individual, o ambiente é de extrema importância, e o conhecimento dos relacionamentos dentro do sistema possibilita um melhor entendimento do comportamento humano e de seu ciclo evolutivo.

De acordo com essa autora, o desenvolvimento psicológico é observado geralmente pelas reações motoras, afetivas, pelo olhar e vocalização. Devido às reações mais lentas das pessoas com síndrome de Down, sua interação com o ambiente pode ser prejudicada.

LIPP, MARTINI e OLIVERIA-MENEGOTTO (2010) referem que as mães de bebês iniciam muitas vezes com pouca expectativa de desenvolvimento, surpreendendo-se com a capacidade apresentada. Nesse sentido, faz-se importante o atendimento profissional especializado, para que possam perceber as potencialidades.

Quando as crianças crescem as mães demonstram preocupação pela aprendizagem e pela escolarização. Aqui faz-se notar a importância de apostar na potencialidade para que a criança com SD possa enfrentar os obstáculos.

No atendimento psicológico de pessoas com SD é necessário estar atento a quantidade de material lúdico utilizado, visto que devido ao déficit cognitivo o excesso de estímulo dificulta a elaboração do que está sendo trabalhado. Em relação aos problemas de comportamento, o ideal é que ocorra a ação conjunta entre psicólogo, família e escola e/ou instituição.

É importante que o trabalho do psicólogo se estenda a toda família, considerando o nível de dependência que os filhos apresentam com os pais e os demais membros da família.

Atendimento psicológico a adolescentes

LIPP, MARTINI e OLIVERIA-MENEGOTTO (2010) mencionam que as mães referem preocupação com a passagem para a vida adulta, em aspectos como trabalho, namoro e constituição familiar. Refletem uma contradição, na medida em que falam de autonomia, e também têm receio, e falam de uma "autonomia vigiada".

Para o adolescente e o adulto com SD, a psicoterapia visa auxiliar para que ele saia do isolamento e oferecer um espaço para que ele possa se expressar enquanto sujeito. Em relação a sexualidade, o trabalho deve ser em conjunto com a família, considerando suas crenças e valores ao se fazer uma orientação. Neste quesito LIPP, MARTINI e OLIVEIRA (2010) referem que é um tabu para os pais, como se o adolescente com SD não pudesse se tornar adolescente.

Visamos lidar com a independência e autonomia possíveis, capacitando-os tanto funcional, quanto emocional e social e preparando-os para atividade laboral.

Atendimento em grupo para adolescentes

Dentro do ambulatório de SD, ocorre o atendimento em grupo para adolescentes e seus pais ou responsáveis, que tem como principal objetivo trabalhar a autonomia dos pacientes, considerando suas limitações e proporcionando uma melhor socialização.

Para contextualizar este grupo, vejamos o conceito de autonomia. Refere-se a possibilidade da pessoa tomar decisões que afetam a sua vida pessoal, ou seja, suas relações, seu bem-estar, sua integridade físico-psíquica. Assim, estamos falando de escolhas individuais, em que temos que considerar as limitações da pessoa quer sejam psíquicas, cognitivas e comportamentais, para que possam agir.

Para que a decisão seja real, é necessário que a pessoa conheça a situação, as alternativas de escolha e as consequências. Dessa forma, dependendo da limitação que a pessoa tem, a visão apresentada pela família, amigos, ou profissionais da saúde podem direcionar as escolhas.

O grupo de autonomia faz-se presente para que possamos trabalhar a capacidade das pessoas com síndrome de Down de forma a favorecer o desenvolvimento destas para serem atores principais em suas escolhas, dentro de suas possibilidades. Assim possibilitar resgatar a condição de sujeito social, atribuindo sentido à vida, lembrando que este trabalho só é possível a partir do entendimento e participação dos pais/responsáveis neste processo.

O processo de reabilitação possibilita a independência possível, visando a autonomia de decisão e inclusão social / laboral.

O público alvo desse grupo abrange adolescentes com idade de 12 a 18, que apresentem condições cognitivas e comportamentais para participar do atendimento de grupo e alcançar maior autonomia. O grupo acontece após o término do programa de reabilitação funcional. Neste atendimento também ocorre o atendimento em grupo aos pais ou responsáveis pelos adolescentes.

Temos como objetivos principais trabalhar com o adolescente e com a família para que possam caminhar de forma conjunta e proporcionar a reflexão sobre a autonomia e independência dentro da possibilidade de cada um.

Atendimento psicológico a adultos

O atendimento psicológico do adulto com SD visa contribuir para que o paciente tenha bom aproveitamento do processo de reabilitação beneficiando-se dos recursos disponibilizados para atingir seu máximo potencial biopsicossocial.

O processo de reabilitação pode ser entendido como o conjunto de ações e procedimentos efetuados por equipe multidisciplinar – com o objetivo de recuperar funções ou compensar déficits e promover maior independência visando reinserção/inclusão social e exercício da cidadania - junto a pacientes que, em decorrência de uma deficiência, encontram-se em situação de desvantagem para realização de atividades próprias da vida diária.

A participação e envolvimento da família ou do seu entorno, no processo de reabilitação é de fundamental importância, uma vez que poderão facilitar ou dificultar o processo e, consequentemente, refletir nas respostas do paciente. O atendimento psicológico propicia à família e comunidade apoio e orientações para a convivência com o paciente esclarecendo sobre os diversos aspectos da deficiência e as implicações das atitudes para com ele, de forma a possibilitar o maior bem-estar possível e inclusão social fornecendo suporte na medida da necessidade.

Entendemos que a família necessita de atenção tanto quanto o próprio paciente em reabilitação, já que sofre com os mesmos sentimentos, inseguranças e angústias frente a uma situação desconhecida e ameaçadora ao equilíbrio pessoal, familiar e social.

O processo de reabilitação inclui, também, a reabilitação profissional por meio de orientação e aconselhamento, cursos profissionalizantes e oficinas de geração de renda. Oferece ainda oficinas terapêuticas/ocupacionais e atividades físicas, promovendo o desenvolvimento através de atividades culturais, esportivas e profissionalizantes visando à inclusão social/profissional. Pode-se fazer encaminhamentos para o mercado de trabalho, através de parcerias e quando se mostra pertinente,

O planejamento do atendimento psicológico é direcionado para as necessidades individuais identificadas e a conduta a ser adotada bem como os objetivos a serem alcançados são definidos a partir de avaliação/reavaliação conduzidos pelo psicólogo. Para esta finalidade se considera as condições do paciente nos diversos aspectos: clínico, físico, funcional, psicológico, social, o contexto no qual está inserido, objetivos, potencial e evolução, articulados à realidade do momento. Isto pode envolver necessidade de se trabalhar o impacto dos déficits na sua vida e de seus familiares, tomar consciência do potencial e limites, realizar treino de funções neuropsicológicas, estimular o desenvolvimento social e emocional, estabelecer planos futuros, propiciar inserção/inclusão nos diversos ambientes que pode frequentar: família, escola, comunidade e mercado de trabalho.

O planejamento do atendimento à família e/ou pessoas que o cercam é direcionado para promover esclarecimentos e orientações de acordo com a necessidade identificada, visando promover melhor compreensão do quadro geral do paciente, adesão ao programa de reabilitação, adequação de condutas, construção de estratégias para lidar com as diferentes situações, minimizando o sofrimento e melhorando a qualidade de vida, tanto do paciente quanto da família. Na medida da necessidade são planejadas ações, tais como palestras, exposição de trabalhos, e outros, junto à comunidade, buscando promover a inserção social através da conscientização social.

Pensamos no processo de reabilitação enquanto meio de reconstrução do sujeito com deficiência e na relação com o outro, aonde a mediação social vai configurando seus pensamentos, desenhando sua imagem e reconstituindo seus atos, expandindo-se para relações sociais mais amplas.

CONCLUSÃO

Existem muitas e diferentes teorias sobre o desenvolvimento humano, entretanto, fizemos um recorte focando em determinados aspectos que auxiliam no objetivo deste trabalho e lembramos que, conforme Papalia e OLDS (2000), nenhuma abordagem teórica explica plenamente todas as facetas do desenvolvimento humano.

Verificamos que as pessoas com SD tem suas peculiaridades, que não podem ser reduzidas a características " dessas pessoas", pois temos uma diversidade em que devemos considerar as individualidades. Desta forma, torna-se importante a avaliação psicológica para que tracemos um programa de atendimento individual para cada sujeito.

Observamos também a importância de considerar o atendimento o mais precoce possível, que favoreça o desenvolvimento global, permitindo às pessoas com síndrome de Down terem consciência de sua limitação e apresentem autoimagem positiva. A família tem papel fundamental no desenvolvimento da autoestima e no estímulo a expressão e tomada de decisões, valorizando suas iniciativas promovendo a máxima autonomia possível. Nesse sentido se faz necessário a orientação familiar, considerando tanto a capacidade de enfrentamento, quanto as informações que possibilitam aos membros da família compreenderem o que ocorre e como podem agir.

Ao considerar o ciclo vital individual, temos que atuar não só na infância como em todas as fases da vida, até a vida adulta. Assim, estaremos trabalhando para a conquista da independência e da autonomia, dentro da possibilidade de cada um, bem como preparando a família para que favoreça este processo. Na fase adulta teríamos a estruturação de uma rede social que envolva também a questão ocupacional. É importante promover uma boa qualidade de vida incluindo a vida pessoal (o bem-estar físico e emocional), a inclusão social no lar, na comunidade, no emprego etc., respeitando os valores culturais e espirituais de cada pessoa/família.

As atitudes e os comportamentos que demonstram apoio, estímulo e confiança na capacidade e potencialidades contribuem para construir uma autoimagem e autoestima positiva influenciando, de maneira decisiva, o processo cognitivo e intelectual, os sentimentos e emoções, as atitudes e motivações, as relações interpessoais, o estilo de vida e as opções profissionais de todos os seres humanos (SCHIAVO, 1999).

Estaremos, então, lidando com as questões psíquicas (cognitivas, emocionais, comportamentais) e sociais, em todas as fases da vida, como compete à psicologia.

BIBLIOGRAFIA

ABERASTURY, A. **Psicanálise da Criança: Teoria e Técnica**. Porto Alegre: Artes Médicas, 1992.

ACHTNICH, M. O BBT – **Teste de Fotos de Profissões: método projetivo para a clarificação da inclinação profissional.** Trad. José Ferreira Filho. São Paulo: CETEPP, 1991, 228 p.

ALVES, M.L.S.; OLIVEIRA, I.J.S. Síndrome de Down: determinantes e desafios. In: PESSÔA C.V.B. B.; COSTA, C.E. e BENVENUTI, M.F. **Associação Brasileira de Psicologia e Medicina Comportamental – ABPMC**, São Paulo: 2011. p. 40–41. Disponível em: http://abpmc.org.br/site/wp-content/uploads/2012/05/cfocov1.pdf#page=31 Acesso em 30/05/2012.

ALVES, V.L.R. et al. A abordagem psicológica frente aos portadores de hemiplegia. In: SOBRINHO, J.B.R. **Hemiplegia: reabilitação**. São Paulo: Atheneu, 1992.

AMBROZIO, C.R. **Participação de mães na avaliação do desenvolvimento do bebê com Síndrome de Down, realizada pelo psicólogo, na estimulação precoce.** Dissertação (Mestrado) Setor de Educação, Universidade Federal do Paraná, 154 f., 2009.

ANASTASI, A. **Testes Psicológicos**. São Paulo: EPU, 1977.

BANDEIRA, D.R.; ALVES, I.C.B.; GIACOMEL, A.E.; LORENZATTO, L. Matrizes Progressivas Coloridas de Raven – Escala Especial: Normas para Porto Alegre, RS. **Psicologia em Estudo**, Maringá, 9 (3), p.479-486, 2004.

BEE, H. **O ciclo vital.** Porto Alegre: Artmed, 1997.

BEE, H.; BOYD, D. **A criança em desenvolvimento**. 12. ed. Porto Alegre: Artmed, 2011. p. 54-82.

BISSOTO, M.L. Desenvolvimento cognitivo e o processo de aprendizagem do portador de síndrome de Down: revendo concepções e perspectivas educacionais. **Ciência e Cognição**, 4, p. 80-88, 2005.

BRUNET O.; LEZINE, I. **Desenvolvimento Psicológico da Primeira Infância**. Tradução de Ana Guardiola Brizolara. Porto Alegre: Artes Médicas,1981.

CANNING, C.D.; PUESCHEL, S.M. Expectativas de desenvolvimento: visão panorâmica. In: PUESCHEL, S.M. (Org). **Síndrome de Down**: guia para pais e educadores. 14. ed. Campinas: Papirus. 2011. p. 105-114.

CASARIN, S. Aspectos psicológicos na síndrome de down. In: SCWARTZMAN, J.S. **Síndrome de Down**. São Paulo: Memmon. 1999.

CASARIN, S. Aspectos psicológicos na síndrome de down. In: SCWARTZMAN, J.S. **Síndrome de Down**. São Paulo: Memmon. 2003. p. 263-285

CASARIN, S. Síndrome de Down: caminhos da vida. Tese (Doutorado) São Paulo Faculdade de Psicologia, Pontifícia Universidade Católica de São Paulo, 2007, 290 p.

CASTELAO, T.B.; SCHIAVO, M.R.; JURBERG, P. **Sexualidade da pessoa com síndrome de Down.** Rev. Saúde Pública, São Paulo, v. 37, n. 1, Feb. 2003. Disponível em: <http://www.scielo.br/scielo.php?script=sci_arttext&pid=S0034-89102003000100007&lng=en&nrm=iso>. Acesso: 16/10/2011.

CENTRO COLABORADOR DA ORGANIZAÇÃO MUNDIAL DA SAÚDE PARA A FAMÍLIA DE CLASSIFICAÇÕES INTERNACIONAIS (org.) **CIF: Classificação Internacional de Funcionalidade, Incapacidade e Saúde**. São Paulo, Editora Universidade de São Paulo, 2003.

CONSELHO FEDERAL DE PSICOLOGIA. **Avaliação psicológica: diretrizes na regulamentação da profissão** / Conselho Federal de Psicologia. - Brasília: CFP, 2010.

CONSELHO REGIONAL DE PSICOLOGIA DE SÃO PAULO (org.) **Manual de Orientações: Legislação e Recomendações para o Exercício Profissional do Psicólogo.** São Paulo: CRP SP, 2008.

CORDAZZO, S.T.D.; VIEIRA, M. L. A brincadeira e suas implicações nos processos de aprendizagem e de desenvolvimento. **Estudos e Pesquisas em Psicologia, Uerj**, RJ, v. 7, n. 1, p. 92-104, abr. 2007. Disponível em: http://www.revispsi.uerj.br/v7n1/artigos/pdf/v7n1a09.pdf Acesso: 14/06/2012.

CUNHA, J. A. et al. **Psicodiagnostico** V. 5. ed. Porto Alegre: Artmed. 2000.

CUNNINGHAM, C. Inteligência, desenvolvimento e conquistas. In: CUNNINGHAM, C. **Síndrome de Down: uma introdução para pais e cuidadores.** 3. ed. Porto Alegre: Artmed, 2008, p.215 – 255.

228 Parte III ■ O atendimento de pacientes com limitações e deficiências transitórias

DALLA DÉA, V.H.S.; BALDIN, A.D.; DALLA DÉA, V.P.B. Informações gerais sobre a síndrome de Down. In: DELLA DÉA, V.H.S.; DUARTE, E. (Org.) **Síndrome de Down**: informações, caminhos e histórias de amor. São Paulo: Phorte, 2009. p. 23-42

DEL PRETTE, Z.A.P. & DEL PRETTE, A. (2009). **Avaliação de habilidades sociais: bases conceituais, instrumentos e procedimentos.** In: DEL PRETTE, A & Del Prette, Z.A.P. (Orgs.), *Psicologia das habilidades sociais: Diversidade teórica e suas implicações* (pp. 187-229). Petrópolis: Vozes.

FREDERICKS, H.D.B. A educação da criança e do adolescente. In: PUESCHEL, S.M. (Org). **Síndrome de Down**: guia para pais e educadores. 14. Ed., Campinas: Papirus. 2011. p. 183-205.

GARCIA, J.C.D.; VIEIRA, A.Z. ITS Brasil – Instituto de Tecnologia Social do Brasil.1º Seminário internacional - Emprego Apoiado no Brasil - Desafios e perspectivas. **O que é Emprego Apoiado?** http://www.itsbrasil.org.br/1o-seminario-ea/o-que-e-emprego-apoiado - Acesso em 16.09.12

GAVIA, B. **Identidade e bem-estar emocional.** Tradução: Luciana Mello

Disponível em: http://www.fsdown.org.br/site/documento_295_0__identidade-e-bem-estar-emocional.html Acesso em 05/09/2012.

GUEDES, M.H.D. Dissertação (Mestrado**) O Sentido do Trabalho para Pessoas com Deficiência Física por Lesão Medular.** Pontifícia Universidade Católica de São Paulo. 2010. São Paulo, SP, 173 p.

HENN, C.G.; PICCININI, C.A.; GARCIAS, G.L. A família no contexto da síndrome de Down. **Psicol estud**. Maringá, v. 13, n. 3, p. 485-493, jul./set. 2008.

LEME, C.V.D.; CRUZ, E.M.T.N. **Sexualidade e síndrome de Down: uma visão dos pais.** Arq. Ciênc. Saúde 2008 jan-mar;15(1):29-37. Disponível em: http://www.cienciasdasaude.famerp.br/racs_ol/vol-15-1/IIIIDDDD%20268%20PDF.pdf Acesso: 14/06/2012

LIPP, L.K.; MARTINI, F.O.; OLIVEIRA-MENEGOTTO, L.M.O. Desenvolvimento, escolarização e síndrome de Down: expectativas maternas. **Paidéia**, 20 (47), p. 371-379, 2010.

MILLS, N.D. A Educação da criança com síndrome de Down. In: SCWARTZMAN, J.S. **Síndrome de Down**. São Paulo: Memmon. 2003. p. 232-262.

NASCIMENTO, R.; PIASSÃO, C. Avaliação e estimulação do desenvolvimento neuropsicomotor em lactentes institucionalizados. **Rev. Neurocienc**. 18(4), p. 469-478, 2010.

NUNES, M.D.R.; DUPAS, G. Independência da criança com síndrome de Down: a experiência da família. **Rev. Latino-Am. Enfermagem**, 19 (4); 9 telas, 2011. disponível em http://www.scielo.br/pdf/rlae/v19n4/pt_18.pdf Acesso em 16/09/2012.

PAPALIA, D.E. **Desenvolvimento humano**. 10. ed. Porto Alegre: AMGH, 2010.

PRADO, A.F.A. Família e deficiência. In CERVENY, C.M.O. **Família e...** São Paulo, Casa do Psicólogo, p. 85-98, 2004.

PRIMI, R.; ALMEIDA, L. S. **BPR-5: Bateria de provas de raciocínio: manual técnico** – São Paulo: Casa do Psicólogo, 2000.

RODRIGUES, E.C. e ALCHIERI, J.C. Avaliação das características de afetividade em crianças e jovens com síndrome de Down. **Psico-USF** *(Impr.)* [online]. 2009, vol.14, n.1, pp. 107-116. Disponível em: http://www.scielo.br/scielo.php?pid=S1413-2712009000100011&script=sci_arttext. Acesso: 15/06/2012

ROWE, J.; LAVENDER, A.; TURK, V. Cognitive executive function in Down's syndrome. **British Journal of Clinical Psychology**, 45, p.5-17, 2006.

SANTOS, B.S.; ANTUNES, D.D. **Vida adulta, processos motivacionais e diversidade.** Educação - Porto Alegre/RS, ano XXX, n. 1 (61), p. 149-164, jan./abr. 2007

SCWARTZMAN, J.S. Alterações Clínicas In: SCWARTZMAN, J.S. **Síndrome de down**. São Paulo: Memmon. 2003. p. 82-127.

SCWARTZMAN, J.S. O Sistema Nervoso na Síndrome de Down. In: SCWARTZMAN, J.S. **Síndrome de down**. São Paulo: Memmon. 2003. p. 44-80.

SILVA, L.F.; FLABIANO, F.C.; BÜHLER, K.E.B.; LIMONGI, S.C.O. Emergência dos esquemas simbólicos em crianças com síndrome de Down, prematuros muito baixo peso e crianças com desenvolvimento típico. **Rev. CEFAC**, 12 (3), p. 97-109, 2010. Disponível em http://www.scielo.br/pdf/rcefac/2010nahead/97-09.pdf Acesso em 17/02/2011.

SILVA, M.F.M.C.; KLEINHANS, A.C.S. Processos cognitivos e plasticidade cerebral na síndrome de Down. **Rev. Bras. Ed. Esp., Marília,** 12 (1), p.123-138, 2006.

SILVA, M.P.V.; SALOMÃO, N.M.R. Interações verbais e não-verbais entre mães-crianças portadoras de Síndrome de Down e entre mães-crianças com desenvolvimento normal. **Estudos de Psicologia**, 7 (2), p.311-323, 2002.

SILVA, N.L.P.; DESSEN, M.A. Síndrome de Down: etiologia, caracterização e impacto na família. **Interação em Psicologia**, 6(2), 167-176, 2002.

VIZELLI, A.C.; MELLO, L. Por um novo olhar sobre a pessoa humana e a prevalência sobre a deficiência intelectual. s/d. In Fundação Síndrome de Down. Disponível em www.fsdown.org.br/site/documento_384_0_por-um-novo-olhar-sobre-a   -pessoa-humana-e-a-prevalencia-sobre-a-deficiencia-intelectual.html Acesso em 14/09/2012.

VOIVODIC, N.L.P.; DESSEN, M.A. Síndrome de Down: etiologia, caracterização e impacto na família. **Interação em Psicologia**, 6(2), p. 167-176, 2002.

WISHART, J. Motivation and learning styles in Young children with Down syndrome. **Down Syndr. Res. Pract.**, 7(2), 47-51, 2001.

ZANELLA, A.V. Zona de desenvolvimento proximal: análise teórica de um conceito em algumas situações variadas. **Temas em Psicologia**, 2, p. 97-110, 1994.

ZANUZZO, M.G.S; ALVES, V.L.R. e MOTA, L.A.T.C. Abordagem Psicoafetiva do doente cardiopata. In: YASBEK JÚNIOR, P.; BATTISTELA, L.R. **Condicionamento físico do atleta ao transplantado: aspectos multidisciplinares na prevenção e reabilitação cardíaca.** São Paulo: Associação Paulista de Medicina, 1994, p.137 – 145.

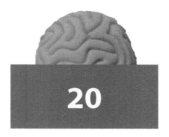

20

Como orientar e dar suporte para os cuidadores e familiares

Harumi Nemoto Kaihami

Ao termos como foco o cuidado integral no atendimento à pessoa com deficiência física, levanta-se a proposição da atuação conjunta de todos os envolvidos: profissionais de saúde, pacientes e suas famílias/cuidadores com todos os fatores pertinentes nessa questão: sociais, econômicos, meio em que vivem e outros.

Nesse contexto, o olhar da reabilitação propicia novas perspectivas incluindo as pessoas envolvidas sob uma perspectiva mais social, em que a inclusão das pessoas com deficiência seja como sujeitos capazes de escolhas dentro de suas condições. É importante considerar a família nesse horizonte.

Para nos situarmos nessa temática temos que entender o que é família. Assim, como nos coloca MACEDO (1994), família envolve a ideia de uma entidade composta de certos membros: pai, mãe e filhos, com determinadas responsabilidades. Os indivíduos que compõem a família estão ligados por laços de afeição e lealdade (nascimento, adoção, casamento e morte). Temos de considerar que há uma visão idealizada de lugar seguro para crescer e desenvolver.

Continua a autora, o propósito da família seria suprir as necessidades primárias de seus membros, ou seja:

- Sobrevivência: segurança, alimentação e um lar.

- Desenvolvimento: afetivo, cognitivo e social.
- Sentimento de ser aceito, cuidado e amado.

Isto possibilita o desenvolvimento do sujeito.

Temos de pensar na diversidade das famílias que existem e que estas evoluem junto com seus membros no decorrer do ciclo de vida. A mudança de cada membro implica mudanças no sistema total. A família, então, precisa conseguir um grau de funcionamento saudável, nos limites de sua possibilidade.

No processo de reabilitação, a intervenção deve centrar-se tanto no indivíduo quanto na família. A orientação familiar tem por objetivo intervenção no sentido de promover a saúde e prevenir possíveis distúrbios. As famílias são incentivadas a tornarem-se independentes e competentes, uma vez que são responsáveis pela solução de problemas diários dos seus membros. Trabalhamos para favorecer a competência das famílias para mobilizar-se e serem capazes de melhorar sua qualidade de vida e, consequentemente, da pessoa com deficiência.

Além disso as famílias podem ser capazes de estabelecer sua própria rede de apoio. Nós as incentivamos a se tornarem independentes e competentes, uma vez que são responsáveis pela solução de problemas diários dos seus membros.

Vejamos abaixo sobre a relação do ciclo de vida familiar e ciclo de vida individual.

CICLO DE VIDA FAMILIAR E CICLO DE VIDA INDIVIDUAL

O ciclo de vida individual inicia-se no momento de sua concepção, seguindo para seu nascimento e posteriormente para a infância, adolescência, vida adulta, envelhecimento e morte. Este ciclo está em constante relação com o ciclo de vida familiar. Vamos nos ater principalmente ao ciclo de vida familiar.

O ciclo de vida familiar evolui constantemente, estando em relação com o meio, ocorrendo mudanças frequentes. Podem ocorrer diferentes fases que incluem alterações nas tarefas, nos papéis, nas regras de relações entre seus membros, como por exemplo casamentos. E, podem ocorrer crises inesperadas, ou seja, acontecimentos que impactam os ciclos individuais e familiar, como por exemplo a situação de um membro da família sofrer acidente e consequentemente ter deficiência física.

As crises podem intensificar o estresse na família e promover mudanças demonstrando as condições de agilidade dos membros da família para se adaptar à nova situação, possibilitando comportamentos efetivos. Entretanto, podemos ter famílias em que os membros têm dificuldade, mobilizados pelos sentimentos suscitados pelo impacto com receio do futuro.

1. Ciclo de vida familiar com filhos pequenos

Este é um período no qual o casal constrói o patrimônio, e com a adição de uma criança ocorrem mudanças na família nuclear; o casal passa a ser pais também, e a ter um filho. Temos de considerar ainda que há alterações na família ampliada com novos papéis: avós, tios. O cuidado básico é relacionado a saúde mental e física, sendo que assuntos evitados são morte e doença.

Ao nascer uma criança com deficiência física os projetos futuros precisam ser modificados rapidamente; há a crise pela perda do filho perfeito. Nesse impacto inicial pode ocorrer dificuldade em lidar com a realidade. Vários sentimentos podem emergir, tais como culpa, frustração, raiva, desânimo e outros. Como o filho é que marca a passagem da mulher e do homem para a condição de mãe e pai, estes podem encontrar dificuldade para desenvolver esses papéis, visto que necessitam de tempo para olhar o filho e não a sua deficiência.

Tanto os pais como a família estendida precisam aprender a lidar com a dor, poder colaborar no processo de reabilitação sem desempenharem o papel de terapeutas.

Rever as expectativas, sendo que as incertezas e o medo quanto ao futuro do filho podem estar presentes, e sem impedir o desenvolvimento.

A criança com deficiência precisa ter a possibilidade de se constituir como filho e ser incluída na vida da família, bem como da creche, da escola e da comunidade em geral. Assim, tanto pais quanto a criança com o tempo podem adquirir habilidades e estratégias de enfrentamento tanto para as tarefas cotidianas, quanto para os relacionamentos sociais, contribuindo para ativar os laços interpessoais.

Temos de considerar que na presença de alterações cognitivas significativas pode ocorrer sobrecarga familiar devido a dificuldades na inclusão social, educacional, bem como presença de atritos nas relações familiares.

2. Ciclo de vida familiar com filhos adolescentes

Nessa fase da vida familiar quando ocorrem eventos nos quais o adolescente adquire uma deficiência, temos de pensar que já é normalmente uma fase de mudanças. O adolescente busca autonomia e independência, e volta-se para os sistemas externos em detrimento do familiar. Os pais podem estar em conflito ante a flexibilização das fronteiras familiares, ao questionamento de normas e padrões, acrescidos as preocupações com a deficiência.

Há que ter um tempo para que possa ocorrer o diálogo de forma a promover mudanças no relacionamento pais e filhos, em que a ordem possa ser compartilhar ideias, e os pais sintam ser possível manter o controle, e oferecerem apoio emocional. O cuidar refere-se, principalmente na participação dos pais nas atividades dos filhos.

Nesse momento, o casal também necessita renegociar o casamento abrindo novas perspectivas no relacionamento. Também começam os cuidados com a geração mais velha, que pode ter problemas de saúde. Nesse sentido também inicia-se a percepção da perda de familiares.

A ocorrência da deficiência nessa fase no adolescente modifica o movimento centrífugo para centrípeto, ocasionando impacto nos sonhos e desejos. Para os pais também ocorre dificuldade face a ter que voltar a lidar com a dependência e trabalhar pela independência, agora com o receio de perder o filho.

3. Ciclo de vida familiar madura

Nessa etapa há uma mudança no relacionamento dos pais e filhos em que estão todos adultos, bem como a expansão dos relacionamentos familiares, agregando parentes por afinidade e netos. Há, portanto, que rever a função do casamento e os objetivos do casal. Nesse momento podem surgir conflitos conjugais, a possibilidade de divórcios e a morte de um cônjuge. O cuidar centra-se na manutenção dos laços afetivos e no compartilhar.

Quando o filho adulto tem agravo na saúde com consequente deficiência física, muitas vezes esses pais retomam a condição de cuidar desse filho "dependente", pois geralmente o novo núcleo familiar está na etapa de conquistas e também de ter um filho pequeno. Fica a oscilação devido ao pensar estar com menos tarefa e ao mesmo tempo estar com um filho necessitando de cuidados.

4. Ciclo de vida familiar envelhecimento

O casal nessa fase compartilha a perda do trabalho e mudança de rotina. Há o estabelecimento de novas formas de viver a dois, com novas metas. Percebe-se a questão da finitude, havendo a necessidade de lidar com doenças e com a morte. Assim, pensar também na viuvez.

A relação com os familiares precisa ser de confiança e respeito, favorecendo a comunicação. Assim, a família pode cuidar de seus membros em termos de prevenir e tratar o que for necessário, envolvendo não só saúde, como também questões econômicas, sociais.

Quando o filho adquire deficiência física, há dificuldade para este pois sente-se um peso em seu próprio núcleo familiar, bem como os pais também sentem dificuldade em dar o acolhimento necessário nesse momento.

Quando um dos pais tem deficiência física, os filhos necessitam dar o apoio necessário, visto que normalmente o(a) esposo(a) tem dificuldade em dispensar todos os cuidados necessários.

Podemos verificar, então que em uma família o que afeta um membro, afeta a todos. A saúde da família constrói-se no investimento de todos, tendo em vista projetos de vida e a busca pelo bem-estar. Entre os acontecimentos inesperados e significativos da família situa-se a doença, e esta situação pode adquirir sentido na medida em que as pessoas envolvidas podem expressar os sentimentos e comportamentos. (LISBOA, 2015).

ORIENTAÇÃO FAMILIAR

Torna-se evidente a necessidade da orientação familiar visando tratar de alguns temas abaixo elencados:

1. Impacto da deficiência e a dificuldade em lidar com a nova pessoa.
2. Capacidade dos membros da família em lidar com adversidades e promover mudanças.
3. Verificar as estratégias de enfrentamento
4. Expectativas da família e de cada membro da família.
5. Planos futuros da família e de cada membro da família.
6. Relação entre os membros da família

A partir de então, podemos observar aspectos que serão vistos a seguir:

- Ambiguidade quanto aos sentimentos suscitados pelo cuidar: pode ser bom, cria laços afetivos, mas também cansativo e sofrido ver o outro com dificuldade. A par disso temos ainda que o cuidado fica sob a responsabilidade de uma pessoa, sobrecarregando-a.
- Processo de luto dos cuidadores/familiares: ocorrem mudanças de papéis, de rotina, necessitando de adaptações nas relações familiares e sociais. Temos de considerar o luto da pessoa que sofreu uma lesão e também dos familiares que tiveram de mudar de vida passando a ser cuidador ou mesmo provedor da família e assim por diante.
- Compreender a deficiência e a independência: a busca pela melhora pode durar muito tempo, acalentando a expectativa de recuperação total. Assim, podemos lidar com a questão da funcionalidade da pessoa dentro de suas possibilidades, principalmente ao pensarmos nos pacientes com prejuízos neuropsicológicos e/ou comportamentais.
- Processo de reabilitação: lidar com a motivação a partir de pequenas conquistas favorecendo a persistência dos pacientes e cuidadores, compreender que a reabilitação é um processo lento, exigindo uma ressignificação do processo de viver.

Como cuidador podemos nos questionar:

- como posso ser mais eficaz
- como posso mudar minha prática
- o que ganho
- o que o paciente ganha

A partir dessas considerações podemos entender que a autoestima se constrói através das conquistas efetuadas quanto a independência do paciente, bem como da independência em relação ao cuidador, possibilitando que este último reveja seus planos de vida. Para que haja harmonia na família é importante haver comunicação de forma a ter equilíbrio entre autonomia e apoio. O diálogo envolvendo troca de afetos e emoções é fundamental.

BIBLIOGRAFIA

BOSCATELI, P.C.C., HIGA, E.F.R., PASSOS, A.H.R. A integralidade do cuidado na reabilitação física **Atas 6º. Congresso Ibero-Americano – Investigación Cualitativa em Salud**, 2017, vol.2, 130-7.

GUEDES, A.C.; PEREIRA, M.G. Sobrecarga, enfrentamento, sintomas físicos e morbidade psicológica em cuidadores de familiares dependentes funcionais. **Rev. Latino-Am. Enfermagem**, 21(4):(6 telas), 2013.

LISBOA, A.V.; FÉRES-CARNEIRO, T. Acontecimentos significativos na história geracional e sua relação com somatizações na família. **Psicologia: Teoria e Pesquisa**, 31 (1), pp. 65-72, 2015.

MACEDO, R.M. A família do ponto de vista psicológico: lugar seguro para crescer? **Cad.Pesq.**, São Paulo, n.91, pp. 62-68, nov. 1994.

NOBRE, M.I.R.S. et al. Grupo terapêutico: preparo familiar para inclusão. **Journal of Research in Special Educational Needs**, 16(1), pp.568-572, 2016.

POLIDORI, M.M. et al. O impacto da avaliação (diagnóstica) nos familiares de crianças com deficiência. **Competência**, Porto Alegre, RS, 4(2), pp. 11-29, 2011.

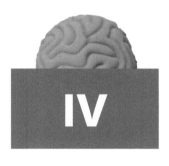

ATIVIDADES INCLUSIVAS

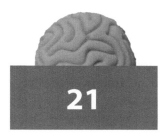

21

Aspectos profissionalizantes na reabilitação de pessoas com deficiência

Maria Helena Delanesi Guedes

Aspectos relacionados ao trabalho podem ser tratados por meio da Orientação para o Trabalho e Aconselhamento Profissional em complemento à reabilitação física e compondo o Programa de Reabilitação, uma vez que se busca desenvolver o paciente em todas as suas potencialidades, na medida de seu interesse e condições biopsicossociais. Dessa forma, esse trabalho compõe a reabilitação integral do indivíduo, sendo desenvolvido quando há demanda.

É necessário esclarecer que as inúmeras questões relacionadas à deficiência ainda estão em evolução e vêm passando por várias mudanças; dessa forma muitas citações, especialmente as legislativas, utilizam alguns termos antigos e, por vezes, já em desuso, como por exemplo "portador de deficiência", porém foram aqui mantidos com o objetivo de preservar a fidelidade ao texto original.

Assim, para abordar o tema, vamos iniciar contextualizando alguns aspectos sobre reabilitação e deficiência, visto que esse conhecimento é imprescindível para conduzir o trabalho relacionado a questões profissionais, junto a pessoas com deficiência.

REABILITAÇÃO

O termo reabilitação pode apresentar diversas definições e tem larga abrangência conforme o foco, podendo ser no âmbito da saúde, educação, formação, emprego, segurança, social, lazer entre outros.

Embora a maioria das definições remeta ao significado da palavra (semântica) relacionado à ação de re-habilitar, habilitar de novo, restaurar a habilitação, levando a ideia de retomar uma condição anterior, na área de Medicina Física de Reabilitação o significado de reabilitar está relacionado ao máximo desenvolvimento possível considerando suas condições gerais.

> [...] Reabilitação é o processo de ajudar uma pessoa a atingir seu melhor potencial físico, psicológico, social, vocacional e educacional, compatível com seu déficit fisiológico ou anatômico, limitações ambientais, desejos e planos de vida. Pacientes, seus familiares e a equipe de reabilitação trabalham juntos para determinar objetivos realistas, desenvolver e realizar planos para obter melhor função, apesar da sequela, mesmo se o déficit for causado por um processo patológico irreversível. (DELISA, 2001, p. 3)

O Relatório Mundial sobre a Deficiência remete a um significado ampliado "desde intervenções para melhorar funções e estruturas corporais até medidas mais abrangentes destinadas a promover a inclusão, envolvendo atividades e participação, fatores ambientais e pessoais". (SEDPcD, 2012, p. 99)

A reabilitação consiste em promover o desenvolvimento do paciente em seu potencial físico, psicológico, social, vocacional e educacional, com o objetivo de atingir o maior nível de independência física e funcional, considerando as características e grau de deficiência, limitações e condições ambientais.

O processo de reabilitação se desenvolve de acordo com as necessidades individuais. Trata-se de um processo de reabilitação integral, considerando que a pessoa é um ser biopsicossocial e deve ser tratada em suas necessidades clínico-funcionais, educacionais, profissionais–laborais e sociais, visando maior independência, melhor qualidade de vida e inclusão social.

Assim, questões educacionais, profissionais e sociais poderão compor o trabalho de reabilitação na medida que se mostrar necessário, considerando sua integralidade. Nesse caso o paciente pode se beneficiar de um processo de Avaliação, Orientação para o Trabalho e Aconselhamento Profissional.

Conduzido dessa maneira, o processo de reabilitação envolve tanto a pessoa com deficiência e sua família quanto a sociedade, tendo como objetivo promover, não apenas sua inserção social, como também contribuir para o amplo processo de inclusão.

PROGRAMA DE REABILITAÇÃO

Após a avaliação e delineamento do prognóstico e potencial de desenvolvimento de cada paciente é elaborado um programa de reabilitação, com indicação das áreas atuantes envolvendo aspectos físicos, psíquicos, sociais, familiares, educacionais, profissionais, ocupacionais e lazer, conforme necessidade identificada. O paciente é, então, encaminhado aos serviços prescritos para avaliação, definição dos objetivos e do plano de tratamento nas áreas.

A equipe multiprofissional que atende o paciente atua de forma interdisciplinar, reunindo-se regularmente para acompanhar o desenvolvimento do programa de reabilitação integral e adequar a conduta, quando necessário.

Busca-se potencializar o indivíduo fisicamente e psiquicamente para (re)assumir seu lugar na sociedade, desempenhando seus papéis sociais seja na família, na escola, no trabalho, e em todos os segmentos que desejar atuar.

Visando à integralidade e respeitando a individualidade, o programa disponibiliza a Orientação para o Trabalho e Aconselhamento Profissional, aos pacientes que apresentam essa demanda.

CONCEITOS DE DEFICIÊNCIA

As questões relacionadas à deficiência têm passado por várias revisões baseadas na evolução dos conceitos e considerações, configurando-se em um assunto complexo, dinâmico, multidimensional e bastante questionado pelos segmentos envolvidos, gerando muitos documentos e procedimentos em busca de melhor adequação (SEDPcD, 2012). Para mostrar essa evolução citarei aqui alguns documentos legais, porém a orientação para o trabalho requer que o profissional tenha bom conhecimento acerca da legislação para pessoas com deficiência.

Inicialmente, no modelo clínico/médico, a incapacidade era vista pertencendo unicamente à própria pessoa com deficiência e, assim, era ela que precisava reparar ou compensar seus déficits diante do padrão e condições de "normalidade" previamente definidos e existentes no meio.

O Decreto 3.298/99 define deficiência conforme o modelo médico:

Toda perda ou anormalidade de uma estrutura ou função psicológica, fisiológica ou anatômica que gere incapacidade para desempenho de atividade, dentro do padrão considerado normal para o ser humano. (BRASIL, 1999, Art. 3º)

Os movimentos de luta das pessoas com deficiência e suas organizações, juntamente com pesquisas na área de ciências sociais e da saúde, possibilitaram uma evolução do conceito sobre a incapacidade surgindo o modelo biopsicossocial, que considera o impacto das barreiras ambientais na participação social das pessoas com deficiência, contribuindo para a sua incapacidade numa interação da pessoa com o ambiente.

A mudança na percepção da deficiência refletiu-se em novos modelos e abordagens, levando a Organização Mundial da Saúde (OMS) a adotar, em 2001, a Classificação Internacional de Funcionalidade, Incapacidade e Saúde (CIF) para descrever e medir incapacidade e saúde, uma vez que enfatiza a saúde e o funcionamento em lugar da incapacidade. (FARIA, 2010, p.46) (BATTISTELLA, [sd], p.8)

A deficiência pode ser transitória, quando se mantém por curto período ou permanente, conforme consta no Decreto 3.298/99, quando se mantém por longo período, levando a concluir que o quadro se estabilizou e que não será possível recuperação significativa das estruturas ou funções perdidas. (BRASIL, 1999, Art. 3º)

O Relatório Mundial sobre a Deficiência (SEDPcD, 2012) considera que a maioria das pessoas terá algum tipo de deficiência, temporária ou permanente, no decorrer de suas vidas, especialmente com o envelhecimento da população que, naturalmente, acarreta dificuldades funcionais. Consequentemente, observa-se extensão da vida ativa e maior permanência das pessoas em atividades profissionais, por vezes, com mudança ou adaptação da atividade, podendo se beneficiar do trabalho de orientação e aconselhamento profissional. Dessa forma, considera-se a deficiência como parte da condição humana, demandando ações e políticas de inclusão.

A Lei 13.146/15 que instituiu a Lei Brasileira de Inclusão da Pessoa com Deficiência (LBI) (Estatuto da Pessoa com Deficiência) ampliou esses conceitos, sedimentando o modelo social de deficiência e atribuindo a responsabilidade pela incapacidade de participação social plena da pessoa com deficiência, ao meio deficiente:

> Considera-se pessoa com deficiência aquela que tem impedimento de longo prazo de natureza física, mental, intelectual ou sensorial, o qual, em interação com uma ou mais barreiras, pode obstruir sua participação plena e efetiva na sociedade em igualdade de condições com as demais pessoas. (BRASIL, 2015, Art. 2º)

A LBI distingue a limitação funcional, ou seja, a função comprometida – não enxergar, não ouvir, não andar –, da deficiência propriamente dita. Considera que a impossibilidade para desempenho de uma função (que determina uma deficiência) só existirá se o meio não proporcionar as condições necessárias, em razão de falta de adaptações adequadas. Ou seja, determina que a deficiência tem caráter relacional com barreiras do meio social, dificultando ou impedindo o acesso e exercício de direitos em igualdade de condições com as demais pessoas.

O conhecimento acerca dos diversos conceitos e considerações sobre deficiência pode ser de elevada importância para o paciente, com vistas à construção de novas perspectivas e elaboração de planos futuros.

TIPOS DE DEFICIÊNCIA

Existem muitos documentos que descrevem e classificam os diferentes tipos de deficiência e, por vezes, se complementam, fornecendo amplitude de conhecimento para melhor condução de um trabalho de orientação profissional ao paciente, família e demais envolvidos.

O Decreto Nº 5.296/04 define e descreve as deficiências. Destaca-se aqui que o parágrafo 2º considera também outros grupos (pessoa com mobilidade reduzida, pessoas com idade a partir de sessenta anos, dentre outros), além daqueles caracterizados pelas deficiências descritas:

I - pessoa portadora de deficiência, além daquelas previstas na Lei n° 10.690/2003, a que possui limitação ou incapacidade para o desempenho de atividade e se enquadra nas seguintes categorias:

a) deficiência física: alteração completa ou parcial de um ou mais segmentos do corpo humano, acarretando o comprometimento da função física, apresentando-se sob a forma de paraplegia, paraparesia, monoplegia, monoparesia, tetraplegia, tetraparesia, triplegia, triparesia, hemiplegia, hemiparesia, ostomia, amputação ou ausência de membro, paralisia cerebral, nanismo, membros com deformidade congênita ou adquirida, exceto as deformidades estéticas e as que não produzam dificuldades para o desempenho de funções;

b) deficiência auditiva: perda bilateral, parcial ou total de quarenta e um decibéis (dB) ou mais, aferida por audiograma nas frequências de 500Hz, 1.000Hz, 2.000Hz e 3.000Hz;

c) deficiência visual: cegueira, na qual a acuidade visual é igual ou menor que 0,05 no melhor olho, com a melhor correção óptica; a baixa visão, que significa acuidade visual entre 0,3 e 0,05 no melhor olho, com a melhor correção óptica; os casos nos quais a somatória da medida do campo visual em ambos os olhos for igual ou menor que 60°; ou a ocorrência simultânea de quaisquer das condições anteriores;

d) deficiência mental (intelectual): funcionamento intelectual significativamente inferior à média, com manifestação antes dos dezoito anos e limitações associadas a duas ou mais áreas de habilidades adaptativas, tais como: 1. comunicação; 2. cuidado pessoal; 3. habilidades sociais; 4. utilização dos recursos da comunidade; 5. saúde e segurança; 6. habilidades acadêmicas; 7. lazer; e 8. trabalho;

e) deficiência múltipla - associação de duas ou mais deficiências; e

II - pessoa com mobilidade reduzida, aquela que, não se enquadrando no conceito de pessoa portadora de deficiência, tenha, por qualquer motivo, dificuldade de movimentar-se, permanente ou temporariamente, gerando redução efetiva da mobilidade, flexibilidade, coordenação motora e percepção.

§ 2º O disposto no caput aplica-se, ainda, às pessoas com idade igual ou superior a sessenta anos, gestantes, lactantes e pessoas com criança de colo. (BRASIL, 2004, § 1º)

Há muito tempo a Organização das Nações Unidas (ONU) vem priorizando as necessidades e direitos das pessoas com deficiência, entrando em vigor em 2008 a Convenção Internacional sobre os Direitos das Pessoas com Deficiência; sendo o Brasil um dos países signatários, incorporou a convenção em 2009 e instituiu a Lei Brasileira de Inclusão da Pessoa com Deficiência (Estatuto da Pessoa com Deficiência) em 2015, servindo de referência para direcionamento de ações e condutas relacionadas aos direitos de pessoas com deficiência no país.

Essa Convenção tem como propósito: "promover, proteger e assegurar o exercício pleno e equitativo de todos os direitos humanos e liberdades fundamentais por todas as pessoas com deficiência e promover o respeito pela sua dignidade inerente." (ONU, 2008, pp. 21 e 22)

Com a evolução dos conceitos de deficiência por meio dos diversos documentos citados, a avaliação da deficiência encontra-se em fase de transição de um modelo médico para um modelo biopsicossocial, priorizando-se a avaliação de funcionalidade ante as atividades e barreiras, conforme os conceitos da Classificação Internacional de Funcionalidade (CIF). (MTE, 2018, p. 3)

Segundo a Lei 13.146/2015 – Lei Brasileira de Inclusão da Pessoa com Deficiência (LBI), a avaliação da deficiência, quando necessária, será biopsicossocial, realizada por equipe multiprofissional e interdisciplinar e considerará:

I - os impedimentos nas funções e nas estruturas do corpo;

II - os fatores socioambientais, psicológicos e pessoais;

III - a limitação no desempenho de atividades; e

IV - a restrição de participação. (BRASIL, 2015, Art. 2º, § 1º)

Enquanto não se dispõe de um instrumento de avaliação específico, conforme previsto na LBI, utiliza-se as caracterizações existentes nos decretos legais anteriores. (MTE, 2018, p. 3)

O Ministério do Trabalho caracteriza as deficiências para fins de cumprimento do art. 93 da Lei 8.213/91, também chamada de Lei de Cotas, conforme segue:

1. Deficiência física: alteração completa ou parcial de um ou mais segmentos do corpo humano, acarretando o comprometimento da função física.

I. Alterações da força

Monoplegia (Mono - única, plegia - paralisia) é um termo das ciências da saúde para a paralisia de um único braço (monoplegia de membro superior) ou perna (monoplegia de membro inferior). Monoparesia 2 é a redução da força de um só membro.

Hemiplegia (Hemi - metade, plegia - paralisia) é a paralisia de metade sagital (esquerda ou direita) do corpo. É mais grave que hemiparesia que se refere apenas a dificuldade de movimentar metade do corpo.

A tetraplegia ou quadriplegia é quando uma paralisia afeta todas as quatro extremidades, superiores e inferiores, juntamente à musculatura do tronco. A tetraparesia é uma redução da força nos quatro membros, pode se dar em graus variáveis.

A paraplegia traduz-se na perda de controle e sensibilidade dos membros inferiores, impossibilitando o andar e dificultando permanecer sentado. A paraparesia é a redução de força nos membros inferiores, também podendo ocorrer em graus variados.

Na triplegia, a interpretação é a mesma só que afetando três membros.

Em todas as situações, o médico deverá descrever qual o grau de redução de força e as limitações advindas da redução, como o prejuízo que existe para a marcha e para a amplitude de movimentos, se for o caso.

Em todas as situações, deve ser descrito qual o grau de redução de força e as limitações advindas da redução, como o prejuízo que existe para a marcha e para a amplitude de movimentos, se for o caso.

II. Alterações Articulares

III. Ostomias

IV. Nanismo

V. Paralisia Cerebral

VI. Amputações, ausência ou deformidade de membros

VII. Outras alterações de segmentos corporais

VIII. Deformidades estéticas

2. Deficiência Auditiva

3. Deficiência Visual (cegueira, baixa visão, visão monocular, somatória da medida do campo visual em ambos os olhos for igual ou menor que 60°; ocorrência simultânea de quaisquer das condições anteriores)

4. Deficiência Intelectual

5. Deficiência Mental/Psicossocial (Transtorno do Espectro Autista; Deficiência Mental [Psicossocial]; Síndromes Epilépticas; Déficits cognitivos originados após 18 anos)

6. Deficiência Múltipla

(BRASILIA-DF, 2018, p. 1 a p. 17)

TERMINOLOGIA NAS DEFICIÊNCIAS

O termo atualmente utilizado para se referir às pessoas que tenham qualquer tipo de deficiência é "pessoa com deficiência". Esse tratamento procura chamar a atenção para a "pessoa" e não para a "deficiência". Ou seja, a deficiência figura como uma característica da pessoa e não a pessoa em si, valorizando o indivíduo acima da deficiência que possui.

Antes de se chegar a esse termo, muitos outros foram utilizados, porém eles carregavam uma conotação negativa da deficiência e não compatível com a ideia de valorizar a pessoa acima da deficiência, como tem se buscado fazer com o desenvolvimento de políticas para essa população.

Alguns termos utilizados eram pejorativos ou imprimiam incapacidade à pessoa, independente do seu potencial produtivo, promovendo preconceito e estigmatização. O efeito dessas atitudes perdurou por muito tempo na sociedade e contribuiu para a discriminação dessas pessoas que até hoje lutam para mostrar sua eficiência, apesar da condição de deficiência. Termos como "defeituoso", "aleijado", "inválido", " mongoloide", "retardado", "anormal," "ceguinho", "surdinho", "deficiente mental", "excepcional", "doente mental", "especial", "portador de necessidades especiais", dentre outros, são exemplos desses termos inadequados que não devem ser utilizados. "Deficiente" também não tem sido mais utilizado por restringir a "pessoa" em sua deficiência, desconsiderando suas eficiências e ficando, assim, estigmatizada como "não eficiente". Na mesma linha de pensamento o termo "pessoa deficiente" não é mais utilizado por enfatizar a limitação da pessoa, fechando a possibilidade de ser vista como uma pessoa capaz e eficiente. Seguiu-se o termo "pessoa portadora de deficiência" ou "portador de deficiência" mostrando-se também inadequado já que a pessoa não carrega a deficiência e, portanto, não pode deixar de portá-la/carregá-la. (SASSAKI, 2003, pp. 160-165)

Formas aceitas são as que priorizam a pessoa acima da deficiência como: pessoa cega ou pessoa com deficiência visual; pessoa surda ou pessoa com deficiência auditiva, pessoa com deficiência mental; pessoa com deficiência intelectual; pessoa com deficiência física etc.

A Cartilha de Orientação para o Atendimento às Pessoas com Deficiência da Rede de Reabilitação Lucy Montoro esclarece que:

> ... o termo portadores de deficiência ainda tem sido empregado, porque é a forma que consta na legislação em vigor. Entretanto, a definição internacionalmente aceita é a proposta pela Convenção Sobre os Direitos da Pessoa com Deficiência das Nações Unidas: pessoa com deficiência e derivados que especificam o tipo de limitação como pessoa com cegueira, pessoa com surdez, pessoa com deficiência física, pessoa com deficiência intelectual. (BATTISTELLA, [s.d.], p. 9)

Dessa forma podemos ver que, assim como as demais questões relativas à deficiência, a terminologia também vem em um processo de evolução, intensificado desde 1981, Ano Internacional da Pessoa com Deficiência.

TRABALHO E SEUS PRESSUPOSTOS

Partimos do princípio de que o trabalho tem elevada importância na vida das pessoas, à medida que propicia oportunidade de desenvolvimento em diversas áreas: seja pessoal (por meio de aprendizado/formação educacional ou prático), social (pela convivência e troca de experiências), psicológica (pela satisfação de necessidades internas como autovalorização, autoestima, autoafirmação), além de propiciar ganhos financeiros, melhor qualidade de vida e a prática da cidadania.

Consideramos também várias definições de "trabalho" encontradas em dicionários da Língua Portuguesa:

1 Conjunto de atividades produtivas ou intelectuais exercidas pelo homem para gerar uma utilidade e alcançar determinado fim. 2. Atividade profissional, regular, remunerada ou assalariada, objeto de um contrato trabalhista. (MICHAELIS, 2020)

2 Conjunto das atividades realizadas por alguém para alcançar um determinado fim ou propósito. 2. Os mecanismos mentais ou intelectuais utilizados na realização de algo; [...] 3. Atenção empregada na realização ou fabricação de alguma coisa; 4. Desenvolvimento ou elaboração de algo; [...]. (DICIO, 2020)

Dessa forma entendemos que o trabalho se diferencia de emprego, a depender da motivação e do enfoque (econômico, *status*, vocação, necessidades etc.), podendo ser tanto uma atividade remunerada como sem remuneração, uma atividade regular formal ou não regular e informal, ou apenas uma atividade produtiva. No entanto, tem a finalidade de atingir um objetivo seja de produção material e/ou criativa/intelectual utilizando recursos físicos e/ou mentais. A partir dele (do trabalho) o indivíduo pode desenvolver e expressar suas habilidades bem como conquistar seus objetivos, reconhecimento e valorização tanto própria quanto das pessoas que o cercam, com impactos positivos em sua autoestima e satisfação pessoal.

De acordo com os pensamentos de DEJOURS (2004) a essência do trabalho envolve aspectos afetivos e, o estudo da psicodinâmica do trabalho, considera que ele é mais do que uma atividade de produção; é também uma possibilidade de transformar a si mesmo. Enfatiza que o trabalho é essencial à atividade humana, contribuindo para a satisfação de necessidades econômicas, psicológicas e sociais, embasando assim, nosso princípio quanto a importância do trabalho no desenvolvimento das pessoas.

Talvez isso também justifique por que, desde muito cedo, assuntos relacionados ao trabalho fazem parte do cotidiano das pessoas, como por exemplo ao se perguntar à criança "o que vai ser quando crescer?", ou em brincadeiras alusivas a profissões, ou relacionar comportamentos com algum tipo de trabalho, entre outros. É comum os pais criarem expectativas em relação ao futuro de seus filhos, incluindo a profissão como meio de obter sucesso, prosperidade e qualidade de vida. Mesmo nas camadas mais simples da população e afastadas dos grandes centros, onde os recursos e as oportunidades de mudança de vida são escassos, é comum os pais desejarem um futuro melhor para seus filhos através do trabalho.

Nesse contexto, podemos considerar que a educação para o trabalho compõe a formação do indivíduo e aperfeiçoamento de suas habilidades e competências, contribuindo para o seu desenvolvimento. A profissão, muitas vezes, passa a constituir-se parte da identidade figurando em sua apresentação, especialmente em ambientes de trabalho e direcionamento na sociedade.

A partir dos pensamentos de MARX (1985) e ante a configuração do trabalho no mundo capitalista globalizado atual, podemos considerá-lo (o trabalho) uma atividade que propicia relações sociais e de interesses entre as pessoas. Possibilita ao indivíduo interagir com o meio expressando seus objetivos, buscando seus interesses, produzindo e reagindo às situações de ameaças.

Dessa forma o alcance do impacto do trabalho na vida das pessoas vai além de propiciar condições de ganhos e de inserção no mercado produtivo e consumidor; possibilita abrir horizontes, elaborar projetos e planos futuros, buscar desenvolvimento pessoal, autonomia e melhor qualidade de vida, promovendo a inclusão social.

A dimensão de alcance do impacto do trabalho na vida das pessoas, em contraponto com as dificuldades de acesso à essas oportunidades vivenciadas por pessoas com deficiência, tem motivado o desenvolvimento, implementação e aprimoramento de políticas públicas voltadas aos direitos e à inserção de pessoas com deficiência no mercado de trabalho.

PESSOA COM DEFICIÊNCIA E O TRABALHO

A Organização Internacional do Trabalho (OIT), no âmbito de sua atuação, define pessoa com deficiência como:

> [...] o indivíduo cujas perspectivas de obter emprego apropriado, reassumi-lo, mantê-lo e nele progredir são substancialmente reduzidas em virtude de deficiência física, auditiva, visual, mental ou múltipla, devidamente reconhecida, agravadas pelas dificuldades locais de inclusão no mundo do trabalho. (SECRETARIA INTERNACIONAL DO TRABALHO, 2006, p. 5).

A pessoa com deficiência encontra dificuldades para inserção no mercado de trabalho, deparando com circunstâncias habituais à maioria das pessoas que buscam emprego como: mercado de trabalho competitivo, exigências de formação e capacitação em constante mudança, experiência anterior, características pessoais voltadas ao objetivo, comprovação de eficácia, habilidades comportamentais, dentre outras. Ou seja, as qualificações desejáveis são as mesmas para todos os candidatos, porém sabemos que pessoas com deficiência experimentam uma condição de desvantagem em decorrência do histórico de exclusão social. Assim, vivenciam dificuldades para atualização da capacitação e qualificação, especialmente quando necessitam de adaptações, colocando-os à margem das possibilidades de aquisição de tais atributos em igualdade de oportunidades.

Quando a pessoa adquire uma deficiência estando em curso de uma vida profissional ativa, muitas vezes depara com a impossibilidade de desempenhar o mesmo trabalho anterior, sendo necessário buscar nova atividade ou promover adaptações pessoais e no ambiente de trabalho, nem sempre acolhidas pelo empregador. O indivíduo pode ficar sujeito à condição de exclusão dos papéis sociais desempenhados anteriormente, seja no trabalho ou nas demais áreas da vida. Surge a necessidade de enfrentar dificuldades físicas, psicológicas e sociais, tais como falta de acessibilidade nos ambientes internos (portas, banheiros, mobiliário etc.) e externos (escadas, calçadas, transporte etc. sentimento de perda da capacidade, de baixa autoestima, de não pertencimento; barreiras atitudinais/preconceitos seus próprios e da sociedade, entre outros.

O sofrimento psíquico decorrente dessa situação e relativo à retomada do trabalho - muitas vezes informal e/ou fora de sua área de atuação - diz respeito a diversos fatores imbricados entre si, geralmente relacionados às mudanças decorrentes da deficiência/limitações quando comparados à sua condição de trabalho anterior, envolvendo a autoimagem, insegurança, identidade profissional, autoestima, entre outros. Essa circunstância tem reflexos diretos na qualidade de vida da pessoa com deficiência e de sua família, à medida que pode gerar insatisfação profissional, comportamentos depressivos e afastamento/isolamento social.

A condição de vida e as estratégias de superação das dificuldades são importantes fatores para redução do sofrimento e retomada da vida profissional e envolvem recursos internos (pessoais) e externos (ambientais) de facilitação. A superação do impacto da deficiência para retorno ao trabalho leva tempo; é preciso disponibilidade para reconhecer a necessidade de promover mudanças, alcançar a percepção das potencialidades, aprender a lidar com as limitações e aceitar o desafio das barreiras a enfrentar.

Pessoas com deficiência nessa situação e interessadas em retornar ao mercado de trabalho podem se beneficiar de programas de incentivo à empregabilidade, por meio de acolhimento das necessidades, orientação, capacitação e qualificação profissional, desenvolvidos por algumas empresas e instituições envolvidas com a problemática. Um trabalho assim direcionado pode levar o indivíduo com deficiência a "reconfigurar o sentido pessoal – do trabalho – e sua configuração subjetiva, a enxergar a realidade com outros olhos, permitindo que o trabalhador escape do processo autodestrutivo resgatando o seu papel de sujeito da história." (FURTADO, 2004, p.36)

Por outro lado, existem pessoas que não têm o objetivo de retornar ao trabalho formal, entretanto se interessam por desenvolver atividades produtivas sem cunho profissional, podendo se beneficiar de programas de desenvolvimento pessoal.

A atuação do psicólogo visa compreender e intervir articuladamente em seus sentimentos e comportamentos diante das mudanças ocorridas; das suas expectativas e desejos; das exigências da sociedade, da sua formação social (crenças, valores e atitudes) em relação à deficiência e ao trabalho; da sua condição de deficiente, e do movimento para sua inclusão. Portanto, a atuação do psicólogo se pauta, segundo FURTADO (2003) no "intrincado processo dialético de construção e reconstrução subjetiva e objetiva da realidade".

O valor social do trabalho é previsto pela Constituição da República Federativa do Brasil como um dos seus princípios fundamentais para assegurar o exercício dos direitos sociais e individuais, a liberdade, a segurança, o bem-estar, o desenvolvimento, a igualdade e a justiça. (BRASIL, 1988, Art. 1º, Inciso IV)

MELO (2004, p.169) considera o trabalho como elemento indispensável à integração social da pessoa com deficiência e que a inobservância desse direito implica na impossibilidade do exercício do direito à vida. Rechaça o estereótipo de que a pessoa com deficiência seja incapaz para o trabalho atentando que incapacidade e deficiência não andam necessariamente juntas.

ORIENTAÇÃO PARA O TRABALHO E ENCAMINHAMENTO PARA ATIVIDADES COMPLEMENTARES

O Serviço de Psicologia promove a Orientação para o Trabalho e Aconselhamento Profissional para pacientes que apresentam as seguintes demandas: interesse em desenvolver atividades produtivas de caráter profissional ou não; retorno ao trabalho anterior; interesse em desenvolver atividade profissional adaptada à nova condição de deficiência; interesse em desenvolver novas habilidades de trabalho ou aperfeiçoar habilidades que já possuem; e, acima de tudo, apresentam dilemas relacionados a questões profissionais/ocupacionais a serem trabalhados. Tem por objetivo conduzir o paciente ao conhecimento de suas capacidades, limitações e necessidades para desempenho de atividades relacionadas aos seus interesses, bem como explorar as possibilidades reais do momento, visando à decisão consciente e ao desenvolvimento do seu potencial. Para alcançar esses objetivos são utilizadas técnicas e procedimentos de avaliação, orientação e aconselhamento profissional podendo ser desenvolvidas individualmente ou em grupo (terapêutico e/ou psicoeducativo).

O trabalho de Orientação Profissional realizado possui o diferencial de compor e complementar o Programa de Reabilitação a depender da demanda avaliada, sendo executado pela equipe multiprofissional, em abordagem interdisciplinar, possibilitando atender o paciente em sua integralidade. Visa instrumentalizá-lo e ajudá-lo a adquirir ou desenvolver habilidades necessárias à prontidão para o trabalho e/ou direcioná-lo para outras instituições especializadas conforme as necessidades.

Faz parte do trabalho, também, orientar e encaminhar para a devida qualificação/capacitação, considerando as características pessoais e perfil profissional de acordo com as exigências e oportunidades do mercado de trabalho. O encaminhamento pode ser feito para atividades disponibilizadas no próprio Instituto ou na comunidade a partir dos interesses, aspirações, objetivos, aspectos cognitivos, socioculturais/escolaridade e necessidades apresentadas pelo paciente.

O direcionamento aos cursos e oficinas que compõem o programa de atividades complementares do é realizado de forma sequencialmente complementar e/ou integrada a outras atividades correlacionadas, para obtenção dos objetivos com base na avaliação e considerando a demanda do paciente. Os cursos possibilitam evolução gradual à medida que vão do nível básico ao avançado e complementar na medida que podem ser horizontalmente diversificados, possibilitando capacitação e desenvolvimento mais completo dentro dos objetivos.

O programa oferece práticas terapêuticas e de capacitação/treinamento de habilidades e competências funcionais, visando à execução de atividades sociais/ocupacionais adaptadas, podendo ter cunho profissional ou não. É desenvolvido por equipe multiprofissional mediante assistência educativa ou reeducativa, visando instrumentalizar e fortalecer o paciente para (re)inserção social, utilizando sua funcionalidade de forma a estimular o desenvolvimento e prática de atividades de seu interesse e possibilidade. Mais do que inserção profissional, busca-se promover desenvolvimento pessoal, agregando valor social e empoderamento para lidar com as dificuldades decorrentes da deficiência e visualizar possibilidades viáveis, contribuindo para a estabilização psicossocial e retorno ao eixo de sua vida.

Não existe obrigatoriedade do paciente, em participar dessas atividades visto que o Programa de Reabilitação considera o indivíduo em suas necessidades e potencialidades, porém respeitando a demanda do momento.

Por essa razão o encaminhamento para as atividades complementares é indicado para pacientes que já concluíram ou estão no final do Programa de Reabilitação Física, sendo considerados reabilitados e em condições clínicas/físicas, psíquicas, funcionais e motivacionais para exploração/experimentação de sua funcionalidade e ampliação de seu horizonte produtivo. Reconhecer a indicação e o melhor momento para essa atividade é importante, visto que pode contribuir com o Processo de Reabilitação reforçando os ganhos e formas de lidar com as sequelas, decidir sobre retomada de atividades e estratégias de enfrentamento, fazendo planos para um futuro próximo e construindo formas de alcance.

Além da procedência interna (programas de reabilitação de todas as Unidades da instituição ou de outras atividades internas como cursos e oficinas), os participantes das atividades complementares podem ter origem externa, provenientes de parcerias e projetos específicos, ou vir diretamente da comunidade por busca espontânea, desde que apresentem os requisitos básicos: quadro clínico, físico e psíquico estabilizados, independência relativa, interesse e motivação.

Também compõe o trabalho de Orientação Profissional o desenvolvimento de parcerias visando oferecer capacitação complementar, bem como ampliação e diversificação do portfólio de atividades para encaminhamentos e melhor desenvolvimento dos pacientes.

Outros tipos de parcerias são as que visam a divulgação de vagas e encaminhamento para contratação de pessoas com deficiência por empresas parceiras, ou para obtenção de documentos necessários ao desenvolvimento das atividades, a depender do perfil e objetivos do paciente.

A divulgação de vagas e encaminhamento para o trabalho, especialmente o trabalho formal, são feitos criteriosamente, considerando a responsabilidade de cultivar o respeito aos direitos e dignidade de pessoas com deficiência no que se refere a forma de inserção, tendo em vista os conceitos de inclusão, que nem sempre são seguidos pelas empresas contratantes. Observa-se tanto falta de informação e de conhecimento acerca das necessidades de pessoas com deficiência, quanto falta de interesse e envolvimento com a temática.

Entretanto, a implementação da Lei de Cotas (art. 93 da Lei nº 8.213/91) tem levado empresas à busca de pessoas com deficiência para contratação, visando evitar a cobrança de multas pelo não cumprimento da lei que prevê a obrigatoriedade de empresas com 100 ou mais funcionários preencherem de 2% a 5% dos seus cargos, com beneficiários reabilitados ou pessoas com deficiência. Ocorre que muitas empresas não se prepararam para cumprir a legislação e não apresentam condições adequadas para possibilitar a efetiva inclusão de pessoas com deficiência, colocando-as em situações constrangedoras por não possibilitar o exercício de suas funções de forma adaptada, minimizando sua incapacidade. Por outro lado, também encontramos empresas, preocupadas com a responsabilidade social, investindo no desenvolvimento de programas de inserção/inclusão profissional, demonstrando grandes avanços e ótimos resultados. Este assunto integra as questões relacionadas à inclusão profissional que não serão aqui discutidas, merecendo um capítulo à parte.

Nesse aspecto cito a Professora Linamara Rizzo Battistella em entrevista à Revista Melhor:

> ...a pessoa com deficiência está cada vez mais em busca de se empoderar para usufruir dos bens e serviços disponíveis na sociedade. É preciso, agora e sempre, instar as empresas a fazerem sua parte. Em sua maioria, as barreiras citadas pelas empresas são criadas pela

falta de conhecimento em relação à contratação das pessoas com deficiência. Quando a empresa cita a questão da acessibilidade como um fator impeditivo à contratação desse público, desconhece que trocar um mobiliário, por exemplo, não significa um alto investimento. (BATTISTELLA, 2017)

Diante dessa necessidade o Serviço atua também junto a empresas e comunidade promovendo conhecimento e sensibilização sobre pessoas com deficiência, contribuindo para a conscientização acerca da Inclusão Profissional e naturalização da convivência no ambiente de trabalho.

O Serviço tem ainda a função de dar o suporte necessário à equipe multidisciplinar para facilitação do desenvolvimento desse trabalho.

DESENVOLVIMENTO E TREINAMENTO PARA ATIVIDADES LABORAIS

A disponibilização de cursos e capacitação profissional tem por objetivo promover capacitação técnica pelo desenvolvimento e aprimoramento de habilidades, fomentando o crescimento para possível inserção ou reinserção (adaptada, se necessário) no trabalho formal, informal ou empreendedorismo/geração de renda. Considera-se as dificuldades decorrentes das limitações e o potencial, bem como as aspirações individuais. Tem também objetivo de promover desenvolvimento de postura e comportamentos adequados às exigências de mercado, orientando atitudes e ferramentas para a busca de emprego.

Para alcance desses objetivos promove-se cursos e oficinas para desenvolvimento de habilidades funcionais, cursos de iniciação e capacitação profissional, cursos instrumentais, treinamentos com vivências práticas, oficinas de habilidades artesanais/geração de renda e workshops temáticos, acompanhando as tendências do mercado de trabalho e novas oportunidades de atividades laborais. Dessa forma, algumas atividades oferecidas têm característica dinâmica, mudando conforme a demanda, enquanto outras, consideradas básicas, são mais constantes.

O leque de cursos e outras atividades voltadas à capacitação profissional já desenvolvidos desde o início de sua atuação, registra um histórico diversificado, atendendo as demandas de cada momento. Alguns exemplos são: Mecânica Industrial, Reparador de Eletrodoméstico, Telefonista, Panificação, Arte em Couro/Sapataria, Tapeçaria, Elétrica, Hidráulica, Pintura, Telemarketing, Chaveiro, Costura Industrial, Reparos de Roupas, Confecção de Acessórios em Costura, Confecção de Bolsas, Informática Básica, Informática Avançada, Informática e Cidadania, Montagem e Manutenção de Microcomputadores, Auxiliar Administrativo, Cartonagem Básica, Cartonagem Avançada, Caixas, Encadernação Artística, Empreendedorismo no Artesanato, Patchwork, Inglês Básico, Língua Portuguesa, Redação Comercial, Redes Sociais, Vendas pela Internet, Criação de Blog, Curso de Habilidades Comportamentais para o Trabalho, Elaboração de Currículo, Treino para Entrevista de Trabalho, Workshops temáticos.

Os cursos e oficinas são desenvolvidos por instrutores e pedagogos especializados nas respectivas áreas, compondo a equipe multidisciplinar e sendo responsáveis pela elaboração e desenvolvimento do conteúdo programático conforme objetivos, programa e carga horária previamente estabelecidos junto à Coordenação do Serviço. São responsáveis também pela avaliação de aproveitamento dos participantes e identificação de dificuldades, sinalizando sobre a necessidade de avaliação específica. Todas as atividades são acompanhadas por um psicólogo com o objetivo de identificar possíveis necessidades de intervenção e efetivar a devida orientação tanto aos participantes quanto aos instrutores, visando melhor aproveitamento e uso do potencial de ensino-aprendizagem.

O curso de Habilidades Comportamentais para o Trabalho é desenvolvido por psicólogo e pedagogo abordando aspectos psicológicos, cognitivos, comportamentais e de comunicação no ambiente de trabalho e que interferem no desempenho profissional. Alguns cursos, oficinas, treinamentos e workshops também podem ser desenvolvidos por psicólogos ou pedagogos a depender da temática e objetivos da atividade.

O nível de aproveitamento dos participantes depende de vários fatores, muitas vezes fora de nosso controle como condições de saúde, condições motoras, aspectos cognitivos, formação prévia, histórico profissional e socioeconômico, podendo interferir na qualificação e capacitação. Dessa forma há necessidade de adequar as expectativas de todos os envolvidos, considerando as limitações e potenciais, valorizando os ganhos possíveis. Muitas vezes é preciso orientar os instrutores acerca das características específicas da deficiência/incapacidade e formas possíveis de abordagem, possibilitando melhor aproveitamento, porém compreendendo e respeitando os limites tanto do participante quanto os do próprio profissional no processo de ensino-aprendizagem. Esta ação compõe o repertório do psicólogo em sua atuação junto à equipe multidisciplinar, com o objetivo de propiciar maior eficiência e melhor manejo da turma de participantes.

O desenvolvimento de um Banco de Dados de pacientes que participaram dos cursos oferecidos (contendo dados pessoais, informações sobre a deficiência, cursos realizados, status do aproveitamento e de conclusão do curso) é importante pois possibilita termos indicadores de efetividade, produção e demanda existente. É importante também o desenvolvimento de Banco de Dados sobre inserção profissional e situação ocupacional dos pacientes que concluíram os cursos de capacitação profissional, bem como utilização do conteúdo aprendido, para direcionar os cursos e promover alterações necessárias.

CONSIDERAÇÕES FINAIS

A reabilitação profissional se aplica a pessoas que apresentam incapacidades para desempenhar atividades profissionais a longo prazo e necessitam de assistência especializada para retomada do trabalho anterior ou outro compatível com as limitações. Envolve aspectos de saúde, sociais, previdenciários e legais necessitando de intervenções das várias áreas, a fim de abranger a integralidade do indivíduo, reduzindo ou eliminando a incapacidade.

A definição de Reabilitação Profissional dada por SEYFRIED se aproxima à prática de Orientação para o Trabalho, Aconselhamento e Capacitação Profissional:

> ... um programa de intervenção estruturado para desenvolver atividades terapêuticas e de profissionalização que abrange a totalidade do indivíduo e o fortalece para lidar e superar as dificuldades impostas por suas incapacidades. Seus objetivos visam à estabilização física e psicossocial e possibilitam a reintegração nas relações sociais, cotidianas e de trabalho. (SEYFRIED, 1998)

A Reabilitação Profissional é um direito trabalhista, de responsabilidade da Previdência Social e prestada pelo INSS, conforme definido na Lei 8.213 de 1991:

> É a assistência educativa ou reeducativa e de adaptação ou readaptação profissional, instituída sob a denominação genérica de habilitação e reabilitação profissional (RP), visando proporcionar aos beneficiários incapacitados parcial ou totalmente para o trabalho, em caráter obrigatório, independente de carência, e às pessoas com deficiência, os meios indicados para o reingresso no mercado de trabalho e no contexto em que vivem. (INSS. GOV.BR, 2017)

Vale ressaltar que ROSA (2020) diferencia habilitação profissional de reabilitação profissional referindo que

> ...a habilitação profissional reabilita o indivíduo para desenvolver atividades laborativas, observadas as aptidões, interesses e experiências, enquanto a reabilitação profissional visa tornar o indivíduo capaz, a retomar as atividades profissionais, proporcionando meios de adaptação à função compatível com sua limitação, podendo ser a mesma função ou outra função. (ROSA, 2020)

CONCLUSÃO

Podemos perceber que, no atendimento psicológico, a assistência prestada em reabilitação e em orientação profissional, muitas vezes é imbricada, tornando-se importante o reconhecimento da necessidade e do momento desse trabalho.

Considera-se um bom resultado do trabalho de Orientação e Aconselhamento Profissional, quando o paciente se torna capaz de tomar uma decisão consciente quanto ao seu futuro laboral/produtivo e necessidades de desenvolvimento, com base em seus valores, possibilidades e interesses. Um dos aspectos determinantes para o alcance desses resultados, além dos aspectos físicos, psicológicos, sociais, educacionais e histórico profissional, é a importância do trabalho na vida da pessoa, bem como o interesse e desejo real de retomada de atividades profissionais ou simplesmente produtivas, ainda que de forma adaptada.

Sabemos que, para algumas pessoas, a motivação para o trabalho vai além da necessidade financeira e, por vezes, é ele que possibilita a reinserção/reabilitação social. Porém é necessário respeitar o tempo de cada um, assim como o valor e sentidos atribuídos a ele, o que pode ser trabalhado durante o programa de reabilitação física, quando pertinente.

De acordo com o exposto e a diversidade de aspectos a serem considerados, as questões profissionais para pessoas com deficiência em Programa de Reabilitação a serem trabalhadas pelo psicólogo, em Orientação Profissional, requer formação e capacitação tanto na área da deficiência quanto na área da Psicologia do Trabalho, além de constante atualização quanto ao movimento do mercado de trabalho, aos programas e ações de capacitação/inserção profissional de pessoas com deficiência, ao desenvolvimento de recursos e tecnologia de acessibilidade bem como às políticas públicas voltadas à essa população.

BIBLIOGRAFIA

BATTISTELLA, L.R. et al. **Cartilha de Orientação para o Atendimento à Pessoas com Deficiência**. Rede de Reabilitação Lucy Montoro. São Paulo: Áurea Editora, [s.d.] Disponível em http://www.mpgo.mp.br/portalweb/hp/41/docs/cartilhaatendimentopessoacomdeficienciaaureaeditora.pdf (acesso em 01/09/2020)

BATTISTELLA, L.R. **Conceito de deficiência segundo a convenção da ONU e os critérios da CIF.** Disponível em: https://www.desenvolvimentosocial.sp.gov.br/a2sitebox/arquivos/documentos/274.pdf. Acesso em 01/09/2020.

BRASIL. Decreto Nº 3.298. Regulamenta a Lei nº 7.853 de 24 de Out. de 1989, dispõe sobre a **Política Nacional para a Integração da Pessoa Portadora de Deficiência**, consolida as normas de proteção, e dá outras providências. Câmara dos Deputados. Brasília-DF, 20 de Dez. de 1999. Disponível em https://www2.camara.leg.br/legin/fed/decret/1999/decreto-3298-20-de-zembro-1999-367725-publicacaooriginal-1-pe.html. Acesso em 30/08/2020.

BRASIL. Decreto Nº 6.949. **Promulga a Convenção Internacional sobre os Direitos das Pessoas com Deficiência e seu Protocolo Facultativo**. Presidência da República. Brasília-DF, 25 de Ago. de 2009. Disponível em http://www.planalto.gov.br/ccivil_03/_ato2007-2010/2009/decreto/d6949.htm. Acesso em 05/09/2020.

BRASIL. Lei 8.213. Planos de Benefícios da Previdência Social. Subseção II **Da Habilitação e da Reabilitação Profissional,** Art. 89 a Art. 93. Presidência da República. 24 de Jul. de 1991. Disponível em http://www.planalto.gov.br/ccivil_03/leis/l8213compilado.htm. Acesso em 06/09/2020.

BRASIL. Lei 13.146. **Lei Brasileira de Inclusão da Pessoa com Deficiência** (Estatuto da Pessoa com Deficiência). Presidência da República. Brasília-DF, 06 de Jul. de 2015. Disponível em http://www.planalto.gov.br/ccivil_03/_ato2015-2018/2015/lei/l13146.htm. Acesso em 30/08/2020.

BRASIL. Governo Federal. **Constituição da República Federativa do Brasil**: promulgada em 5 de outubro de 1988. Disponível em: http://www.planalto.gov.br/ccivil_03/constituicao/constituicaocompilado.htm. Acesso em: 11 maio 2005.

CIF: Classificação Internacional de Funcionalidade, Incapacidade e Saúde [Centro Colaborador da Organização Mundial da Saúde para a Família de Classificações Internacionais, org.; coordenação da tradução Cassia Maria Buchalla]. – São Paulo: Editora da Universidade de São Paulo, 2003.

DEJOURS, C. Addendum: **da psicopatologia à psicodinâmica do trabalho**. In: LANCMAN, S.; SZNELWAR, L. I. (Org.). Christophe Dejours: da psicopatologia à psicodinâmica do trabalho. Rio de Janeiro: Fiocruz; Brasília: Paralelo15, 2004

DELISA, J. A. **Tratado de Medicina de Reabilitação: princípios e prática.** 3 ed. Barueri: Manole, 2001.

FARIA, F. **A medicina física e reabilitação no século XXI: desafio e oportunidades.** Acta Fisiátrica, São Paulo, Vol. 17, nº 1, pag. 44 a 48, Mar. 2010

FURTADO, O. **Psicologia e relações de trabalho: em busca de uma leitura crítica e uma atuação compromissada.** In: BOCK, A.M.B. A perspectiva sócio histórica na formação em psicologia. Petrópolis: Vozes, 2003, p. 211-237.

FURTADO, O. **Trabalho e subjetividade: o movimento da consciência do trabalhador desempregado.** In: DOWBOR, Ladislau. **Desafios do trabalho.** Petrópolis: Vozes, 2004.

WORLD HEALTH ORGANIZATION (WHO), The World Bank. **Relatório mundial sobre a deficiência**, tradução Lexicus Serviços Lingüísticos. São Paulo: Secretaria de Estado dos Direitos da Pessoa com Deficiência, 2012.

GUEDES, M.H.D. **O Sentido do Trabalho para a Pessoa com Deficiência Física por Lesão Medular.** São Paulo: [s.n.], 2010. 194 f. Dissertação (Mestrado em Psicologia Social) - Pontifícia Universidade Católica de São Paulo.

INSS: Instituto Nacional do Seguro Social. **Reabilitação Profissional**. 14 de Set. de 2017. Disponível em
https://www.inss.gov.br/orientacoes/reabilitacao-profissional/. Acesso em 09/08/2020

LINAMARA RIZZO BATTISTELLA. **Mobilização para promover a mudança cultural. É preciso incluir mais atitude.** Revista Melhor – Gestão de Pessoas. SP. 02 de Agosto de 2017. Disponível em: https://melhorrh.com.br/e-preciso-incluir-mais-atitude/. Acesso em 10/09/2020.

MARX, K. **O Capital:** crítica da economia política. São Paulo: Nova Cultural, 1985.

MELO, S.N. **O direito ao trabalho da pessoa portadora de deficiência: o princípio constitucional da igualdade: ação afirmativa.** São Paulo: LTr, 2004.

MINISTÉRIO DO TRABALHO. Secretaria de Inspeção do Trabalho. Divisão de Fiscalização para Inclusão de Pessoas com Deficiência e Combate à Discriminação no Trabalho. **Caracterização das deficiências. Orientações para fins de cumprimento do art. 93 da Lei nº 8.213/91**. Brasília – DF. 2018. Pág. 1 a 19

Disponível em https://www.saudeocupacional.org/v2/. Acesso em 05/09/2020

INTERNATIONAL LABOUR ORGANIZATION. ***Disability and work.*** Disponível em: http://www.ilo. org/public/english/employment/skills/disability/index.htm. Acesso em: 20.04.2009.

ROSA, J.S.D. **Doutrina Reabilitação Profissional.** Lex Magister. 2020. Disponível em: www.lex. com.br/doutrina_27806997_REABILITACAO_PROFISSIONAL.aspx. Acesso em 12/09/2020.

SASSAKI, R.K. **Terminologia sobre deficiência na era da inclusão.** In: Revista Nacional de Reabilitação, São Paulo, ano V, n. 24, jan./fev. 2002, p. 6-9. Disponível em https://www.selursocial. org.br/terminologia.html Acesso em 10/10/2020

SEYFRIED E. **Vocational rehabilitation and employment support services.** In: *Disability and Work. Encyclopedia of Occupational Health and Safety [CD-ROM].* Geneva: International Labour Organization; 1998. (pg. 17.18, 17.19, 17.20)

TRABALHO. In.: Dicio, Dicionário Online de Português. Porto: 7Graus, 2020. Disponível em: https://www.dicio.com.br/trabalho/. Acesso em: 10/10/2020

TRABALHO. In.: MICHAELIS. Moderno Dicionário da Língua Portuguesa. São Paulo: Nova geração, 2005. Disponível em: http://michaelis.uol.com.br/moderno/portugues/index.php. Acesso em 10/10/2020.

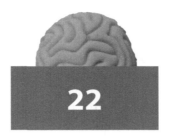

22

Psicologia no esporte adaptado: uma vivência no Basquete em Cadeira de Rodas e a importância do vínculo terapêutico

Sheila Cruz

> *"Queira...basta ser sincero e desejar profundo...*
> *Você será capaz de sacudir o mundo...*
> *tente outra vez!"*
> Raul Seixas

A reabilitação física é considerada um processo que contempla aspectos multifatoriais e que tem como objetivo desenvolver o potencial funcional máximo possível da pessoa após a instalação de uma deficiência física em todos os âmbitos de sua vida, como aspectos físicos, psicológicos, educacionais, de lazer e social.

A experiência mostra que há uma expressiva quantidade de jovens, com uma vida ativa, que tem o curso de suas vidas alterado após a instalação de alguma deficiência física. Dessa forma, evidencia-se a importância da reabilitação, de forma individualizada, compreendendo as necessidades de cada paciente em suas potencialidades, bem como às perspectivas futuras e inclusão social durante e após o tratamento reabilitacional.

O processo de reabilitação pode favorecer a ressignificação de desejos de atuações com a descoberta de novas possibilidades como por exemplo, o esporte adaptado, ou ainda o direcionamento, de pacientes que já tinham alguma ligação com o esporte, e muitas vezes desconhecem a possibilidade de o exercerem, após a instalação de uma deficiência física.

Para explanação desse tema, é importante recordar um breve histórico do esporte adaptado. Este teria seu início após a II Guerra Mundial e em sua tese de mestrado, LABRONICI (1997) descreve que Sir Ludwig Guttman (neurologista e neurocirurgião) foi pioneiro ao introduzir diversas modalidades esportivas em um "centro de lesão medular", na Inglaterra, em meados de 1944, iniciando com o arco e flecha e o pólo em cadeira de rodas, seguido pelo basquete em cadeira de rodas.

Ainda segundo essa autora (1997) as competições nessa configuração de modalidade esportiva, tiveram início em 1948 neste mesmo centro, com competição nacionais e internacionais, sendo a primeira de basquete em cadeira de rodas. Em 1949, seria formada a Associação Nacional de Basquete em Cadeira de Rodas (NWBA).

Em 1960 ocorreu a primeira Paraolimpíada, em Roma, com a participação de 400 atletas representando 23 países. Desde então, os Jogos passaram a ser realizados a cada quatro anos. (LABRONICI, 1997 citando STEINBERG e SPOSITO, 1994).

No Brasil, de acordo com essa autora (1997), o esporte adaptado teria chegado aproximadamente em 1958 com forte influência de Robson Sampaio de Almeida (do Rio de Janeiro) e Sérgio Del Grande (de São Paulo) que trouxeram o basquete em cadeira de rodas. Em 1969, o Brasil participou dos II Jogos Panamericanos em Buenos Aires com sua primeira seleção de basquetebol em cadeira de rodas.

Considera-se que ao longo da História o esporte adaptado foi de grande importância na reabilitação de ex-soldados e até os dias de hoje é um meio que favorece a inclusão social da pessoa com deficiência, pois por meio dele a pessoa que adquiriu uma deficiência, muitas vezes tem a possibilidade de ressignificar seu lugar no mundo e em suas relações, favorecendo a expressão de sentimentos e de pertencimento.

Pode ocorrer no processo reabilitacional a identificação da pessoa com o esporte, construindo uma nova motivação, seja como lazer (favorecendo a funcionalidade do indivíduo) ou profissionalmente, quando este se encaminha para o esporte de alto rendimento.

PSICOLOGIA E ESPORTE

A psicologia no esporte vem ganhando cada vez mais espaço no meio esportivo, seja no tocante ao esporte de alto rendimento, seja enquanto processo de reabilitação e inclusão social.

Nesse sentido, a história da psicologia do esporte traz uma riqueza de detalhes importantes para construirmos um raciocínio sobre os atuais objetivos desta área. A este respeito, BURITI (1997), conta que a psicologia do esporte teve seu início nos Estados Unidos (EUA) no século passado com foco nos benefícios psicológicos do esporte, basicamente voltado para o alcance de resultados quantitativos, e não tanto com o desenvolvimento do atleta como um todo, nos aspectos sociais, pessoais e profissionais.

Segundo esse autor (BURITI, 1997 citando WEINBERG e GOULD, 1995), a História da Psicologia do Esporte nos EUA pode ser dividida em cinco principais períodos. O

Capítulo 22 ■ Psicologia no esporte adaptado: uma vivência no Basquete em Cadeira de Rodas e a importância do vínculo terapêutico **261**

primeiro período ocorreria nos anos de 1895 a 1920, em que aconteciam as primeiras pesquisas sistemáticas, publicações e estudos sobre a prática esportiva. Nessa época, as abordagens iniciais "(...) não se apoiavam em evidências empíricas. A maioria desses estudos visava tão somente explicar por que é que o homem jogava e como é que o jogo se relacionava com o seu desenvolvimento pessoal" (p.11). Nesse período ainda, por volta de 1891, "na Universidade de Havard, Georg W. Fitz montou aquele que viria a ser considerado por muitos pesquisadores como o primeiro laboratório de Educação Física" (BURITI, 1997, p.12), proporcionando abertura para a pesquisa experimental, inclusive futuramente na área das questões psicológicas. Um pouco mais tarde, por volta de 1897/1899, as pesquisas foram voltadas para a transferência de aprendizagem nos treinos. Outro estudo, ainda segundo este autor (1997), "realizado por Scripture da Universidade de Yale, levantou hipótese de que traços da personalidade poderiam ser transferidos para outros domínios da vida do indivíduo, ou seja, que o caráter do indivíduo poderia ser desenvolvido através do esporte." (p.13)

Este estudioso (1997 citando RAPOSO, 1996), refere que GRIFFITH estabeleceu a psicologia do esporte como uma "cadeira acadêmica", com importantes publicações principalmente entre 1920 e 1930. "A base das pesquisas desse autor, incidia em três áreas: (a) habilidade psicomotora, (b) aprendizagem e (c) variáveis da personalidade". (p.13)

O segundo período, de acordo com o autor (BURITI, 1997 citando WEINBERG e GOULD, 1995) seria marcado tanto por produções científicas, como pelo início de atuações na área.

Em 1938 (terceiro período), com o início da disciplina de psicologia para alunos de Educação Física, na Universidade da Califórnia. Este período culminou com o 1° Congresso Mundial de Psicologia do Esporte, realizado em Roma em 1965 (BURITI, 1997, p. 14).

O quarto período, segundo o autor (1997) ocorreria entre 1966 e 1974, com a inclusão e expansão da disciplina de psicologia do esporte nos cursos de graduação e pós-graduação pelo mundo.

O último período, ainda de acordo com o autor (1997), ocorreria de 1978 a aproximadamente 1995, em que no comitê Olímpico dos EUA surgiu a Divisão de Psicologia do Esporte e a ampliação das pesquisas nessa área. O surgimento de periódicos e publicações abordavam as seguintes áreas:

> "Personalidade, Motivação, Psicometria, Estresse, Educação Física, Psicossociologia, Metodologia de Treino, Atletismo, Agressividade, Basquetebol, Ginástica, Treinador, Desenvolvimento Motor, Socialização do Treino, Liderança, Controle Emocional, Ansiedade e Fatores Emocionais, Preparação Psicológica pré-competição, entre outros. " (BURITI, 1997, p. 17)

Já no Brasil, segundo ABDO (2000): "a Psicologia do esporte, assim como em outras partes do mundo, surge também no esporte competitivo de alto rendimento" (p.

15). Com a presença do psicólogo João Carvalhaes, em 1957, na Federação Paulista de Futebol e "em 1962, o psicólogo Athayde Ribeiro da Silva, trabalhou com a Seleção Brasileira de Futebol na Copa do Mundo no Chile." (p.15)

DE ROSE JÚNIOR (2000) completa, afirmando que no final do século XIX os estudos nessa área se voltavam para os aspectos psicofisiológicos sobre as atividades físicas e esportivas, aproximando o esporte e a psicologia.

Com o passar dos anos, muitas foram as abordagens e discussões sobre a relação entre Psicologia e Esporte, bem como como o crescimento das possibilidades de atuação na área. Atualmente é possível refletir sobre algumas questões as quais o psicológico do esporte tem participado:

- "De que maneira a atividade esportiva e a competição afetam o comportamento dos indivíduos e interferem no seu desempenho?
- Quais os fatores psicológicos relacionados a essas atividades e que podem interferir no desempenho de atletas, técnicos e dirigentes?
- Quais os fatores extracompetitivos que podem afetar o desempenho dos atletas? " (ROSE JUNIOR, 2000, p.31)

DE ROSE JÚNIOR (2000) informa ainda que sob o ponto de vista competitivo, a psicologia pode atuar em dois grandes setores: a psicologia relacionada à atividade esportiva (podendo estudar as modificações no comportamento e desempenho dos indivíduos) e a psicologia relacionada ao atleta (estendendo-se este conceito a técnicos, árbitros e dirigentes, estudando características pessoais e grupais). Ou seja, já não mais atuando somente voltada para resultados, mas passando a considerar as "situações extracompetitivas" que tem uma influência significativa sobre o desempenho esportivo, "já que é impossível se desvincular o atleta do indivíduo comum, que tem suas atribuições, deveres e direitos de qualquer cidadão". (DE ROSE JÚNIOR, 2000, p. 32)

FEIJÓ (2000) coloca que "Psicólogos, ao desenvolver maneiras que ajudam o esportista a usar melhor seus recursos mentais, sua imaginação, contribuem para uma abordagem altamente compensatória, no processo mais abrangente da autoexpressão do atleta como ser humano." (p.23)

Já em relação à regulamentação desta área (psicologia do esporte), SILVA et al. (2014) afirmam que a Psicologia do Esporte, em termos de exercício profissional e de formação, deu-se pela Resolução 014/2010 do Conselho Federal de Psicologia (CFP).

Essas autoras (2014), enfatizam a importância da capacitação do profissional que atua na área da Psicologia do Esporte, visto que a avaliação psicológica é um processo "técnico científico, de coleta de dados, estudos e interpretação de informações a respeito dos fenômenos psicológicos, o qual pode fazer uso de estratégias psicológicas, assim como métodos, técnicas e instrumentos" (p.77), que devem ser regulamentados pelo Conselho Federal de Psicologia (Resolução 007/2003).

Portanto, o processo de avaliação deve ser pautado em técnicas e procediementos embasados na capacitação e fundamentação de familiaridade do psicólogo, com um objetivo preestabelecido.

No contexto esportivo, PESCA (2018, p.39) afirma que: "a avaliação psicológica permite traçar habilidades e competências do atleta para ajudá-lo a lidar com suas fraquezas, manter e equilibrar suas forças e conhecê-lo como um todo".

A partir desses resultados, o psicólogo no esporte deve direcionar seu olhar para características que possam influenciar no desempenho quantitativo do atleta, bem como na forma que o esporte pode influenciar qualitativamente na sua perforamance pessoal e profissional.

Importante lembrar ainda, em relação a atuação do psicólogo, um cuidado importante a ser tomado nesta área de atuação, evidencia-se no campo ético, uma vez que devido a situações características à atuação, como o convívio em grupo durante campeonatos por exemplo, o *setting* é expandido, e logo o contato às vezes pode se dar de forma ampla com pessoas e grupos diferentes, bem como com a comissão técnica. Nesta perspectiva, o psicólogo deve estar atento a possíveis conflitos intergrupais e/ou aos comportamentos dos atletas em situação de estresse, inerentes ao contexto de campeonato.

Dentro do contexto esportivo, é comum a convivência em grupos. Quer seja nas modalidades individuais (pois há a convivência com a equipe técnica, suporte, entre outros), quer seja em modalidades coletivas (times).

Nessa convivência em grupo, são estabelecidas regras e papéis, que vão dar contorno ao funcionamento do grupo. Muitas vezes na relação com os membros do grupo as características pessoais se revelam e outras vezes, o atleta forma a partir dessas relações, novas formas de se relacionar e novas redes sociais.

A este respeito, ZIMERMAN (1999) coloca:

"O ser humano é gregário por natureza e ele somente existe em função dos seus inter-relacionamentos grupais. Sempre, desde o nascimento, o indivíduo participa de diferentes grupos, em uma constante dialética entre a busca de sua identidade individual e a necessidade de uma identidade grupal e social. " (p. 439)

O grupo nesse caso, não é um mero conjunto de pessoas, mas pode ser um elo de vinculação emocional e a partir desse contexto, ser um lugar de novos aprendizados e ressignificação de valores e crenças que podem impactar significativamente na identidade individual de cada membro.

Ademais, a experiência vivenciada nesse modelo (grupal) pode se ampliar para as demais relações do atleta fora do time.

"Assim como o mundo interior e o exterior são continuidade um do outro, da mesma forma o individual e o social não existem separadamente; pelo contrário, eles se interpenetram, complementam e se confundem entre si, com base nessas premissas, (...) é legítimo afirmar que todo indivíduo é um grupo (na medida em que, no seu mundo interno, um grupo de personagens introjetados, convivem e interagem); da mesma forma, pode-se dizer que todo grupo pode comportar-se como uma individualidade (ele adquire uma identidade e caracterologia singular e própria)" (ZIMERMAN, 1999 p. 439)

Quando uma pessoa passa a participar de um novo grupo, seja ele qual for, e a conviver com as pessoas desse grupo, como no caso dos grupos esportivos por exemplo, passa a construir uma nova identidade: a do grupo ao qual pertence, com uma interação em geral bastante intensa e com regras, normas e valores pertinentes aquele grupo. Quando se trata de um esporte competitivo, o grupo (geralmente) tem uma marca, um "grito de guerra", e características próprias que emergem no encontro de todos os membros, mas que por vezes também são generalizadas para ambientes extra grupo.

Em geral, um atleta, mesmo quando não está no momento da competição, carrega consigo características do grupo ao qual pertence. Passa então a construir uma identidade e desempenhar um papel, uma ligação com as características da equipe ao qual participa. Podendo ser reconhecido e ficar em evidência da prática desenvolvida.

Desse modo é fundamental o olhar do psicólogo para as questões despertadas pelo grupo. A este respeito, ZIMERMAN (1999) ainda nos lembra uma das características inerente a um grupo: "é inevitável a formação de um campo grupal dinâmico, onde gravitam fantasias, ansiedades, mecanismos defensivos, fenômenos resistências e transferenciais, etc, além de alguns outros fenômenos que são próprios e específicos dos grupos." (p. 440)

E nessas gravitações que o psicólogo irá atuar, seja com o foco no próprio funcionamento do grupo e/ou utilizando essa dinâmica para trabalhar características individuais de cada membro, e dessa forma otimizar o rendimento do atleta e do grupo como um todo. Ou seja, o grupo esportivo pode existir como um processo e *transformar* alguns "nós" que muitas vezes repercurtem nas relações, em "laços" interpessoais.

BASQUETE EM CADEIRA DE RODAS

No Instituto de Reabilitação, o time de Basquete em Cadeira de Rodas tem o apoio da Associação para Educação, Esporte, Cultura e Profissionalização da Divisão de Reabilitação do Hospital das Clínicas (AEDREHC) desde 1993 e foi idealizado pela professora de Educação Física e Coordenadora do Serviço de Condicionamento Físico, Isabel Sampaio e pela equipe multiprofissional, em especial pela Médica Fisiatra Dra. Elizabete Saito.

Atualmente a Equipe Técnica é composta, além da Dra. Elizabete Saito (Médica Fisiatra), pelos professores de Educação Física, Carlos Galeote (Técnico), Eduardo Augusto Matias (Preparador Físico) e por mim, Sheila (Psicologia).

Quanto ao corpo de atletas, no momento o time conta com 13 atletas, com diferentes tipos de deficiência física (em maioria, amputação e lesão medular), com idade entre 21 e 45 anos. A escolaridade varia entre ensino fundamental e médio (atualmente três atletas estão cursando ensino superior). O gênero atualmente é misto, sendo nove homens e quatro mulheres. O tempo de experiência no time também sofre variações. Importante ressaltar que todos os atletas já passaram por tratamento de reabilitação física, em maioria, nesta mesma instituição.

Em diferentes momentos o Serviço de Psicologia fez parte do time, de acordo com a demanda e necessidade, participando e dando suporte. Na atual configuração, o convite se deu por meio da comissão técnica que verificou a necessidade do acompanhamento emocional dos atletas, tanto no que se referia a um melhor direcionamento de suas aptidões, quanto para trabalho motivacional.

Para esta finalidade, o Serviço de Psicologia, construiu um projeto para atuação com o time de basquete em cadeira de rodas que submetido à diretoria geral do Instituto de Reabilitação. Nele foi proposto um protocolo de avaliação e de intervenção de acordo com a solicitação inicial trazida pela equipe técnica sobre percepção de possível influência dos aspectos emocionais dos atletas no rendimento do time.

Para entender melhor essa demanda, realizamos um diagnóstico situacional, em que foi traçado um perfil de cada atleta e do grupo como um todo, por meio de avaliação psicológica individual e grupal, em que realizou-se inicialmente uma entrevista semi-dirigida com cada atleta (com foco em sua história de vida, relação com a deficiência e com o esporte), aplicação de instrumentos validados que avaliaram aspectos cognitivos, emocionais e de personalidade. Buscou-se compreender os objetivos específicos de cada atleta no time e suas metas para a prática esportiva, visando identificar fatores estressantes e motivadores de cada um. Os instrumentos utilizados foram: a Escala Hospitalar de Ansiedade e Depressão (HAD), o rastreio cognitivo Montreal Cognitive Assessment (MoCA), a Bateria Psicológica para Avaliação da Atenção (BPA), a Bateria Fatorial de Personalidade (BFP) e a escala Athletic Coping Inventory (ACSI-28BR).

Posteriormente, após a análise dos resultados, realizou-se uma entrevista devolutiva com cada um dos atletas e contrato de quais aspectos seriam trabalhados nos atendimentos psicológicos. Poderiam ser demandas individuais e/ou relacionais, bem como a necessidade ou não de atendimento individual.

Após todos os atletas serem avaliados, foi estabelecido um horário de atendimento grupal, que passou a acontecer semanalmente, com duração de 50 minutos, em que são trabalhadas questões relacionadas ao grupo, como: prepração mental, ansiedade pré-competição, trabalho em equipe, tomada de decisão, treinamento cognitivo (com foco em atenção), entre outros. Estas últimas, baseadas na neurociência.

Quando necessário é feito o acompanhamento psicológico em jogos e treinos para dar suporte aos atletas e Comissão Técnica. Durante os jogos e competições esse suporte ocorre tanto coletiva quanto individualmente, antes, durante e após os jogos.

No período de concentração pré-competição dos atletas, podem ser aplicadas técnicas de relaxamento ou de ativação da atenção, de acordo com a demanda do jogo, da equipe e dos atletas individualmente. Durante a partida, a psicóloga observa e pode intervir pontualmente, como por exemplo, se o atleta tem a tendência a diminuir seu rendimento quando o time está perdendo, realizando uma intervenção individual pontual. Após o jogo, o time participa de uma sessão em que se reflete com a equipe quais os pontos mais importantes da partida e da performance dos atletas de acordo com os objetivos traçados para cada um, e como eles se sentem em relação ao jogo e o grupo.

O suporte à Comissão Técnica visa auxiliar na compreensão de como cada atleta tende a responder a situações de estresse, orientar em como despertar o melhor de cada um deles e auxiliar na tomada de decisões quando necessário.

IMPORTÂNCIA DO VÍNCULO TERAPÊUTICO

Considera-se que o basquete em cadeira de rodas pode ter um importante papel na vida de pessoas que foram acometidos por alguma deficiência física ao longo de suas vidas, uma vez que pode proporcionar uma ressignificação da relação dessas pessoas com seu corpo, com sua autoestima, na interação com outras pessoas, como por exemplo o grupo, refletindo no papel social deles fora do grupo, além da equipe, ou seja, no seu cotidiano e relacionamentos. Dessa forma, a qualidade das relações estabelecidas no time pode ser um fator influenciador para os participantes do time de modo geral.

Dentro da perspectiva que o basquete em cadeira de rodas e/ou o esporte adaptado pode ser um campo de possíveis ressignificações, e as relações e vínculos construídos nesse processo são de grande importância.

É sabido que cada relação é única, e pode trazer importantes oportunidades de aprendizado nas nossas histórias de vida. Quando uma pessoa é acometida por um trauma que leva a uma deficiência física, seu modo de estar no mundo frequentemente é alterado, sem prévio aviso. Seu corpo, sua mente e comportamento passam por transformações e normalmente sua rotina diária sofre uma mudança significativa. Mas com a percepção e novas possibilidades de reinserção, pode-se ampliar as oportunidades de reinserção e qualidade de vida.

No contato com o esporte, pode-se construir uma nova forma de ser. Havendo contato prévio à deficiência física ou não com esporte, ao se conectar com o esporte adaptado, a pessoa passa a pertencer a um novo grupo (mesmo nas modalidades individuais, como já dito) e dessa forma passa a construir novos vínculos e interesses.

Alguns jovens, ao iniciarem no esporte, principalmente no competitivo, podem se deparar com uma nova gama de sentimentos e emoções vivenciadas de uma forma intensa, muitas vezes desconhecidos até então. Neste contexto, o psicólogo deve auxiliar o atleta a identificar seus sentimentos e emoções, proporcionando um ambiente seguro para trabalhar o processo de autoconhecimento dele (atleta). Neste sentido, WINNICOTT (2011) considera:

> "(...) mas os indivíduos que impõem a disciplina devem poder ser amados e odiados, desafiados e chamados a ajudar; os controles mecânicos não tem ai qualquer utilidade, e o medo não é o instrumento mais adequado para estimular a colaboração. É sempre um relacionamento vivo entre duas pessoas que abre espaço ao crescimento. " (p. 47)

WINNICOTT (2011), pediatra e psicanalista inglês, lembra ainda que um vínculo de cuidado bem estabelecido pode gerar um sentido de segurança e, por sua vez, acarretar em um maior autocontrole e melhor adaptação ao ambiente do qual o indivíduo faz parte. Lembra ainda que na relação entre a figura de segurança (psicólogo/equipe técnica) e paciente/atleta é necessário que se edifique

> "(...) a crença em algo que não seja apenas bom, mas seja também confiável e durável, ou capaz de recuperar-se depois de se ter machucado ou mesmo perecido" (WINNICOTT, 2011, p. 44).

Dessa maneira é possível trabalhar a perda de um jogo por exemplo, pois apesar daquela derrota, a relação com as figuras de segurança se mantém sólida, assegurando a reorganização do atleta para uma possível reparação da perda na próxima oportunidade.

Quando inserido em uma equipe, o atleta passa a se relacionar intensamente com outros atletas, com a comissão técnica, com outros times e/ou modalidades, e a conhecer seus (novos) limites (após a instalação da deficiência) e da experiência esportiva. Passa, às vezes, a construir novos sonhos e objetivos. Todas essas vivências passam a ter significados diferenciados. Muitas vezes o técnico não tem somente o papel de técnico, mas de figura de autoridade e/ou de referência de segurança, por exemplo, passando a fazer parte desse campo de construção de autossegurança.

Nos atendimentos em grupo com o time, trabalham-se os temas pertinentes ao rendimento dos atletas, tendo como base a maneira como cada um deles e como o grupo constrói seus vínculos, significa e ressignifica suas relações, bem como a forma de estar no mundo. O time enquanto grupo tem um importante papel neste aspecto, uma vez que na interação com os demais membros do grupo, o atleta pode passar a exercer um novo papel social.

No grupo, trabalhamos diversos aspectos, emocionais e cognitivos, levando em consideração a história pregressa do atleta. Quando trabalhamos disparadores que levam a um comportamento ansioso, ou quando auxiliamos o atleta a chegar em um nível bom de sua concentração e atenção, devemos considerar qual traço de sua história pessoal se relaciona com aquela situação (de alta cobrança, por exemplo) e entender como o atleta reage neste contexto, ajudando-o a desenvolver e/ou potencializar novos recursos/ferramentas que possam melhorar o seu desempenho.

Desempenho neste sentido, estaria mais relacionado com o bom direcionamento de todos esses aspectos (elaboração da deficiência, papel dentro do grupo, novos objetivos, relação com as figuras de autoridade, controle das emoções, entre outros), enquanto o rendimento estaria ligado a prática refinada do desempenho funcional, com vistas a um bom resultado quantitativo, por exemplo, número de acertos na partida.

Ângelo (2000) ainda alerta:

"(...) Teorias do determinismo psíquico e do inconsciente consideram que fatores externos influenciam sempre os indivíduos; dessa forma, essa premissa auxiliaria o psicólogo do esporte a prestar mais atenção ao meio ambiente em que está inserido o atleta, valorizando o indivíduo, o grupo e os comportamentos institucionais, enquanto variáveis cognitivo-sociais, que, de certa forma, também sofrem influências de instintos, desejos inconscientes, funções egóicas e outras forças internas". (p.61/62)

Assim, recomenda-se que o psicólogo esteja atento aos aspectos inconscientes de cada atleta e de como eles se manifestam no grupo e durante a atividade esportiva, bem como no papel que o próprio psicólogo representa no time/grupo, visto que muitas vezes o vínculo formado com o atleta pode facilitar o desenvolvimento da confiança no ambiente grupal que posteriormente influenciará no desempenho do time e em possíveis ressignificações de papéis na história de vida do atleta.

BOWLBY (1990), psiquiatra e psicanalista britânico, ao desenvolver a Teoria do Apego, nos chama a atenção ao dizer que por meio do apego, ou seja, uma relação que gere maior ou menor sentimento de segurança e consistência, é construída a personalidade de uma pessoa. O tipo de apego que a pessoa tem com os outros é desenvolvido ao longo de sua infância, junto às figuras parentais, mas pode ser ressignificado na relação com o psicólogo.

ZIMERMAN (1999) nos lembra:

"na situação psicanalítica, a necessária garantia do setting (...) assim, por meio de um sagrado respeito ao seu espaço e tempo (...) o analisando vai reconhecendo o seu território, os seus direitos e limitações em relação ao mesmo e, sobretudo, vai desenvolvendo um sentimento de pertencência. Além disso, por meio das funções de "holding" (acolhendo, sustentando e contendo as angústias), de "handling" (um adequado manejo técnico) e de "backing" (uma viagem de retorno aos vazios existenciais para suplementá-los), o paciente vai sentindo-se reconhecido nos seus intentos de diferenciação, separação, individuação, integração e, portanto, na construção de sua auto-estima e de sua verdadeira identidade. " (p. 172)

Segundo PESCA (2018): "devemos olhar para um atleta como um ser humano que está em desenvolvimento de suas crenças e valores" (p. 39), ou seja, o esporte também pode ser um instrumento para o desenvolvimento pessoal.

Em uma pesquisa, GUARIENTI et al. (2019) verificaram que em relação a qualidade de vida de jogadores de basquete em cadeira de rodas:

"(...) o domínio mais bem avaliado foi o das relações sociais, refletindo o impacto positivo que a prática desportiva tem na vida desses jogadores ao promover a criação e fortalecimento de laços afetivos, além da interação social como auxílio para superação de obstáculos". (p. 3917)

Dado esse que corrobora a reflexão proposta.

O trabalho psicológico realizado no time AEDREHC, evidencia resultados positivos até o momento. Em paralelo ao trabalho de preparação mental visando ao aprimoramento do desempenho dos atletas, há também ênfase no trabalho de cunho social. Qualitativamente verificou-se melhora no desempenho dos atletas, visto evolução positiva quanto a atenção, concentração e autorresponsabilidade nos treinos. Socialmente o relacionamento interpessoal dos atletas entre eles e com a Comissão Técnica apresenta melhora expressiva, com generalização dessas questões para outras relações dos atletas, além do grupo esportivo.

O desempenho nesse caso estaria ligado a diferentes campos: desde um desempenho ótimo do atleta na prática esportiva, até a possibilidade de o atleta ressignificar seus sonhos, objetivos de vida, potencialidades, habilidades e desejos. Seu papel no mundo. E aí a importância de um bom vínculo terapêutico do psicólogo com o atleta sendo um potencial facilitador para um bom desenvolvimento psicológico e social, com um olhar para a vida mais consciente e seguro.

BIBLIOGRAFIA

ABDO, E. Psicologia do Esporte no Brasil. In: RUBIO, K. (org). **Encontros e desencontros: descobrindo a psicologia do esporte.** São Paulo: Casa do Psicólogo, 2000, pp. 15-19

ANGELO, L. F. Psicanálise e Psicologia do Esporte: é possível tal combinação? In: RUBIO, K. (org). **Psicologia do Esporte: interfaces, pesquisa e intervenção.** São Paulo, Casa do Psicólogo, 2000, pp.55-65.

BOWLBY, J. **Formação e rompimento dos laços afetivos.** São Paulo: Martins Fontes, 1990

BOTEGA, N.J., et al. **Transtornos do humor em enfermaria de clínica médica e validação de escala de medida (HAD) de ansiedade e depressão.** Revista de Saúde pública da Universidade de São Paulo, v. 29, n.5, 1995, pp. 359-363

BURITI, M. de A. História da psicologia do esporte. In: _____ **Psicologia do esporte.** Campinas, São Paulo: Editora Alínea, 1997

DE ROSE JUNIOR, D. A psicologia do esporte e no esporte: a participação do profissional do esporte e da psicologia. In: RUBIO, K. (org). **Encontros e desencontros: descobrindo a psicologia do esporte.** São Paulo: Casa do Psicólogo, 2000, pp. 29-35.

FEIJÓ, O. G. Psicologia do Esporte e no Esporte. In: RUBIO, K. (org). **Encontros e desencontros: descobrindo a psicologia do esporte**. São Paulo: Casa do Psicólogo, 2000, pp. 21-28.

GUARIENTI, M., et al. Avaliação da qualidade de vida de jogadores de basquetebol em cadeira de rodas. **Brazilian Journal of health review.**, Curitiba, v.2, n.4, pp. 3908-3919, Julho/Agosto 2019. Disponível em: https://www.brazilianjournals.com/index.php/BJHR/article/view/2914/2884. Acesso em 28 de Agosto de 2020. DOI:10.34119/bjhrv2n4-151

LABRONICI, R.; HELENA, D. D. *et al.* Esporte como fator de integração do deficiente físico na sociedade. **Arq. Neuro-Psiquiatr.**, São Paulo v. 58, n. 4, p. 1092-1099, Dez. 2000. Disponível em: https://www.scielo.br/j/anp/a/rYVk4rKy3MY8hDxwdwVttrc/?format=pdf&lang=pt. Acesso em 28 de Novembro de 2019.

MIRANDA, R. et al. Versão Brasileira (ACSI-28BR) do inventário de habilidades de coping Atlético-28. **Rev Bras Med Esporte** , São Paulo, v. 24, n. 2, pp. 130-134, Março de 2018. Disponível em https://www.scielo.br/j/rbme/a/QmjHsggbhVGVyXhjY9LFWZD/?format=pdf&lang=en. Acesso em 08 de Junho de 2020.

NASREDDINE, Z. et al. **The Montreal Cognitive Assessment, MoCA: uma breve ferramenta de triagem para comprometimento cognitivo leve**. American Geriatrics Society, 53, 2005, pp. 659-699

NUNES, C.H.S. da S.; HUTZ, C. S.; NUNES, M.F.O. **Bateria Fatorial de Personalidade (BFP)**. São Paulo, Casa do Psicólogo, 2013.

PESCA, A. Avaliação Psicológica Instrumento a serviço da (o) atleta. *In:* **Diálogos: Psicologia do Esporte (o corpo em movimento).** CFP, 2018, Ano 14, n° 9.

RUEDA, F. J.M., **Bateria Psicológica para Avaliação da Atenção (BPA).** São Paulo: Vetor, 2013

SILVIA, A. M. B.; *et al.*, Instrumentos aplicados em estudos Brasileiros em Psicologia do esporte. **Estudos Interdisciplinares em Psicologia**, Londrina, 5(2), pp. 77-95, dez. 2014

WINNICOTT, D.W. **A família e o desenvolvimento individual**. São Paulo: Martins Fontes, 2011.

ZIMERMAN, D.E. **Fundamentos psicanalíticos: teoria, técnicas e clínica – uma abordagem didática.** Porto Alegre: Artmed, 1999.

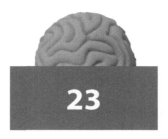

23

A psicologia e o trabalho de desenvolvimento da autonomia, protagonismo e inclusão social da pessoa com deficiência

Maira Baldan Fechio

A reabilitação é uma forma de assistência conceitualmente baseada em princípios de humanização e integralidade, que ultrapassam o antigo conceito biomédico de saúde. Na assistência pautada nesses princípios, o paciente deixa de ser percebido simplesmente como um sujeito passivo que deva ser exclusivamente curado fisicamente e passa a ser visto como um indivíduo ativo no seu processo de desenvolvimento, podendo se beneficiar da adoção de uma série de ações integradas de atenção e cuidado, num trabalho envolvendo diversas áreas da saúde, que visa à promoção de saúde global e qualidade de vida da pessoa com alguma forma de deficiência.

O modelo biomédico foi a base da prática prevalente durante muitas décadas na instituição hospitalar. Neste modelo, a deficiência é que assume o lugar de protagonista, fonte de toda a dificuldade do sujeito, necessitando assim ser tratada e superada. Muitas vezes, exigia-se da equipe de saúde a exclusão de uma concepção de aspectos relacionados à subjetividade para uma ação mais objetiva e resolutiva sobre o corpo, visto pela ciência positivista como um organismo puramente biológico.

Neste sentido, a reabilitação representa uma grande mudança de paradigma, em resposta ao modelo biomédico. A prática da reabilitação está claramente pautada nas transformações dos conceitos de doença e saúde, na reestruturação de modelos assistenciais, agora pautados em uma assistência baseada em princípios de humanização do indivíduo, que valorizam a adoção de ações integradas para a promoção de saúde do sujeito, nas diversas esferas de demandas que este apresenta (FECHIO, 2015).

Todo o trabalho desenvolvido pelo Instituto de Reabilitação está pautado nesses princípios e as diferentes formas de intervenção e atividades visam contribuir com a saúde e qualidade de vida do paciente. Partindo dessa concepção de tratamento, o Instituto oferece além do programa de assistência, uma série de ações complementares, estruturadas em formatação de atividades, laboratórios e Workshops voltadas para o desenvolvimento de habilidades do paciente.

Essas intervenções são oferecidas a pacientes que passaram por programas de reabilitação na própria Instituição e também a pacientes oriundos da comunidade ou encaminhados por outros Centros de Saúde, realizadas em grupo de pacientes selecionados e orientados por um ou mais profissionais que compõem a equipe técnica (Professores, Pedagogos, Psicólogas e/ou Terapeutas Ocupacionais) e desenvolvidas a partir de temáticas ou áreas de conhecimento, por um período de tempo considerando-se os objetivos individuais e coletivos do grupo.

A Instituição oferece atividades relacionadas a música, teatro, expressão corporal, artes têxteis, horta e jardinagem, desenho e pintura, mosaico, marchetaria, libras, cartonagem, informática, laboratórios de inglês e português, entre outros. Estas atividades possuem um caráter complexo e interdisciplinar, com objetivos comuns entre as equipes e voltados para o atendimento de demandas diversificadas dos pacientes.

Os pacientes que já estão na Instituição, depois de realizar o programa assistencial de reabilitação, passam por uma reavaliação. Os pacientes novos, oriundos da comunidade ou de outros Centros, passam por um processo de triagem e avaliação para que sejam traçados os objetivos e possibilidades de intervenções terapêuticas.

Neste momento são traçados planos de intervenção, que contam com uma série de outros recursos e técnicas e abrem espaço para outras possibilidades de participação do paciente em seu processo de reabilitação, complementando o trabalho que já vinha sendo desenvolvido em etapas anteriores do processo de reabilitação.

As atividades e ações são pensadas e programadas privilegiando as aspirações, anseios e preferências dos pacientes, respeitando sua realidade social, suas habilidades, dificuldades e subjetividades, valorizando a capacidade de coparticipação e da corresponsabilidade em grupo.

Estrutura-se um plano de ação terapêutica composto por um conjunto integrado de intervenções em forma de atividades terapêuticas, laboratórios de aprendizagem e workshops, programado para ser realizado ao longo do seu processo de desenvolvimento na Instituição.

Dentro da proposta de cada atividade terapêutica ou laboratório de aprendizagem a equipe técnica trabalha com diferentes instrumentos, recursos materiais e conhecimentos técnicos especializados multiprofissionais, a fim de oferecer oportunidades de estimulação e desenvolvimento para o paciente.

As experiências podem propiciar um novo aprendizado para o paciente ou podem estar relacionadas a uma atividade que o paciente já conhecia, e/ou desempenhava e atualmente busca retomar ou mesmo aprimorar suas habilidades e conhecimentos. São atividades terapêuticas e laboratórios do tipo expressivo, instrumental ou ainda que podem resultar em geração de renda, dependendo da vontade e objetivos do paciente, já que possibilitam a capacitação/qualificação, podendo facilitar a inserção ou reinserção no mercado de trabalho formal ou informal e favorecer a inclusão profissional, social e o exercício da cidadania.

Em casos nos quais se faz presente a demanda de inserção ou reinserção profissional, o psicólogo especialista pode contribuir com o paciente oferecendo uma orientação especializada que tem como objetivo primordial contribuir com o processo de decisão quanto à escolha e preparação ocupacional relacionada à vida no trabalho, sempre visando à inclusão profissional.

Entretanto, é importante ressaltar que as atividades e ações propostas complementares não têm como única finalidade as questões que envolvem a produtividade ou a questão laboral. Ou pelo menos, não devem se encerrar nessa esfera. O olhar sobre o ser humano é global e deve abarcar os diversos domínios funcionais (sensorial, motor, cognitivo) em diferentes dimensões sociais (família, educação, trabalho e sociedade).

O desenvolvimento de habilidades e aprendizagem do paciente dentro de uma atividade de expressão corporal pode, por exemplo, contribuir para que o paciente melhore sua locomoção para o trabalho, tenha maior facilidade ao trocar de roupa e cuidar de sua higiene pessoal ou podem também possibilitar momentos de lazer e inclusão social, no ambiente familiar (festas que possa dançar com seu par e/ou participar de apresentações culturais e artísticas voltadas à comunidade).

Ao analisar contribuição de atividade artística da dança na reabilitação VIRIATO et al. (2014) descreve ganhos que extrapolam os aspectos físicos, motores e funcionais e possuem forte impacto em esferas emocionais e sociais do paciente.

A dançaterapia é descrita como uma atividade que: "visa integrar o outro através do movimento criador, aquele que está limitado, tratando de dar-lhe confiança em seu corpo limitado; e resgatar por meio de estímulos com palavras que se fazem corpo, imagens que ajudam, música, linha, cor e forma; impulsioná-los por meio disso, deixando de lado os "não posso" (VIRIATO, 2014, p. 67).

A reabilitação está a serviço da independência funcional e da autonomia pessoal, trazendo a pessoa para a participação plena na sociedade, por meio de formas de locomoção, comunicação e interação com seu meio social, no melhor patamar possível para aquela pessoa, considerando seu diagnóstico etiológico e de incapacidade, sua condição clínica e potencialidades. O valor do desenvolvimento de conhecimentos e habilidades manuais e ou artísticas na reabilitação está na possibilidade de o paciente explorar e descobrir suas potencialidades sensoriomotoras, perceptivas, cognitivas, simbólicas, fortalecendo-se para conquistar outros espaços sociais.

FECHIO et al. (2006) reforçam a necessidade de se contemplar no trabalho de reabilitação a pessoa com deficiência em sua complexidade, de forma integral, a fim de garantir que ela própria possa ampliar sua compreensão de si mesma, por meio das atividades terapêuticas, apropriando-se de suas necessidades, de sua realidade física e emocional, de seus sentimentos e de seus recursos. Através dessas experiências cria-se um espaço fértil para que o indivíduo possa ressignificar sua existência, perceber oportunidades, fazer escolhas, estabelecer metas, criando assim o seu próprio destino.

De acordo com AZEVEDO, D M.; MIRANDA, F. A. N. (2011), oficinas de trabalho podem ser consideradas terapêuticas quando possibilitam aos pacientes um lugar de fala, expressão e acolhimento, dentro de um espaço que respeita a subjetividade, fomenta o compartilhamento e miscigenação de saberes e fortalece a autoestima e a autoconfiança dos integrantes do grupo.

As atividades terapêuticas e laboratórios representam um instrumento importante de desenvolvimento de habilidades socioemocionais, de ressocialização e inserção individual em grupos, na medida em que propõe o trabalho, o agir e o pensar coletivos, conferidos por uma lógica inerente ao paradigma psicossocial que é respeitar a diversidade e a capacidade de cada sujeito.

A linguagem artística desenvolvida em uma oficina terapêutica reflete a subjetividade do paciente, suas experiências pessoais, projeta conflitos internos/externos, catalisa afetos, fala do seu modo de ser e de sua maneira de perceber o mundo.

SMITH e ALVES 2018 descrevem a descoberta do recurso da musicoterapia por parte de sujeitos traumatizados por amputações como uma forma de expressão de seus sentimentos e rotinas de vida. Os pacientes utilizam-se do lirismo popular e da transformação de simples palavras em textos escritos, em composições musicais como um recurso dentro de um processo de ressignificação suas vidas, diante de novas personagens, assumindo novos papéis, evidenciando aumento de autoestima e melhora da autoimagem.

Enquanto recurso terapêutico, as atividades artísticas têm como objetivo proporcionar uma ampliação da consciência do paciente acerca de seus fenômenos subjetivos, contribuir com o desenvolvimento e expansão do pensamento, dos sentimentos, dos valores e torna-os patentes, presentes nas formas mais variadas de representação. (REIS, A.C, 2014).

Muitas vezes, esse tipo de linguagem possui um alcance muito profundo da subjetividade do paciente e sua expressão extrapola a potência da linguagem verbal. Dessa forma, pode propiciar avanços importantes no processo de elaboração pelo luto da deficiência, que até então não tenham sido possíveis no processo de reabilitação.

É interessante notar que em um primeiro momento, muitos pacientes se mostram impactados e mobilizados ante o caráter desafiador, complexo, desconhecido e ou pouco explorados das atividades propostas nessa nova etapa da reabilitação. Ao iniciar as atividades e ter a oportunidade de vivências algumas ações práticas e concretas, alguns pacientes deparam-se com limites impostos por sequelas permanentes e podem se mostrar muito mobilizados, experimentando sentimentos tais como ansiedade, medo, frustração, raiva ou insegurança.

Entretanto, o potencial imaginativo, lúdico, criativo e expressivo característico das ações que compõem as atividades terapêuticas e laboratórios garantem ao paciente, possibilidade de avançar desenvolvendo estratégias através das quais ele possa se experimentar, se manifestar, se expressar e produzir de maneira mais autônoma e funcional, avançando no processo de elaboração de suas limitações e potencialidades.

Os pacientes ao experienciarem as atividades terapêuticas mostram-se capazes de romper barreiras e determinações exteriores, superando movimentos aprisionadores, de reposição de um mesmo papel imposto pela sociedade e apropriado até então pelo próprio sujeito.

Muitos são os pacientes que num movimento de autodeterminação, apoiados pela equipe, por meio de atividades terapêuticas seguem num caminho de transformação e metamorfose, deixando nascer novos personagens e aprendendo outras maneiras de se apresentar a sociedade.

Nesse sentido, as atividades complementares são um terreno fértil para a experimentação de novas possibilidades e de novos "personagens", capazes de superar a identidade pressuposta, pautadas em valores estigmatizados e preconceituosos (FECHIO et al. 2006).

Muitos são os relatos de superação. Pacientes do sexo masculino que romperam o preconceito e depois de muitos anos se permitiram aprender uma atividade manual; mulheres que passaram a produzir e comercializar peças e contribuir com a renda familiar; pacientes que nunca imaginaram a possibilidade de voltar a dançar ou ainda aqueles que aprenderam a utilizar computador e hoje são capazes de realizar importantes tarefas utilizando esta ferramenta.

Entretanto, vale ressaltar que o caráter terapêutico de uma atividade se estabelece com atenção e muito cuidado a uma série de fatores que precisam ser considerados pela equipe técnica. A prescrição das atividades não podem ser somente parte de um programa preestabelecido, rígido e estático. Não pode ser um passatempo, uma forma de entretenimento, ou alguma proposta sem articulação com os interesses e realidades do paciente. Uma espécie de "terapia paliativa" que esteja a serviço de ocupar o dia do paciente com ações alienadas e completamente descontextualizadas com as necessidades e possibilidades do paciente.

Segundo AZEVEDO e MIRANDA (2011 "[...]as oficinas terapêuticas não podem ser desenvolvidas mediante cronogramas fechados de trabalho, que se dita o quê, como ou quando fazer, em detrimento da escolha, da invenção, das necessidades dos usuários no contexto de sua subjetividade e de seu sofrimento"(p. 343).

A proposta de intervenção nas atividades complementares precisa manter um caráter dinâmico, necessitam ser avaliadas e reavaliadas com constância e de maneira crítica para que haja uma consonância com as demandas do paciente. É fundamental garantir a abertura para um posicionamento ativo do paciente e para uma produção autêntica e criativa que esteja a favor da expressão de sua subjetividade.

"Pode-se falar em oficinas terapêuticas quando essas conseguirem desenvolver outras e melhores conexões que as rotineiramente existentes entre produção desejante e produção da vida material, pois quando se deseja produzir territórios existenciais através da arte ou do trabalho, espera-se que se fale não em adaptação à ordem estabelecida, mas em fazer com que arte e trabalho se engendrem com o princípio livre da criação, com o desejo, ou ainda com o plano de produção da vida." (AZEVEDO, D M.; MIRANDA, F. A. N, 2011, p. 343).

Dentro dessa concepção humanizada, integral e totalizadora do paciente, a psicologia contribui com este exercício cotidiano de reflexão sobre as diversas facetas do indivíduo no processo de enfrentamento da deficiência. Contribui com uma visão crítica sobre questões como o preconceito, estigma, marginalização, assistencialismo, educação, equidade, integração e inclusão social.

Como integrante da equipe de profissionais de reabilitação, o psicólogo acompanha e colabora com o processo de desenvolvimento do paciente. Contribui com o enriquecimento da visão que a equipe constrói em relação ao paciente e pode intervir diretamente junto ao paciente por meio de orientações, atendimentos, acompanhamentos e encaminhamentos que possam se fazer necessários.

A psicologia se faz presente em muitos momentos da atividade complementar. Compõem a equipe de profissionais responsáveis pela triagem, avaliações e reavaliações dos pacientes. Está presente nas discussões de equipe e contribui com as condutas profissionais, amparada no seu campo de conhecimento teórico e técnico.

Além disso, contribui com o desenvolvimento das propostas de atividades e no conteúdo que embasa parte da fundamentação das intervenções propostas, sempre com uma visão crítica a respeito do valor e potência das atividades complementares, mas atenta aos cuidados e manejos técnicos necessários para que o processo de desenvolvimento e reabilitação do paciente siga no seu mais alto potencial, mantendo-se ativo e atuante na sociedade, gerando mudanças e contribuindo para a inclusão social da pessoa com deficiência.

BIBLIOGRAFIA

AZEVEDO, D M.; MIRANDA, F. A. N. Oficinas terapêuticas como instrumento de reabilitação psicossocial: percepção de familiares. **Esc. Anna Nery** [online]. 2011, 15(2), pp.339-345.

FECHIO, M.B.; PACHECO, K.M.B.; KAIHAMI, H.N.; ALVES, V.L.R. A repercussão da lesão medular na identidade do sujeito. **Acta Fisiatr**. 2009; 16(1):38-42

FECHIO, M.B. A relação profissional-paciente em um programa de reabilitação de pessoas com deficiência física. Dissertação (Mestrado). São Paulo, Pontifícia Universidade Católica de São Paulo, 2015.

VIRIATO, R.H.; HMELIOWSKI, N.L.; NOLASCO, D.B.; SANCINETTI, F.P. Contribuições da dançaterapia no aspecto emocional de pessoas com deficiência física durante programa de reabilitação. **Acta Fisiatr.** 2014; 21(2):66-70.

REIS, A.C. Arteterapia: a arte como instrumento no trabalho do Psicólogo. **Psicologia: Ciência e Profissão**, 34(1), Brasília, jan./mar. 2014.

SMITH, M.P.C.; ALVES, V.L.R. Musicoterapia no processo de reabilitação de pacientes com amputação **Acta Fisiatr.** 2018, 25(3):145-148.